T0277845

# la alegría de estar bien

Colleen y Jason Wachob

# la alegría de estar bien

## Guía práctica para conseguir una vida feliz, saludable y longeva

OCEANO

Los consejos en este libro no pretenden sustituir los servicios de profesionales de la salud ni los lineamientos de un médico. Se recomienda consultar con su médico todo lo relacionado con temas de salud, en particular, los que exijan un diagnóstico o atención médica.

LA ALEGRÍA DE ESTAR BIEN
Guía práctica para una vida feliz, saludable y longeva

Título original: THE JOY OF WELL-BEING. A Practical Guide to a Happy, Healthy, and Long Life



Traducción: Aridela Trejo

Portada: © 2023, Hachette Book Group, Inc.
Diseño de portada: Jezneel Ross
Imagen de portada: Getty Images / Ani_ka
Fotografía del autor: Jared Ryder

D. R. © 2024, Editorial Océano de México, S.A. de C.V.
Guillermo Barroso 17-5, Col. Industrial Las Armas
Tlalnepantla de Baz, 54080, Estado de México
info@oceano.com.mx

Primera edición: 2024

ISBN: 978-607-557-805-7



Impreso en México / Printed in Mexico

# Índice

# Índice

*Para Ellie y Grace, esperamos que su viaje*
*esté lleno de alegría y bienestar.*
*Las amamos más que a nada en el mundo.*

# Introducción

## *Todos merecemos la alegría de estar bien*

¿Cómo sabes que es hora de cambiar tu vida? En ocasiones, esa cristalización se reduce sencillamente a la acumulación gradual de las molestas voces en tu cabeza. Otras veces, ese conocimiento cae de golpe, como una patada cósmica en el trasero. Antes de presentar de forma oficial mindbodygreen, en 2009, creíamos que estábamos bastante bien. Nos encontrábamos muy instalados en el estilo de vida que condensa el lema "a levantarse y a darle" de los treintañeros con empleos muy exigentes. Colleen llevaba años trabajando como ejecutiva en la industria de la ropa para empresas como Gap, Walmart y Amazon. Jason volaba 150 mil kilómetros al año en viajes de negocios, con frecuencia olvidaba en qué zona horaria estaba y vivía pegado a su laptop. Trabajábamos mucho y, cuando podíamos, hacíamos espacio en nuestras agendas para entrenamientos intensos, probábamos las dietas de moda, hasta que... nuestros cuerpos reventaron.

Jason padeció un dolor de ciática debilitante que le dificultó caminar y luego Colleen experimentó una aterradora tromboembolia pulmonar de la que tardó seis meses en recuperarse. Estas experiencias pusieron nuestro mundo de cabeza. Antes de que nuestros cuerpos nos pararan en seco, creíamos que, a diferencia de la gente que conocíamos, nosotros estábamos bastante bien. Colleen corría ocho kilómetros varias veces a la semana y Jason entrenaba durante horas en el gimnasio. Sabíamos que podíamos comer un poquito mejor —de hecho, la foto de Jason estaba junto a las de Adam Sandler y Joe

Namath, en la pared del asador Palm, en Midtown Manhattan, lo que era un reconocimiento a la clientela fiel—. Colleen disfrutaba bebidas durante la Hora Feliz con sus colegas y amigos casi todos los días. Pero en la semana, siempre comíamos ensaladas, así que todo saldría bien, ¿verdad? No del todo.

Resulta que los cortes de carne de res alimentada con granos y las margaritas cargadas de azúcar no nos estaban haciendo muy bien, pero los problemas mayores eran el estrés crónico y el agotamiento. Éstos se acercan irremediablemente con sigilo y pueden persistir bajo las sombras, socavando el sueño y los niveles de energía, sin mencionar el bienestar general. Por supuesto, también estaba la contradicción entre nuestros valores y nuestros trabajos. A ninguno lo desafiaba o apasionaba lo suficiente lo que hacía en el plano laboral como para sentir plenitud emocional. La mayoría de las veces, nos descubríamos haciendo lo que creíamos que "debíamos" hacer, en vez de lo que en el fondo queríamos hacer o lo que se sentía bien para nuestros cuerpos. Pero el cuerpo es sabio y no olvida, incluso si nos negamos a aceptar lo que le estamos haciendo. Años y años de estrés, insatisfacción y presión no se disipan: se acumulan. Tarde o temprano, tu cuerpo te exige atención. En sentido literal, el cuerpo de Jason lo dejó tirado en el piso, no le permitió moverse. Colleen terminó en una cama de hospital, donde fue atendida por un grupo de médicos muy alarmados que tampoco le permitieron moverse. Con el tiempo, conseguimos sanar y cambiar nuestras vidas. Pero primero tuvimos mucho que aprender.

Nuestros cuerpos exigieron que le pusiéramos atención a nuestro bienestar y, al poco tiempo, aprendimos que la salud y la felicidad son un círculo virtuoso. El bienestar mental y emocional deriva del bienestar físico y viceversa. A lo mejor, las margaritas y los cortes de carne nos hacen felices, pero no son saludables. Las clases de las *boutiques fitness* son efectivas, pero ahora, con dos niñas pequeñas en casa, hacer malabares con nuestras agendas y prolongar las horas de sueño para acomodar todo, sin duda, no nos haría felices. Es difícil hacer espacio para la alegría cuando apenas puedes mantenerte despierto. Cuando empezamos nuestro viaje de bienestar, nos asombró la falta de información clara sobre cómo vivir una vida más saludable de forma sostenible y a bajo costo, nos asombró tanto que, de hecho, a la larga decidimos convertir nuestra búsqueda de información sobre salud holística y *wellness*, con respaldo científico, en una empresa que se dedica precisamente a eso. Así empezamos mindbodygreen. Concluimos que seguramente había muchas personas como nosotros, que querían sentirse mejor, personas con poco tiempo que querían una vida más feliz, sana y placentera pero no sabían por dónde empezar.

Enseguida nos dimos cuenta de que no éramos los únicos confundidos. El panorama actual de la salud y el *wellness*, como muchos aspectos de nuestra sociedad, está lleno de desacuerdos. Con razón tantos estamos perdidos y agobiados cuando se trata de cómo sentirnos mejor en el día a día. Nos promocionan las tendencias de *fitness* y las marcas de nutrición como identidades culturales. ¿Eres keto o vegano? ¿Haces ayuno intermitente o eres comedor intuitivo? ¿Ya probaste la tendencia de clorofila de TikTok o crees que es un fraude? ¿Acaso la fruta está robándote la glucosa o el culpable es el gluten? ¿Deberías hacer entrenamiento funcional F45 o inscribirte a Orangetheory Fitness? Somos incapaces de llegar a un consenso en una serie de temas polémicos de salud, desde si es segura la exposición al sol hasta cuáles son los niveles óptimos de consumo de proteína; si deberías ponerle sal a la comida o evitar el enjuague bucal (sí, éste es un tema de debate). Sin querer, los algoritmos de las redes sociales alientan a los profesionales de la salud que tienen presencia en esas plataformas a expresar puntos de vista contundentes que generan polarización, porque tales enfoques atraerán más vistas e interacción y permitirán que más médicos se conviertan en "médicos estrella".

Todos queremos ser más felices y estar más sanos, incluso si no podemos ponernos de acuerdo en cómo conseguirlo, y ese deseo, esa *necesidad* es más importante que nunca. Tras la pandemia por el covid-19 todos hemos tenido que sobrellevar la impotencia, la confusión y la información contradictoria en lo relativo a nuestra salud. Experimentamos el trauma colectivo y lo seguimos procesando con reservas de energía cada vez más escasas. Hoy, las tasas de ansiedad están por los cielos, el covid prolongado y las secuelas tras años de estrés crónico se suman a las tasas crecientes de enfermedades crónicas, cardiopatías, diabetes y trastornos mentales que ya existían *antes* de que el coronavirus cambiara nuestras vidas de forma tan drástica. Recuperar un estándar en la salud y la felicidad nunca ha sido más urgente ni ha resultado más desafiante.

Debido a que las crisis suelen exacerbar lo que ya está mal en el mundo, sabemos que las adversidades de los últimos años han profundizado las desigualdades existentes en la salud, la estabilidad y el bienestar. Las enormes diferencias entre nuestras necesidades, recursos y circunstancias vitales se han hecho más evidentes que nunca. No obstante, seguimos encontrando recomendaciones que asumen que todos tenemos la misma cantidad de tiempo, dinero y energía. En el mundo actual de la salud y el *wellness*, a veces puede parecer que lograr una vida feliz, saludable y longeva es posible sólo para la gente que tiene recursos de sobra. La caja de resonancia del internet y los *influencers* se han apropiado del concepto del autocuidado. Nos da la impresión de que vamos perdiendo en el juego del autocuidado si en las noches no nos damos un baño con sales de Epsom de origen sustentable y si no actualizamos nuestro diario de gratitud todos los días. Nuestros muros tienen imágenes de *wellness* al estilo de las Kardashian, están repletos de tratamientos de drenajes linfáticos, costosas entregas a domicilio de comidas veganas y entrenamientos para conseguir un trasero más firme. En otra esquina del mundo del *wellness,* está la elite que optimiza su longevidad midiendo su lactato después de entrenar, calculando su $VO_2$ máx. en un laboratorio y llevando siempre un aparato para monitorear su glucosa. Estas personas poseen un conocimiento científico maravilloso, pero al mismo tiempo, le imprimen una intensidad técnica y rigidez al ejercicio y la alimentación que los despojan de toda la diversión.

Hay que enfrentarlo: el internet no nos ayuda en la tarea de comprender lo que de verdad alimenta nuestros cuerpos y mentes, tampoco nos ayuda a entender lo más importante en la vida. Algunos estamos colgando de un hilo, otros vamos un día a la vez y muchos estamos en la posición de progresar gradualmente, en el mejor de los casos. Avanzamos un poco, retrocedemos otro poco. A veces, se nos dificulta dar un paso. Entramos y salimos del camino del *wellness*, pero no estamos seguros de a dónde nos conduce.

*La alegría de estar bien* es el título de este libro, pero esperamos que también suponga un despertar. Queremos que veas tu salud y felicidad desde un lente completamente distinto: el bienestar. Es un cambio de mentalidad que tiene la capacidad de transformar cómo te sientes con tu cuerpo, tus relaciones y tu vida.

El *wellness* tiene que ver con la optimización y con los resultados. El *bienestar* tiene que ver con la alegría y el viaje.

Puedes consultar tu $VO_2$ máx., eliminar el gluten y estabilizar tu glucosa si quieres, pero si tus relaciones personales son un desastre y no te acuerdas cuándo fue la última vez que te reíste, nada de eso importa. Mejor ve a una clase de baile, haz amigos y vete a tomar un helado de esos de antes, de leche entera. Si te estresas dedicando demasiado tiempo, dinero y energía emocional intentando hacer lo que "deberías" para estar sano o contento, conseguirás todo lo contrario. Tu salud y tu calidad de vida no se benefician. Y ese estilo de vida es cansado. Cuando nuestro objetivo es el *wellness*, corremos para llegar a metas, como si alcanzar un número en la báscula o cumplir el número adecuado de horas en el gimnasio nos diera felicidad eterna. La vida no consiste en cumplir las metas ni eludir el dolor ni los retos. Se trata de vivir plenamente *todas* tus experiencias y cultivar pequeños momentos de alegría en el camino con el fin de cultivar la resiliencia necesaria para prosperar en esta lucha.

Emplear la palabra *bienestar* en vez de *wellness* no sólo implica sustituir un concepto con otro. Es un cambio estructural clave capaz de revelar las posibilidades reales. El bienestar es un estado de existencia cómodo, saludable y feliz. No es algo que perseguimos, es algo que tejemos juntos, todos los días. Todos los días es distinto, todos los días nos exige algo diferente y nos brinda nuevas oportunidades para encontrar la alegría. Cada persona es la base de su propio bienestar. Así que debemos sentarnos, establecer nuestras intenciones e intentar nutrirnos muchísimo de maneras que favorezcan a nuestros cuerpos y le hablen al alma. Cuando recibimos con los brazos abiertos la alegría de estar bien y la convertimos en nuestra estrella del norte, se desvanece la cacofonía de las opiniones de los expertos, se sosiega la obsesión con la información biométrica, se evapora la confusión y nos quedamos con la única pregunta importante: ¿el siguiente paso favorecerá mi salud y me dará alegría?

Por supuesto que algunos pasos son mejores que otros. Algunas decisiones son más sabias, más propensas a brindarte bienestar. Después de más de una década en la industria de la salud, sabemos que sentirse mejor es más fácil de lo que la gente cree, pero también sabemos que hay demasiada información. Por eso escribimos este libro. Nuestro objetivo es brindarte la materia prima que necesitas para tejer el bienestar en vez de perseguir el *wellness*, y para abrirte camino en medio del ruido e integrar el bien. Con nuestro trabajo en mindbodygreen, hemos tenido el privilegio de curar y compartir los mejores consejos de las mentes más brillantes de la salud holística y con respaldo científico. Somos producto de nuestros mentores: cientos de las mentes más brillantes del mundo en materia de bienestar: doctores en distintas disciplinas, médicos, profesionales de la salud mental, terapeutas, especialistas en movilidad, líderes espirituales y periodistas. Aprendimos que los médicos también son personas (aunque algunos tienen complejo de Dios) y a veces pueden tener puntos de vista firmes, ser partidarios del tribalismo para aprovechar los algoritmos de las redes sociales o vender un libro. En el curso de los años, hemos desarrollado un conjunto de filtros internos muy sólidos para detectar las tonterías, lo cual nos ha ayudado a combinar fuentes de información e identificar los puntos importantes de superposición en el caos. Creemos que este criterio es un arte y una ciencia. Este libro es la síntesis de casi quince años de experiencia en la vanguardia del ámbito del bienestar. En otras palabras, hicimos el trabajo preliminar para que tú no tengas que hacerlo.

Si bien este libro no te recomendará qué bebida de adaptógenos comprar en tu tienda de productos orgánicos favorita, sí te ayudará a abrirte camino por el desacreditado y complejo mundo del *wellness*, al brindarte información con respaldo científico y sin motivaciones secretas, en ámbitos fundamentales del bienestar: la respiración, el sueño, la nutrición, el movimiento, el estrés, la regeneración, los vínculos sociales y el propósito en la vida. El primer capítulo del libro explorará cómo es el bienestar de verdad, los desafíos que enfrentamos y los estados mentales que debemos cultivar para vivir la mejor versión de nuestra vida. El resto del libro profundiza en el tema central y revela cómo puedes empezar a sentirte mejor, hoy mismo. Nos gusta pensar que los temas de los ocho capítulos nucleares son *intenciones en la misma medida que prácticas, de he*cho, utilizamos las dos palabras de forma indistinta en el curso del libro. ¿Por qué? Porque el bienestar es tanto una decisión continua como acciones discretas. Las intenciones te ayudan a adoptar la mentalidad de cumplir tu compromiso con el bienestar con determinación y flexibilidad, todos los días. Del mismo modo, empleamos la palabra práctica porque es preciso hacer lo que te comprometiste a hacer, una y otra vez, mejorando y reflexionando sobre el proceso conforme pasa el tiempo. Las intenciones te ayudan a tener un panorama completo. Las prácticas te centran en el momento.

Ten en cuenta las siguientes intenciones:

- Utilizaré mi respiración con sabiduría.
- Aspiraré a tener un sueño más profundo y reparador.
- Comeré alimentos de verdad.
- Moveré mi cuerpo.
- Le enseñaré a mi cuerpo a tener resiliencia frente al estrés.
- Seré una fuerza regenerativa en el mundo.
- Cultivaré relaciones significativas.
- Buscaré mi propósito en la vida.

Cada una es importante, útil y tiene el potencial de cambiarte la vida. Las primeras cinco intenciones se centran en los cambios que podemos hacer como individuos (respirar, dormir, comer, movernos, tener resiliencia) y las últimas tres se vinculan con el lugar que ocupamos en el mundo y nuestras relaciones con los demás (regeneración, conexión y propósito). Cada una de las prácticas que compartimos para ayudarte a cumplir tus intenciones cumplen con tres criterios: son asequibles para cualquiera, tienen respaldo científico y brindan alegría. Si no cumplen con los tres, no están en el libro. Es así de fácil.

Sin importar la intención o la práctica en la que estés trabajando, te enseñaremos a integrar estos cambios de forma que funcionen en tu vida y te brinden alegría. La salud y la felicidad tienen una relación intrínseca, a largo plazo, no puedes conseguir una sin la otra. Deja fuera la alegría y no serás feliz, ¿y esos nuevos hábitos saludables? Puedes despedirte de ellos. Lo hemos visto una y otra vez al escuchar a miles de personas relatar sus propias dificultades y viajes. Personas físicamente en forma, pero que no pueden dormir por la ansiedad. Personas disciplinadas con su alimentación, pero cuya vida carece de sentido. Personas con éxito profesional, pero sin vínculos reales con otros. A estas alturas, ya comprobamos que, para la salud y la felicidad, el enfoque de todo o nada ("¡Prueba esto! ¡Y esto! ¡Ahora esto!") no funciona. Aún peor, es agotador. Lo opuesto a alegre.

Elegir fomentar tu bienestar todos los días no es imposible; mover la aguja en los indicadores de salud no es difícil cuando tienes información sólida, escuchas a tu cuerpo y utilizas la alegría como barómetro para adoptar nuevos hábitos. Para algunos, esto puede implicar irse caminando al trabajo todos los días, para otros, hacer una clase de yoga *nidra* antes de acostarse. El secreto radica en desarrollar la habilidad para escuchar a tu cuerpo e incorporar el bienestar en tu vida de forma intencional. Estas elecciones van sumando con el tiempo para mejorar tu estatus de bienestar, son elementos con los que diseñas tu estilo de vida que te cambiarán. Al incorporar sabiamente hábitos y conductas más saludables en tu día a día, puedes conseguir ochenta por ciento de tu bienestar máximo: te lo prometemos. Nos referimos a minutos al día, no horas, lo único que se requiere es que integres pequeñas acciones que den los mejores rendimientos posibles sobre tu inversión.

Sin embargo, antes de que empieces, tienes que asumir el control. Lo denominamos ser el CEO de tu propia salud. Debido a una serie de padecimientos que eludieron la capacidad de sanación de la medicina occidental y la comprensión de la medicina alternativa, hemos aprendido la importancia de abogar por uno mismo. No hay nada peor que sufrir y confiar en profesionales que, en última instancia, te hacen más mal que bien. Tienes que conocerte, ser capaz de identificar las tonterías y escuchar tu intuición. Para empezar, nada mejor que averiguar qué te brinda alegría, cómo te sientes en tu cuerpo hoy y cómo quieres sentirte mañana y la próxima semana, y cuando cumplas setenta y cinco años. Estas preguntas son fundamentales para el bienestar, y a lo largo de este libro las retomaremos muchas veces.

Sin importar lo que aportes en cuestión de tiempo, energía y dinero, este libro te ayudará a sentirte mejor trabajando con lo que ya tienes, desde donde estás hoy. Te animará a plantearte las preguntas que te ayudarán a identificar tus oportunidades de crecimiento:

¿A qué aspectos de tu salud podrías ponerles más atención? ¿Qué puertas de la alegría podrías abrir? También queremos que sueñes en grande: ¿Cómo te quieres sentir en tu cuerpo dentro de diez, veinte, treinta años? Si tienes veinticinco años o más, quizá sea tiempo de empezar a sentar las bases del bienestar sustentable. Nosotros ya hemos experimentado el poder de asumir el control de nuestra salud y felicidad, y nos urge compartir lo que hemos aprendido contigo.

En última instancia, cuando la vida va bien, no tienes que implementar cambios radicales, incluso si es justo lo que necesitas. Pero cuando enfrentas circunstancias francamente aterradoras, un cambio de vida radical se convierte en una necesidad. Esperamos que no tengas que esperar hasta que se suscite una emergencia para implementar cambios en tu vida. Es hora de que todos reconozcamos lo que está en juego en materia de bienestar. La salud y la felicidad no son aspiraciones frívolas, son esenciales para sacarle el máximo provecho a nuestra vida en esta tierra. Todos merecemos la alegría de estar bien.

---

## CÓMO USAR ESTE LIBRO

---

Este libro es una guía y estás por emprender un viaje.

En las páginas siguientes, vamos a evitar el paradigma que te sugiere "hacer esto y aquello", para que cada individuo pueda descubrir su camino personal hacia el bienestar. Vamos a centrarnos en cambiar tu perspectiva en torno al *wellness* para que adoptes una perspectiva en torno al bienestar, y después te acompañaremos por las prácticas que te ayudarán a sentirte bien ahora. Cuando termines de leer este libro, las prácticas que decidas probar primero se basarán en tus reflexiones, necesidades y entusiasmo. ¿Puedes trabajar con el sueño antes de conquistar la respiración? ¡Por supuesto! Sabemos que no todos estarán motivados para centrarse en las ocho áreas y, para ser honestos, no hace falta. Incluso si decides centrarte en cuatro ahora y más adelante abordar las otras cuatro, estarás progresando mucho. La belleza de estas prácticas es que son atemporales. A medida que tus deseos, necesidades y desafíos cambien con el paso de los años, quizá recuerdes un capítulo al que no le habías puesto tanta atención pero que ahora necesitas. Lo que esperamos es que este libro se convierta en el ABC del bienestar (que sea divertido leerlo) y que puedas regresar a él cuantas veces quieras para tomar ideas e inspiración.

CAPÍTULO UNO

# Así es el bienestar

Nuestra existencia en esta hermosa órbita azul y verde está plagada de dificultades, pero si vives en la región de Barbagia, en Cerdeña, Italia, y te llamas Giuseppe, vivir una vida longeva y saludable no es una de ellas.

Durante buena parte de su vida Giuseppe vivió de forma muy parecida a como habían vivido sus ancestros durante milenios. En esta modesta región montañosa del centro de Cerdeña, el estilo de vida tradicional —agricultura y pastoreo de ovejas, habitar en viviendas multigeneracionales y empatar las rutinas diarias con las estaciones— no ha cambiado mucho. Durante buena parte de sus ciento dos años, Giuseppe pasó sus días labrando la tierra o pastoreando ovejas. Hacía una pausa para almorzar y dormía una siesta antes de salir al centro del pueblo para pasar un par de horas con sus amigos: compartir vino y chistes sarcásticos bajo la suave luz de la tarde. Después regresaba al campo a trabajar antes de que oscureciera. Su esposa cocinaba la cena para Giuseppe y su familia, casi siempre eran habas, queso maduro y pan casero. Se tomaba por lo menos una botella de vino de Cerdeña al día, y cuando era temporada del festival, se decía que Giuseppe era muy fiestero.

Conforme fue envejeciendo, comenzó a bajar el ritmo, pasaba más tiempo sentado y menos tiempo con las ovejas. Vivía con su hija María y su familia, quienes lo cuidaban bien; a cambio, se esperaba que contribuyera en las tareas del hogar y el cuidado de los niños.

Vivía rodeado de sus nietos, formaba parte de su crianza y esto le daba propósito en la vida y conexión.[1]

Cuando, en 2004, nuestro amigo Dan Buettner, escritor e investigador, se dio a la tarea de entrevistar a centenarios de Cerdeña para su éxito de ventas *The Blue Zones*, habló con mucha gente como Giuseppe que parecía haber encontrado el secreto de la salud, la felicidad y la longevidad. Sus vidas no eran fáciles —intenta labrar la tierra doce horas al día— pero predominaban el movimiento, el sentido en la vida, la familia y la comida sencilla y buena. Había vino, en las calles angostas y empedradas de los pueblos resonaba la risa, y a menudo, implicaba un largo ascenso para regresar a las casas de cal incrustadas en la colina. La mayoría de los centenarios no padecían cardiopatías ni cáncer, y conservaban sus capacidades cognitivas toda la vida. Al morir, lo hacían rodeados de su familia en las casas en donde habían criado a sus hijos. Ninguna vida es perfecta, pero para los centenarios en el libro de Buettner las suyas tenían sentido y buena salud. Se trataba de moverse todos los días, comer los alimentos que sus familias llevaban cocinando durante generaciones, dormir con la puesta del sol y reunirse con frecuencia con sus amigos de toda la vida.

La investigación en *The Blue Zones* reveló que no sólo los sardos tenían la clave para una buena vida, de hecho, las compartían en múltiples zonas en diversas partes del mundo. Estas zonas azules incluyen Icaria, Grecia; Okinawa, Japón; Loma Linda, California y Nicoya, Costa Rica. Cuando estudias las historias de los centenarios en estos lugares, emergen patrones en sus culturas, cocinas y conducta. El trabajo de Buettner en el curso de las dos últimas décadas se ha centrado en aprovechar las enseñanzas de longevidad que imparten las zonas azules. Lo que estas personas nos pueden enseñar sobre eludir enfermedades, relacionarse con los demás, comer saludablemente y vivir con sentido es inmenso, y haremos referencia a los descubrimientos de Buettner a lo largo de este libro.

Pero para nosotros, lo más asombroso de la investigación de Dan no es la información, sino cómo nos hizo sentir cuando la leímos por primera vez.

Nuestra primera reacción fue un poco de tristeza y una sensación persistente de que así tendría que ser la vida, así tendría que ser el bienestar. Seguida de la necesidad imperiosa de vender todas nuestras pertenencias y mudarnos a una montaña en Italia.

Sin temor a equivocarnos, para la mayoría, las vidas de los centenarios de las zonas azules parecen una fantasía, o por lo menos, corresponden a una época que ya no existe: despertarse con el sol, hacer trabajo manual cuyo resultado sea tangible (¡carne para comer y lana para vender!), comer pescado que tú mismo atrapaste, tomar el vino que preparó tu primo, jugar con tus nietos en el ocaso mientras los vecinos tocan instrumentos y después irte a acostar para dormir ocho o diez horas de sueño reparador.

Esta descripción parece de ensueño no sólo por los escenarios (que sí lo son), sino porque es el paquete completo: vivir sin preocuparse por si estás comiendo o no de manera saludable, el arduo trabajo manual y el disfrute. Para muchos, este estilo de vida se siente completamente inalcanzable.

Y, amigos, ése es el problema.

## LOS OBSTÁCULOS PARA LOGRAR EL BIENESTAR

Dice mucho de nuestra realidad que nuestro ritmo de vida, la calidad de lo que consumimos y la dinámica de nuestros vínculos sociales sean tan abismalmente diferentes de los de las personas más saludables del planeta. Es asombroso que para la mayoría que vive en Estados Unidos, uno de los países más ricos del mundo, lo que *de verdad* se requiere para ser feliz y estar saludable parezca tan inalcanzable. A fin de cuentas, aunque algunos queramos renunciar a todo para mudarnos a una zona azul, la mayoría no podemos, y para muchos no es una solución: queremos conservar nuestras vidas, pero ser un poquito más felices y estar un poquito más sanos.

Con frecuencia, sortear la división entre lo ideal y lo real puede parecer imposible. Muchos vivimos en ciudades sobrepobladas, rara vez interactuamos con nuestros vecinos y nos cuesta trabajo integrar la comunidad en nuestras vidas. Otros viven en zonas rurales o suburbanas, lejos de la familia extendida y los amigos. Sin importar nuestra geografía, en buena medida somos criaturas sedentarias, pasamos ocho horas al día sentados frente a nuestros escritorios bajo la luz artificial. La entrada y el patio de nuestras casas no son lugares espontáneos de reunión para miembros de la comunidad: son lugares sumamente privados que podrán ser seguros, pero son solitarios. Trabajamos muchas horas en empleos estresantes, contando los días que faltan para el fin de semana. Aunque no nos apasione nuestro trabajo, lo necesitamos para pagar los diversos aspectos de nuestras vidas: comida, vivienda, seguro médico. En las noches, estamos agotados, pero nos las arreglamos para preparar una cena que parece "sana", según lo que los medios que consumimos nos dicen que es bueno y malo. Logramos terminar el día, a veces sin estar presentes ni experimentar alegría. Nuestro compromiso con nuestros teléfonos nos aporta más soledad y estrés que conexión. Nos cuesta trabajo quedarnos dormidos porque nuestros cerebros ya están inquietos con la lista de pendientes del día siguiente e inevitablemente despertamos sintiendo que estamos atrasados.

Así es la vida en el mundo moderno.

Es lo que enfrentamos y, a diferencia del estilo de vida mediterráneo y campestre, no siempre sentimos que estamos viviendo la mejor versión de nuestra vida. Y a veces está bien, pero otras veces nos entristece y enferma.

Quienes viven en las zonas azules no son más virtuosos, no tienen más determinación, no son superiores genéticamente. Sin embargo, sí se ganaron la lotería geográfica. Nacieron en una cultura y entorno que intrínsecamente fomentan la salud y la felicidad. Resulta que el ritmo y el estilo de vida en las zonas azules coincide con lo que el cuerpo y el espíritu del ser humano necesita para tener una vida longeva y saludable. Necesitamos acceder a comida saludable, necesitamos movernos con regularidad, necesitamos establecer vínculos sociales en la vida real y necesitamos que en nuestras vidas predomine la paz y el sueño, no el estrés. No obstante, pocos satisfacen estas necesidades. Ese es el estado de bienestar de millones.

### *No estamos respirando bien*

Pese a que nuestros cuerpos están diseñados para respirar primordialmente por la nariz, la mitad de la población tiene el hábito de respirar por la boca, lo cual tiene consecuencias patentes para el sueño, por no mencionar la salud respiratoria y dental.[2] A decir de James Nestor, autor de *Respira: la nueva ciencia de un arte olvidado*, "noventa por ciento de los niños ha desarrollado cierto grado de deformidad en la boca y nariz. Cuarenta y cinco por ciento de los adultos ronca de vez en cuando, y un cuarto de la población ronca siempre".[3]

### *Estamos en plena crisis del sueño*

Los Centros para el Control y la Prevención de Enfermedades de Estados Unidos (CDC, por sus siglas en inglés) estiman que cerca de un tercio de la población no duerme lo suficiente, lo cual se vincula a enfermedades crónicas como diabetes tipo 2, cardiopatías, obesidad y depresión.[4] Quizá por ello los CDC y otros expertos del sueño han clasificado la falta de sueño en Estados Unidos como una epidemia de salud pública.[5]

### *No estamos comiendo de manera saludable*

En Estados Unidos, 39.5 millones de personas viven en lugares con acceso limitado a los supermercados, y 19 millones de personas viven en los que se consideran “desiertos alimenticios”, es decir, su capacidad para llegar a un supermercado y comprar comida está gravemente comprometida.[6] De acuerdo con la Oficina del Censo de Estados Unidos, la tasa de pobreza es de 13.4 por ciento, o el equivalente a más de 42 millones de personas.[7] En 2018, los estadunidenses gastaron 931 mil millones de dólares comiendo fuera de casa, en restaurantes, comedores, escuelas y aviones.[8] Sólo cerca de un tercio de estadunidenses en 2020 reportó cocinar en casa todos los días.[9] Y esto fue durante el primer año de la pandemia, cuando la mayoría estábamos confinados con tiempo de sobra. Las consecuencias de no comer comida de verdad son funestas, un estudio de Francia demostró que un aumento de diez por ciento en el consumo de alimentos ultraprocesados causa un incremento de catorce por ciento en el riesgo de muerte.[10] La mala noticia es que, en Estados Unidos, dos tercios de todas las calorías que consumen los niños provienen de alimentos ultraprocesados.[11] Resulta inaceptable que nuestro gobierno utilice los dólares de los contribuyentes para subvencionar de forma desproporcionada cultivos como el maíz y la soya que se emplean para elaborar alimentos tan nocivos para nuestra salud.[12]

### *Movemos el cuerpo menos que nunca*

Veinticinco por ciento de los estadunidenses pasa más de ocho horas al día sentado.[13] A James Levine, médico de la Clínica Mayo, le alarmó tanto la investigación emergente sobre los efectos de nuestros estilos de vida sedentarios en la salud, que en una entrevista para *Los Angeles Times* dijo: “Sentarse es más nocivo que fumar, mata a más personas que el VIH y es más peligroso que el paracaidismo”.[14] Y con el inicio de la pandemia del coronavirus, en 2020, más personas en buenas condiciones físicas que nunca están trabajando desde casa, lo que quiere decir que no están realizando el ejercicio mínimo de subirse al coche todos los días o caminar al metro.

### *Padecemos estrés crónico*

Desde 2007, la Asociación Americana de Psicología (APA, por sus siglas en inglés) ha realizado una encuesta en torno al estrés en Estados Unidos y "sus fuentes, su intensidad y la respuesta de la gente ante los factores de estrés, tanto mental como físico". Desde el principio, las tasas de estrés crónico que el reporte reveló han sido altas pero, en 2020, ocho de cada diez estadunidenses reportaron niveles mayores de estrés por la pandemia, lo que motivó a la APA a "encender la alarma" debido al estado de la salud mental en Estados Unidos.[15]

### *No estamos en contacto con la naturaleza*

Pese a que, en el curso de millones de años, hemos vivido en conexión íntima con la tierra, la mayoría estamos más lejos de la naturaleza que nunca. Vivimos en ciudades hechas de ladrillo, piedra y cristal, comemos alimentos que provienen del otro lado del mundo y estamos sentados todo el día en el interior bajo luces artificiales. Nuestro mundo moderno nos ha distanciado del contacto físico con el mundo natural, y esta distancia se ha reflejado incluso en nuestras conversaciones culturales. El Centro Científico para el Bien Común de la Universidad de California, Berkeley, realizó un estudio de referencias de la naturaleza en la cultura popular y descubrió que "la naturaleza tiene menor significado en la cultura popular hoy que durante la primera mitad del siglo XX, con un descenso continuo después de la década de los cincuenta".[16] ¿Acaso es coincidencia que el distanciamiento de la naturaleza se haya producido en el mismo periodo que el aumento sin precedentes en las emisiones de carbono, los sucesos de extinción, el aumento del nivel del mar y el calentamiento global, todos éstos causados por el hombre? No nos parece.

### *La desconexión social nunca había sido tan alta*

El aislamiento ocasionado por trabajar y vivir en casa no sólo son malas noticias para la salud, también ha provocado una profunda crisis de la salud mental que ya iba en crecimiento mucho antes de que la palabra "aislamiento" adquiriera un significado completamente distinto. De hecho, un estudio de Cigna de 2019 reportó que "sólo cerca de la mitad de los estadunidenses dice tener interacciones sociales presenciales e importantes".[17] ¿Se imaginan cuál es la estadística hoy?

### *Desconocemos nuestro propósito en la vida*

Tener propósito, entender qué le da sentido a tu vida, se relaciona con mejor salud y una vida más longeva. El médico Robert Butler dirigió un estudio de once años que financiaron los Institutos Nacionales de Salud, y demostró que las personas entre los sesenta y cinco y los noventa y dos años que tenían objetivos claros y una vida con sentido vivían más y con mayor calidad de vida que quienes no.[18] Sin embargo, de acuerdo con un artículo de *The New York Times*, sólo un cuarto de los estadunidenses entiende cuál es su propósito en la vida.[19]

Nada de lo anterior forma parte de nuestra idea de una vida bien vivida.

No obstante, la mayoría sabemos que estas cosas son nocivas. El estrés crónico. La falta de sueño. La inseguridad financiera. La falta de sentido. La soledad. Está bien documentado que son barreras que nos impiden alcanzar el bienestar y que como sociedad hemos fracasado en abordarlas a nivel comunitario, estatal y nacional. Y es inaceptable. Vamos a ser claros: si bien en general este libro se centra en el modo en que tú, como individuo, te puedes sentir mejor, en primer lugar, las instituciones y los sistemas que nos están poniendo en esta posición son responsables de la mayoría de los obstáculos que enfrentamos de cara al bienestar. No debería ser costoso ni difícil abrirse camino por el sistema de salud. Nadie debería estar obligado a comer comida rápida porque es lo único que pueden pagar o porque no tienen acceso a una mejor opción.

Y mientras seguimos luchando para que se implementen cambios sistemáticos, también *merecemos prosperar*. Pese que hay muchos factores que no puedes controlar —una lección que nos dejó la pandemia—, queremos que sepas que lo que sí puedes controlar es más que suficiente para ayudarte a *llevar una vida mejor y transformar tu bienestar*. Y todo comienza cambiando el lente con el que ves la salud y el *wellness,* y adoptando el bienestar —lo que te ayuda a estar sano *y* te brinda alegría— *como tu* estrella del norte.

Reconocer y contemplar los obstáculos personales que te impiden alcanzar el bienestar que tienes frente a ti es un precursor necesario para descubrir cómo sortearlos. En todos los capítulos de este libro, aclaramos cómo tener acceso a las soluciones que estamos planteando —cómo respirar, cómo dormir y cómo comer mejor— a pesar de las barreras habituales, y ofrecemos estrategias para integrar los microcambios que pueden inclinar la balanza con mínimo esfuerzo, tiempo y dinero. Si bien no todos tienen los recursos ni el conocimiento para abrirse paso por estos desafíos por su cuenta, todos merecen ser más felices y más sanos.

Lo vamos a repetir porque es fundamental: mereces ser feliz. Mereces estar saludable. Mereces vivir más. Mereces más.

*Alerta de spoiler*: mejorar tu bienestar no es tan difícil como crees. Pero tienes que agarrar el volante.

## DESÍGNATE CEO

Aquí va una adivinanza: ¿cómo cabe un hombre de dos metros de altura en un asiento de avión de clase económica? Respuesta: nada bien.

De acuerdo, no es una adivinanza en sentido estricto, pero fue la realidad de Jason buena parte de 2009. Con la crisis del mercado de valores de 2008, Jason fue testigo de cómo el financiamiento para su empresa emergente (Crummy Brothers Organic Cookies) se consumió y se esfumó. Al año siguiente, voló más de 200 mil kilómetros para visitar distintas sucursales de Whole Foods Markets de todo el país para reunir fondos y vender galletas orgánicas de chispas de chocolate extradeliciosas y sin inversión. El estrés de la vida de un empresario emergente combinado con las contorsiones literales de acomodarse en un espacio pequeño cientos y cientos de horas terminaron pasando factura en la forma de dos discos extruidos y un agudo nervio ciático. Hacia fin de año, el dolor de espalda se volvió insoportable, al grado de que no podía caminar ni un par de pasos a la vez. Con el tiempo, empeoró tanto que terminó confinado en cama, incapaz de moverse, mirando el techo y estresándose por el dinero y el colapso inminente de la empresa que había cofundado. Para entonces, ya había probado con inyecciones de cortisona (inútiles) y múltiples especialistas le habían asegurado que su única alternativa era una cirugía de espalda.

El único problema es que el instinto de Jason le dijo con toda calma: "No".

Fue una voz firme, aunque pequeña, que le decía que tenía que haber otra salida. Y fue sorprendente, porque él no estaba en contra de la cirugía, tampoco creía que no fuera a ayudarle, sólo le parecía extremo. Y aunque no podía explicar por qué, no le parecía una buena decisión. Así que cuando uno de sus doctores hizo un comentario de pasada mientras salía de su consultorio —"a lo mejor el yoga te ayuda"—, Jason se aferró. Pese a que no se identificaba como yogui, se dedicó a aprender las poses que le enseñó su terapeuta físico, y las hizo todas las mañanas y todas las noches. Y poco a poco le ayudaron. Poco a poco, se paró de la cama y volvió a caminar, hasta que se pudo subir a un avión. Sí, tuvo que hacer el perro mirando hacia abajo en la puerta de embarque en su traje y corbata como un loco, pero por lo menos aguantó estar sentado más de diez minutos. En el curso de seis meses, su espalda se recuperó por completo, y más de una década después, no se ha sometido a ninguna cirugía. Es oficial, de ser jugador de basquetbol ahora es yogui en toda regla.

Hoy en día, Jason no está seguro de qué lo poseyó para negarse a la cirugía y empezar a practicar yoga, contradecir lo que distintos profesionales y médicos le aseguraron era su única alternativa. Lo que haya sido, le impartió una lección que le cambió la vida: tienes que vivir con las consecuencias de tus decisiones en torno a tu salud, por lo que quien debe estar al mando eres tú. No se trata de desobedecer a tus médicos, siempre hay que tomar lo que nos dicen con absoluta seriedad. No se trata de descartar la evidencia científica, ésta siempre debe guiar tus decisiones. Se trata de reunir toda la información disponible, reflexionar a fondo sobre las alternativas y *escuchar* a tu ser completo. Es tu vida, y como le decimos a nuestras hijas: *en su cuerpo ustedes mandan*.

Cuando Jason probó lo maravilloso que se sentía encontrar la respuesta correcta para una pregunta difícil en torno a su salud y, como resultado, la felicidad, se enganchó. Se empezó a preguntar qué otros aspectos de su vida habían estado en piloto automático y, al igual que su espalda, eran un desastre en ciernes. Concluyó que las galletas no eran su pasión y se le ocurrió fundar mindbodygreen, con el objetivo de poner el *wellness* al alcance de todos. Enseguida se dio cuenta de que no era el único al que se le dificultaba abrirse camino por el *statu quo* y descifrar los consejos contradictorios en torno a la salud y el *wellness*. Muchas personas se han identificado con la misión de mindbodygreen de ofrecer claridad sin intenciones ocultas frente a la confusión; más de las que hubiéramos imaginado en 2009, y hoy tiene más sentido que nunca.

¿Por qué? Porque nuestro sistema de salud no está diseñado para centrarse en la prevención. Se enfoca en la intervención e incluso, en ese caso, en ocasiones los patrones del tratamiento pueden parecer deficientes, incluso para los médicos. Si tienes un padecimiento crónico que necesitas atender, con frecuencia la primera parada es la farmacia, no el supermercado ni el gimnasio. Hay muchas personas que viven con padecimientos difíciles de diagnosticar porque sus síntomas son muy generales —fatiga, dolores de cabeza, poca energía—, podría ser cualquier cosa. Y en nuestro sistema de salud, si no tienes un diagnóstico, es imposible obtener ayuda de los médicos, lo cual quiere decir que muchas personas se quedan desesperadas, frustradas y enfermas. Hace más o menos una década, Jason padecía ansiedad, fatiga y un cosquilleo raro en las piernas. Visitó a muchos especialistas, quienes le hicieron todo tipo de estudios, y al final le dijeron: "No tienes nada". Como ya había aprendido una que otra cosa sobre seguir su instinto terminó yendo con un médico funcional, Frank Lipman, y descubrió que no estaba loco, tenía un parásito. ("¿Estás seguro de que no estás estresado?", le había preguntado alguno de los doctores). Luego de unas semanas de medicamento para erradicar el parásito y meses de suplementos, desaparecieron sus síntomas, pero permaneció el recuerdo del *gaslighting* médico que había sufrido.

Las modalidades de medicina holística y alternativa se están popularizando más, pero algunas de las maravillosas soluciones que ofrecen siguen siendo accesibles sólo para las personas más privilegiadas y con mayores recursos. Incluso si están a nuestro alcance, es difícil distinguir entre los profesionales legítimos y los charlatanes que quieren aprovecharse de nuestra desesperación. Después de su embolia pulmonar y del comienzo de nuestra batalla contra la infertilidad, Colleen acudió con un terapeuta energético, quien le hizo una valoración y después le dio la noticia, sin rodeos, de que tenía "como uno por ciento de salud". Había acudido a buscar ayuda y sanación, pero Colleen se fue enojada y devastada. No sabía qué le estaba intentando vender el terapeuta energético al diagnosticarla casi como un caso perdido, pero Colleen sabía que ni su cuerpo ni su salud estaban tan deteriorados. Después, se enteró de que su experiencia no era única, este famoso terapeuta estaba "lidiando con su propia porquería" y esto había tenido consecuencias en sus pacientes.

Con experiencias como ésta, con razón cada vez más personas están tomando el control de su salud y felicidad. Pero ser CEO de tu salud y felicidad no se reduce a tomar buenas decisiones, se trata de defenderte, ser flexible y estar dispuesto a cambiar, pero lo más importante, ser mejor escucha cuando se trata de tus propias necesidades y deseos. Y no estamos sugiriendo que es una tarea fácil. Es importante. Porque, ¿quién sabe lo perturbadora que puede ser una cirugía en tu vida? ¿Quién sabe que detestas las caminadoras pero que te encanta caminar con tus amigos? ¿Quién sabe que hacer ayuno en la tarde es un alivio y no un reto? ¿Quién lo sabe? Tú. Aprender a cultivar nuestro propio bienestar será uno de los viajes más significativos de la vida. Para estar más sano, hay que tener en cuenta lo que te hace más feliz. No a tu doctor ni a tu pareja ni a tus amigos en Instagram. Estar más sano no puede empezar con la palabra "debería" y sentirse mejor no es resultado de las restricciones, las privaciones ni del lema de "si no duele, no sirve". Se trata de una retórica tóxica y contraproducente. El bienestar de verdad se produce cuando tu mente, cuerpo y espíritu están en sincronía con tus valores y con cómo quieres vivir tu vida más auténtica.

Como CEO de tu propio viaje de bienestar debes evaluar la situación y decidir qué será más importante para tu felicidad y salud, y qué te brindará alegría.

Para comenzar, te sugerimos revisar cuál es tu punto de partida. En otras palabras, en dónde te encuentras en este camino. Aquí hay algunas preguntas para arrancar:

- ¿Qué aspectos de tu vida son placenteros y satisfactorios?
- ¿Qué aspectos de tu vida se sienten acelerados y caóticos?
- ¿Cómo se siente tu cuerpo?
- ¿Estás lidiando con temas de salud?
- ¿Qué aspectos podrían mejorar?, ¿la energía, el sueño?
- ¿Qué hay de tu cerebro? ¿Te sientes desafiado y comprometido? ¿O estás en piloto automático?
- ¿Dirías que tus días están llenos de sentido? ¿Cómo se manifiesta esta sensación?

- ¿Has reconocido, procesado y sanado tu trauma? (Todos tenemos en cierta medida.)
- ¿Qué te gustaría más que hubiera en tu vida: amor, tiempo, conexión, movimiento, sentido?
- ¿Cuáles son tus sueños más descabellados?

Responder estas interrogantes no es una tarea de una sola vez. De vez en cuando, pregúntate cómo te sientes; plantéate estas cuestiones cuando la vida te rete, durante un periodo de transición importante y también cuando te sientas mejor que nunca. Obtendrás información valiosa que te ayudará a identificar un conflicto recurrente, los patrones que se repiten y aquello en lo que puedes apoyarte porque siempre te hace sentir bien. Te recomendamos apartar un momento del día —tal vez durante una caminata rápida, temprano en la mañana cuando escribas en tu diario o quizá mientras piensas en la regadera— para cavilar sobre las respuestas. Si quieres hacer una pausa para reflexionar sobre las preguntas de este apartado, adelante, te esperamos.

## CADENA DE PROBLEMAS DE SALUD

Nuestra amiga Martha era corredora.

A finales de sus veintes, le encantaba ponerse audífonos, guardarse un iPod Shuffle (¿se acuerdan?) en el bolsillo y correr por el parque del Golden Gate en San Francisco; intentaba llegar al mar antes de que se metiera el sol en el horizonte. Hasta que un día, durante un turno en su trabajo como mesera, sintió un dolor desgarrador en el talón izquierdo; sentía que, con cada paso, pisaba un clavo gigante. Así estuvo un año y había días en los que ni siquiera podía caminar. Renunció a su trabajo y bromeaba con que había empezado una nueva profesión: ser paciente. Inyecciones de cortisona, terapia física, cirugía. Tres años después, mejoró, volvió a caminar, pero no mucho y no le permitieron correr. Poco después, empezó a sentir dolor en la cadera izquierda, después en la espalda baja y luego en los glúteos. Un cirujano ortopedista le confirmó que se había desgarrado el cartílago de la cadera, la alternativa era más terapia física o cirugía. Hizo terapia física durante años y descubrió que podía aguantar el dolor y los brotes ocasionales. Pero había dejado de moverse y empezó a tomar más alcohol, se sentía más cansada y menos feliz. Subió nueve kilos y se preguntó si volvería a correr otra vez. Un día, diez años después de que todo empezó, se dio cuenta de que tenía el colesterol elevado, siempre se sentía cansada, acudía a terapia para tratar su ansiedad y no tenía idea de cómo desenmarañar la telaraña de infelicidad en la que se encontraba. Toda su vida había estado en forma, sana y había sido feliz, pero en la última década todo se había descarrilado. ¿Cómo pasó esto?

Lo llamamos *Cadena de Problemas de Salud* y es lo que sucede cuando la salud en un ámbito —físico, emocional o espiritual— peligra y crea un efecto dominó en todos los otros ámbitos. Para Martha, una lesión física le había acarreado más problemas físicos, pero también emocionales y psicológicos. A otras personas, el estrés crónico les provoca problemas de salud como hipertensión, cardiopatías y las orilla al abuso de sustancias. A veces, las personas se sienten sin rumbo en el plano emocional, tal vez perdieron un trabajo que les gustaba, lo cual puede resultar en una crisis de identidad que provoca depresión. En mindbodygreen, y en nuestras propias vidas, hemos visto millones de versiones distintas de la misma verdad fundamental: cada aspecto de nuestra salud y felicidad está conectado e integrado de manera intrínseca, para bien y para mal. No puedes ignorar tu ansiedad y estar sano. No puedes ignorar un trastorno autoinmune y ser feliz.

La buena noticia es que la otra cara de la Cadena de Problemas de Salud es la Ola del Bienestar: cuando haces un cambio positivo, otros aspectos que te brindan bienestar también mejoran. Como el sueño.

¿Hay algún aspecto de tu vida que no mejore tras una noche de sueño profundo, reparador y rejuvenecedor? Como padres a quienes suelen despertarnos con golpecitos de pies a las 3:00 a.m. para pedirnos otro vaso de agua, lo valoramos muchísimo. Somos más felices y tenemos más energía, tenemos otra mentalidad cuando dormimos bien. Lo mismo sucede con el ejercicio, comer bien y salir a la naturaleza con amigos y familia.

Lo que la Ola del Bienestar quiere decir es que no tenemos que cambiar todo al mismo tiempo. No es necesario que pensemos en sentirnos mejor como si todos los días fueran Año Nuevo y debamos hacer todo a la vez. Así que, por favor no hagas todas las recomendaciones de este libro al mismo tiempo. Queremos que evalúes qué es lo que más necesitas y que empieces por ahí. ¿Qué surtirá el mayor efecto en tu bienestar? Este libro está dedicado a los micromomentos de salud y felicidad porque sabemos que pueden tener un efecto mayúsculo con el tiempo y a lo largo de todos los aspectos de tu vida. Y una vez que esa Ola del Bienestar empieza a hacerse grande, aprenderás a surfearla cada vez mejor.

Reconocer que la salud y la felicidad están conectadas es uno de los pasos más importantes para aprender a cambiar el guion y convertir la Cadena de Problemas de Salud en una Ola del Bienestar. Te ayuda a entender que las acciones pequeñas tienen un efecto en cadena. A medida que leas *La alegría de estar bien*, empezarás a identificar causas y consecuencias que no habías notado antes. Tal vez nunca te habías dado cuenta de que irte a dormir con el estómago muy lleno puede alterar el sueño o de la correlación entre un buen estado físico y gozar de salud mental. O tal vez no sabías que cómo comes puede ser igual de importante que qué comes. Giuseppe de Cerdeña hacía una comida sencilla y casera de alimentos saludables todos los días, y eso es importante. Pero también compartía ese momento con su familia de manera alegre y relajada. Sabemos que la conexión y la interacción social pueden ayudar a aliviar la respuesta ante el estrés, nos mantienen felices e incluso mejoran la salud intestinal y la digestión.[20] Y eso es sólo un ejemplo de la interconexión del bienestar. A lo largo de la lectura, te darás cuenta de que este libro *está lleno de* este tipo de ejemplos.

## HAZ LO QUE TE BRINDE ALEGRÍA

Si sólo recuerdas una oración de este libro, que sea ésta: *Cualquier cambio que hagas debe brindarte alegría.* ¿A qué nos referimos con "alegría"? A los cambios que te den placer, disfrute o satisfacción y que mejoren tus días. Cuando en este contexto pensamos en la alegría, nos imaginamos a nuestra hija cuando sale de clase de karate: sonriendo de oreja a oreja, dando brinquitos y, en general, emocionada de estar viva. No esperamos que todos los adultos puedan tener ese nivel de entusiasmo (incluso si consiguen romper un pedazo de triplay a la mitad con un solo golpe), pero cada decisión que tomemos debe ser un paso para adoptar ese sentimiento. Cuando nos proponemos cosas que nos hacen sentirnos felices y satisfechos, el valor del bienestar se multiplica.

Como te sientas sobre un cambio de conducta y cómo se ajuste en tu vida (o no) afecta de manera directa qué tan efectivo será ese cambio para ayudarte a sentirte mejor y si podrás o no seguirlo practicando. Si al terminar el día te sientes agotada y sólo funcionas después de varios *shots* de expreso, entonces es probable que agregar una hora de ejercicio diaria sea una meta poco realista. Si amas, amas, pero amas la carne, adoptar una dieta vegetariana no va a durar mucho, pese a tus mejores intenciones. Y si no concibes la vida sin ver la tele antes de dormir, entonces comprometerte a eliminar las pantallas dos horas antes de acostarte te va a poner de muy mal humor. ¿Por qué ninguno de estos cambios perfectamente razonables y claramente saludables te funcionan si le funcionan a miles y millones de expertos los recomiendan? Porque no vas a ser feliz. Peor que no propiciar la alegría, podrías estarla extinguiendo. La vida es demasiado corta, sobre todo cuando hay muchas soluciones que pueden mejorar tu salud. Así que no importa si es bueno para ti o no o si deberías hacerlo para enseñarle buenos hábitos a tus hijos. Si no es para ti, tienes que ser muy sincera.

Es sorprendente lo difícil que es reconocer que algo que funciona para los demás no lo hace para nosotros. Todos queremos creer que tenemos la fuerza de voluntad, la motivación, la determinación para sortear retos y triunfar. La cultura de salir adelante por nuestra cuenta, de aguantarnos, de trabajar de más supone un individualismo increíble que en ocasiones puede provocar que veamos fracaso en donde no lo hay. Ese es el primer reto, pero hay más. Para empezar, puede ser difícil entrar en sintonía con lo que necesitamos *ahora mismo*, no con lo que necesitábamos hace diez años o lo que creemos que vamos a querer dentro de seis meses, sino lo que se siente bien para nuestras circunstancias actuales de vida. Con demasiada frecuencia, se dan cambios de vida monumentales (hijos, cambio de trabajo, mudarse al otro extremo del país, experimentar la menopausia) y se nos olvida ajustarnos y modificar nuestros hábitos de salud para que funcionen en este nuevo capítulo en el que nos encontramos.

Puede ser difícil dejar de movernos lo suficiente para evaluar en dónde estamos, en primer lugar, y en dónde queremos estar. Se nos olvida preguntarnos cómo nos sentiríamos si estuviéramos más sanos *y* felices. Cuando Colleen tuvo una embolia pulmonar a los treinta y dos años, había estado viviendo con el volumen hasta arriba. Semanas laborales de sesenta horas, clases de *power* yoga y carreras de ocho kilómetros. *Lattes*, cenas con margaritas y muchas noches de desvelo con la laptop en la panza. Hasta que un día no pudo caminar, mucho menos correr, sin que le faltara el aire. En los seis meses que tardó en recuperarse, los niveles reducidos de oxígeno y los efectos desastrosos de los medicamentos la dejaron con fatiga crónica: por primera vez desde que era niña, necesitaba dormir siestas. Descubrió que quería quedarse en casa e irse a acostar mucho antes de que sus amigos habían regresado de la hora feliz. Su cuerpo le había impedido seguir viviendo la vida que conocía, a toda velocidad, y la obligó a reflexionar sobre cómo esa vida había puesto en peligro su salud. Pero lo más interesante fue que cuando se detuvo a reflexionar, se dio cuenta de que lo que estaba haciendo ni siquiera la hacía feliz. El motivo por el que necesitaba todos esos *lattes* era porque se desvelaba para trabajar en presentaciones, y las carreras de ocho kilómetros la habían estado dejando agotada, cuando antes la hacían sentir llena de energía. En esos días empezábamos a hablar de formar una familia y Colleen descubrió que se sentía cada vez más emocionada con disminuir la velocidad y acomodarse a la vida en casa. Lo que había comenzado como un desastre de salud la había obligado a evaluar qué le estaba funcionando y qué no, y qué tenía sentido para su vida *ahora*. Eso era yoga *slow-flow*, los inicios de un cambio de carrera y dejar los *lattes* para dormir bien en la noche. Por fortuna, no necesitas una embolia pulmonar para hacer una pausa y reflexionar en dónde estás y qué te hará feliz.

## CÓMO LOGRAR OCHENTA POR CIENTO DEL BIENESTAR MÁXIMO

Nuestro programa mindbodygreen tiene la reputación de ser las Naciones Unidas de la salud. Nos encanta escucharlo porque es cien por ciento deliberado. Tenemos algunas pautas para lo que compartimos con nuestro público (nada de teorías conspiratorias, nos centramos en ciencia de vanguardia y en modalidades holísticas) y aunque no apoyemos un punto de vista en particular, siempre estamos dispuestos a escuchar. En el curso de los años, ésta ha sido una de nuestras mayores ventajas porque nos permite concentrarnos en lo que comparten todas las voces dispares, y a veces contradictorias, en el espacio del *wellness*. Vivimos en cajas de resonancia que funcionan a partir de algoritmos, en ese espacio, mindbodygreen es uno de los pocos santuarios dentro del bienestar que da espacio a múltiples puntos de vista. Resulta peculiar, pero incluso esta postura se considera de alguna manera opositora. Sobra decir que cuando se trata de consejos para vivir una vida más saludable y feliz, lo hemos escuchado todo. En el curso de catorce años hemos publicado más de cien mil artículos de más de cinco mil colaboradores, hemos entrevistado a más de cuatrocientos expertos invitados en nuestro pódcast. Date un paseo por la página web y encontrarás las opiniones y la investigación de profesionales de la medicina tradicional china y ayurveda junto con las de médicos occidentales, nutriólogos, periodistas, emprendedores de la salud y científicos investigadores. En nuestras plataformas de redes sociales, aceptamos todo, pero hacemos una curaduría y compartimos lo relevante e interesante para nuestro público. Como un libro no tiene la capacidad de albergar contenido infinito como el internet, aquí tenemos que ser más exigentes. Al principio, nos pareció un reto mayúsculo, hasta que nos dimos cuenta de que haber escuchado nos preparó muy bien para compartir los puntos de conexión entre todas las voces disímiles. Hay algunas verdades universales y elementales que se sostienen sin importar si hablas con un acupunturista o un endocrinólogo. Hemos presenciado todas las tendencias y nosotros mismos hemos probado la mayoría. Cada que surge una nueva tendencia en el ámbito de la salud y el *wellness*, nos dedicamos a investigarla, probarla y sondear entre nuestra red de innovadores para ver qué tal se sostienen. ¿En 2010 probamos el veganismo crudo para que no tuvieras que hacerlo? Así es. Nos resultó muy insatisfactorio, pero si a ti te ha funcionado, ¡sigue!

A estas alturas, ya sabemos que el bienestar no es una tarea igual para todos, pero al filtrar el ruido hemos encontrado ocho prácticas que el tiempo ha puesto a prueba, la evidencia científica las respalda y casi todos los expertos con los que hemos hablado están de acuerdo en que son maneras excelentes para mejorar el bienestar general. Incluso más emocionante, descubrimos que al explorar, experimentar e integrar estas prácticas en tu vida, puedes lograr ochenta por ciento de salud y bienestar máximos. Y lo puedes conseguir sin hacer cambios drásticos en tu alimentación, sin tener que comprar costosos aparatos de ejercicio ni mudarte a Italia. No se requiere tanto dinero, tiempo ni esfuerzo como quizá supongas, porque todo se reduce a hacer cambios mínimos y estratégicos que puedes incorporar fácilmente en tu día, y a crear hábitos que aumenten la Ola del Bienestar.

¿A qué nos referimos con ochenta por ciento de bienestar máximo? Utilizar porcentajes como modelo mental —en vez de análisis estadísticos revisados por expertos— nos ha ayudado a situar nuestro estándar de bienestar: cómo se ve y siente. En cuanto a cómo definimos la salud, la entendemos en estos términos: *la salud es mucho más que la ausencia de enfermedad; es un estado de bienestar mental, físico, espiritual, emocional y ambiental.* Se trata de despertar y sentirte bien en tu cuerpo y con energía para afrontar el día, tener momentos de alegría y saber que puedes dedicarle tiempo a las cosas que te absorben y desafían, que tienes relaciones importantes y propósito en la vida, que puedes moverte con soltura sabiendo que estás en conexión con el mundo.

Sería muy difícil lograr y mantener cien por ciento de salud máxima cien por ciento del tiempo, incluso es probable que Giuseppe se mantuviera a noventa por ciento. Si no padeces enfermedades y vives como el estadunidense promedio, es posible que tu promedio sea de cincuenta por ciento (es un estimado, síguenos la corriente). Es probable que no estés durmiendo bien, que estés muy estresado y que no muevas tu cuerpo tanto como te hace falta o que no estés comiendo con el propósito de sentirte bien. Quizá desees dedicarles más tiempo a los amigos, la familia o al autocuidado. Tal vez estás lidiando con un padecimiento crónico o una lesión y tu porcentaje sea menor que cincuenta por ciento. Tal vez vas muy bien con esta lista, pero te gustaría sentirte diez por ciento mejor en general. El punto es que a todos nos viene bien una afinación como mínimo y una renovación como máximo. Pero es sumamente válido aspirar a ochenta por ciento de la "mejor versión de tu vida" y lograrlo. De hecho, desde el punto de vista de la salud y el bienestar, es un logro monumental que se traduce en una vida más sana, feliz y longeva.

De vez en cuando, quizá te sientas con la energía y el tiempo de apuntar más alto y buscar ese veinte por ciento adicional. Es decir, ahondar en los detalles técnicos de la salud y pruebas biométricas con estudios de sangre o rastreadores de *fitness*. Como dicen en Silicon Valley, optimizar. Sin embargo, no todos quieren ni necesitan hacer eso. A Colleen, por ejemplo, no le gusta optimizar. La realidad es que no tiene tiempo ni ganas, pero ya sabe cómo es su ochenta por ciento, y puede alcanzarlo casi ochenta por ciento del tiempo (¿ya te diste cuenta de que éste es un número mágico para nosotros?). Nunca prueba el *detox* más reciente ni se inscribe a clases en *boutiques fitness*; tampoco utiliza aceites orgánicos de 300 dólares en la piel. Su concepto de bienestar consiste en expresar todas las mañanas agradecimiento, levantar pesas un par de veces a la semana, comer poniendo atención a su ingesta de proteína y ver la tele para relajarse antes de dormir. Los viajes en familia a la playa y salir a caminar con una amiga después de acostar a las niñas también la hacen muy feliz. Para ella, son decisiones sustentables que le brindan felicidad y no necesita optimizar.

Por otra parte, a Jason le encanta la información. Ha tenido buena suerte a la hora de aprovechar la información de sus rastreadores de *fitness* para afinar detalles por aquí y por allá que marcan la diferencia. Cada seis meses se toma muestras de no menos de ocho viales de sangre para mantenerse al día de todos sus niveles, desde vitamina D a homocisteína y apolipoproteína B. (No hay de qué preocuparse: es un hombre grande, tiene mucha sangre.) Una motivación para Jason es la bajísima longevidad entre los hombres de su familia: su padre murió de un infarto a los cuarenta y siete, un año más joven que Jason en la actualidad, y sus dos abuelos murieron también en sus cuarenta, uno de un infarto y otro de cáncer. Jason no cree que los genes sean destino y planea vivir prósperamente pasados los noventa. Como resultado, ha decidido tener un papel más activo en el monitoreo de su salud. Este historial termina con él. En la parte menos sombría, toda esta experimentación lo hace feliz. No lo estresa. Es una persona de naturaleza curiosa y experimentar lo hace sentir creativo y alegre.

Recuerda que se trata de criterio personal. A veces, querrás alcanzar ochenta por ciento, otras, un poquito más. Reflexiona y escucha las necesidades de tu cuerpo, y quién eres. Si la aplicación que mide la variabilidad de tu frecuencia cardiaca te hace sentir preocupado y estresado, *por favor, bórrala.* Si te ayuda a mantenerte motivado y lleno de energía, si te encanta revisarla por la noche, síguela usando. Para algunas personas, llegar a ese veinte por ciento extra puede implicar inscribirse a un retiro de meditación, a un club de lectura o entrenar para correr diez kilómetros. Como sabemos que hay quienes quieren hacer ese esfuerzo extra, al final de cada capítulo incluimos una sección con ideas para llegar a ese veinte por ciento extra en cada práctica. Se trata del autoconocimiento.

Los siguientes ocho capítulos en este libro van a cubrir un área de bienestar que es crucial para alcanzar tu ochenta por ciento personal. Incluimos herramientas para incluir más bienestar en tu vida que el tiempo ha puesto a prueba y que tienen respaldo científico. Nuestras sugerencias se basan en años de experiencia, de filtrar lo que funciona y lo que no. Quizá, lo más interesante y satisfactorio de lo que hemos aprendido sobre el bienestar en el curso de esta década es que todo lo que funciona —lo que de verdad funciona— son las cosas sobre las que casi todo el mundo está de acuerdo, y resulta que son los enfoques más sencillos y antiguos para vivir bien.

En el capítulo siguiente vamos a hablar de algo tan fundamental y obvio que, si tenemos suerte, lo damos por sentado todos los días: la respiración. La respiración es la base de la vida, por eso la elegimos como primera práctica. Qué tan bien respires y utilices oxígeno afecta cada célula de tu cuerpo cada minuto del día, en sentido literal. Afecta cómo duermes, cómo te mueves, cómo digieres tu comida, cómo funciona tu cerebro, cómo palpita tu corazón y todo lo demás. Y aunque nuestro cuerpo hace una labor magnífica para autorregular la respiración, cambios recientes en nuestro estilo de vida han creado un par de grietas en los cimientos. Vamos a compartir una forma increíblemente sencilla para ayudarte a sanarlos.

En el capítulo tres vamos a hablar del sueño porque la evidencia científica que respalda su importancia es fuerte e impecable: el sueño es fundacional para nuestro bienestar y a la mayoría nos supera. Es un rubro en el que a todos nos viene bien una mano. Hecho no tan curioso: si no duermes cinco días seguidos, puedes terminar en urgencias; en cambio, las consecuencias de faltar al gimnasio o dejar de comer verduras cinco días seguidos no son tan serias. Disiparemos algunas de las ideas equivocadas y más persistentes sobre el sueño —¿es verdad que hay que dormir ocho horas todas las noches?— y hablaremos con expertos sobre cómo, de hecho, el sueño reparador empieza desde la mañana.

En el capítulo cuatro nos centraremos en el que podría ser el tema de *wellness* más confuso y frustrante de todos: la comida. Hemos tenido a cientos de expertos en el pódcast para hablar sobre comida, hemos leído cientos de libros, y como resultado, entendemos a quien está muy confundido. Todos tienen una opinión polémica, y bienintencionada, sobre cuál es el problema de fondo con lo que comemos y cómo solucionarlo. Con frecuencia, la ciencia no es del todo concluyente en torno a estas ideas. Tal vez estén en lo correcto, tal vez se equivoquen. Para fines de este libro, no nos interesa lo que podría funcionar, nos interesan las certezas, lo que tiene consenso científico, porque supone el mejor rendimiento sobre tu inversión. Elegimos hacerle frente a este gorila de 140 kilos porque en este rubro más que en otro, sabemos que necesitas una voz que transmita simplicidad y calma. En este capítulo, te ayudaremos a abrirte camino en medio del ruido, ignorar los temas candentes y encontrar una forma de comer que te brinde alegría, que tenga sustento científico y que sea factible.

El capítulo cinco se trata de mover el cuerpo. No hay mayor placer que mover el cuerpo y sentir como día tras día te haces más fuerte. Sin embargo, la alegría es un aspecto del ejercicio que difícilmente se toca. Es otra área motivada por las tendencias que agobia a la gente, pero mantener la fuerza y algún elemento de movimiento es crucial para el bienestar, ahora y en el futuro lejano. Te vamos a enseñar a reformular tu postura frente al ejercicio. Cuando consideres el movimiento desde el punto de vista del bienestar, verás que sólo necesitas integrar ráfagas más cortas de movimiento en el día, encontrar actividades que sean divertidas y replantear tus ideas sobre el entrenamiento de resistencia.

En el capítulo seis vamos a hablar de la práctica milenaria de la exposición al frío y su capacidad para enseñarle al cuerpo resiliencia mediante el estrés *positivo*. Si bien la evidencia científica está en ciernes, decidimos incluir la inmersión en agua fría porque todos los días se publican estudios nuevos que confirman los beneficios de ráfagas cortas de estrés saludable (como sumergirse en agua fría) para mejorar la respuesta inmunológica y mejorar la resiliencia ante el estrés y la ansiedad. Si bien un baño frío suena horrible, puede ser una de las formas más fáciles y baratas para mejorar tu salud y felicidad, y otra razón por la que quisimos incluirlo.

En el capítulo siete abordamos una parte importante del bienestar que a veces se ignora: el medio ambiente. Aunque a veces parezca, no vivimos dentro de burbujas individuales: vivimos en el mundo. El aire, la tierra, el sol, el polen, los animales, el aumento del nivel del mar, los sucesos climáticos extremos, todo. Aunque en gran medida nos hemos separado de la naturaleza construyendo viviendas climatizadas dentro de cajas de metal y manejando en carreteras pavimentadas, evolucionamos *con* la naturaleza, no al margen de ella. Durante décadas, hemos ignorado el efecto que hemos tenido en el planeta en términos del cambio climático y las toxinas ambientales, y ahora estamos pagando el precio. Decidimos incluir este capítulo por la conexión tan íntima que tiene el tema con todas las áreas de práctica, por ejemplo, respirar por la nariz está muy bien, pero si el aire está contaminado no te va a ayudar mucho. Este capítulo analizará las estrategias para mejorar nuestra salud y felicidad poniendo énfasis en el mundo que nos rodea, entendiendo cómo nos afecta y aspirando a un futuro más regenerador.

En el capítulo ocho reflexionamos sobre el efecto que tienen los vínculos sociales en nuestras vidas. La conexión entre los seres humanos es vital para nuestra salud y felicidad, no obstante, el simple acto de tener interacciones sociales significativas siempre parece estar al final de la lista de objetivos *wellness* de todo el mundo. En este capítulo, exploramos la evidencia que sugiere que los vínculos sociales son una medicina potente, no sólo para la salud mental y emocional sino también para la salud física. Si bien hay muchos obstáculos estructurales y culturales para tener conexión real en la era digital, analizamos lo que los expertos dicen sobre cómo conectar con intención y destreza. Al final del capítulo abordamos cómo conectar con la gente y entablar relaciones satisfactorias y que contribuyan de manera inesperada a tu salud y bienestar.

El último capítulo es por mucho el más existencial: el propósito en la vida. ¿Qué es? ¿Lo tienes? Nuestra estancia en la Tierra es breve, y es importante lo que hagamos en ese periodo y saber qué nos motiva a despertar todos los días. Si despertamos o no con la sensación de que nuestra existencia tiene sentido, de que somos parte de algo trascendental y con la sensación de pertenencia, esto es sumamente importante para nuestra salud y felicidad. Aquí nos adentraremos en la ciencia cerebral más reciente que estudia cómo la espiritualidad protege contra la depresión y abordaremos los distintos caminos para tener propósito en la vida y bienestar, y cómo estos dos aspectos evolucionan en el curso de la vida. Decidimos incluir este capítulo porque el propósito es una variable muy potente en la ecuación del bienestar —a fin de cuentas, los seres humanos han estado buscando las respuestas de las preguntas más ambiciosas desde siempre— y también por lo peligrosamente cerca que estamos de olvidarlo.

Parte de nuestro propósito en mindbodygreen, y lo que nos mantiene saludables y felices como individuos, es compartir lo que hemos tenido la fortuna de aprender sobre el bienestar en el curso de los años. Creemos que todo el mundo debería tener acceso a la información —desde la milenaria hasta la más reciente— que le ayude a florecer con lo que tiene. Puede que el mundo moderno no favorezca intrínsecamente nuestra salud y felicidad, pero sí brinda una abundancia de conocimiento y descubrimiento científicos. En las siguientes páginas, vamos a abrirnos paso por el caos para ayudarte a integrar esa abundancia en tu vida, seleccionando lo mejor de lo que hemos aprendido de los máximos expertos del mundo en temas de salud y felicidad. Es hora de empezar a llevar una buena vida. ¿Así qué por dónde empezar? Como hace cualquier buen libro de bienestar: respirando profundo (por la nariz).

CAPÍTULO DOS

# Respira

No sabemos lo que tenemos hasta que lo perdemos.

Todo cliché encierra una pizca de verdad, y Colleen lo sintió justo en el pecho en cuando se quedó sin aire y se desplomó en las sucias y filosas escaleras eléctricas de la parada del metro de High Street. En el vagón, había sentido el pecho comprimido, como si alguien le hubiera ajustado con mucha fuerza un corsé. Pero, en cuanto empezó a caminar, abriéndose paso entre la multitud hacia la salida de la estación, se mareó y se quedó sin aire. No era una sensación extraña —a fin de cuentas, era corredora y con frecuencia se presionaba hasta quedarse sin aliento—, ¿pero sentirse así sólo por caminar? Nunca. La confusión del momento la llevó a buscar posibles explicaciones. Era sábado, venía de regreso de la clase de yoga matutina de Tara Stiles y en el metro se sentía el calor sofocante de mayo, así que tal vez había sido eso; aunque todos los fines de semana tomaba la misma clase de yoga y el mismo metro, incluso en agosto, cuando el calor era insoportable. Para cuando llegó a las escaleras, a la luz y el aire fresco, creyó que la había librado, pero en cambio se desmayó. Para Colleen, la experiencia fue de negación, más que de otra cosa. Llamó a su médico, porque Jason la presionó, pero desestimaba sus síntomas y los atribuía a deshidratación por el calor.

Las siguientes veinticuatro horas ella se convenció de que estaba bien con una serie de pretextos. Pero el domingo en la noche, Jason insistió en que fuera al doctor a la mañana siguiente. Cuando lo llamó desde el consultorio el lunes y le dijo que la ingresarían a urgencias de inmediato, Jason se sintió aterrado. Un mes antes, había perdido a su abuela debido al cáncer y el dolor seguía siendo reciente. Sabía que un día tus seres queridos estaban sanos y bien, y al otro, fallecían.

Cuando Colleen llegó a urgencias, los médicos le explicaron que tenía "ráfagas" de coágulos de sangre en los pulmones y que tenía suerte de estar viva. Los coágulos habían surgido de un tobillo inflamado (que ella había atribuido a una lesión en TRX) y llegaron a los pulmones, por eso la dificultad para respirar. Por suerte, lo identificaron a tiempo, le recetaron anticoagulantes y el monitoreo cercano de un grupo de buenos médicos. Pero los siguientes seis meses, se le seguía dificultando respirar, si bien los coágulos se iban disipando poco a poco, aún le causaban estragos. Jason pasó esas semanas en un estado de vigilancia extrema, cuidando que Colleen no se excediera y asegurándose de que estuviera sanando. Los doctores habían dejado muy claro que ese episodio había sido casi fatal y Jason no podía quitarse la sensación de que no había terminado. Colleen pasó esos meses agotada, con dolores de cabeza y dificultad para respirar ante el más mínimo esfuerzo. Aunque nunca querría repetir esa experiencia, sí le dejó un regalo permanente: nunca jamás dar por sentado el simple acto de respirar sin dificultades.

Hasta entonces, como la mayor parte de las personas, Colleen no había pensado mucho en el acto de respirar. A fin de cuentas, respirar es lo más fundamental y aburrido que hacemos, ¿no? Los seres humanos respiramos entre 17 mil y 30 mil veces al día.[1] Si llegas a los ochenta años, la suma total es de entre 400 y 800 millones de respiraciones en el curso de tu vida. Es una función corporal vital y singular porque podemos controlarla de manera consciente y también olvidarnos de ella para dejarla en manos del cerebro. Pero buena parte del tiempo, nos olvidamos de respirar del todo. Hasta hace poco, el sistema médico occidental casi en su totalidad había ignorado por completo los efectos de la respiración. La mayoría no se preocupa de ella para nada, hasta que de pronto la pierde o peligra gravemente.

*Alerta de spoiler*: debemos ocuparnos de ella.

## LA RESPIRACIÓN ES VIDA

Existe una razón por la que elegimos la respiración como primer punto en un libro sobre bienestar: la respiración es la base de la salud física y mental. El aire que respiramos representa nuestra conexión más íntima con el entorno, la espiritualidad y con nosotros mismos. Pese a que se trata de lo más natural del mundo, el modo en que la mayoría respiramos no contribuye a nuestra salud y felicidad en general. De hecho, algunos expertos calculan que entre cincuenta y ochenta por ciento[2] de los adultos manifiestan lo que denominan "patrones de respiración disfuncional", y si padeces ansiedad, alergias o apnea del sueño, o si roncas (sí, aunque sea un poquito), es muy probable que los responsables sean tus patrones de respiración o que estén empeorando la situación.

¿Qué significa exactamente tener patrones de respiración disfuncional? De manera breve, se refiere a respirar muy fuerte, muy rápido o sobre todo por la boca.

¿Por qué se descontrolan los patrones de respiración? Ésta es una pregunta más compleja porque la respiración es multidimensional, es decir, implica componentes bioquímicos, biomecánicos y psicofisiológicos.[3] Por ejemplo, el nivel de dióxido de carbono en tu organismo afecta el nivel de pH en la sangre, lo que controla directamente el ritmo de la respiración; qué tan bien esté participando el diafragma para ayudar a meter y sacar aire de los pulmones afecta la eficiencia de la respiración y qué tan bien el sistema nervioso regule el estado emocional afecta todo. Si se desfasa uno de estos elementos, puede provocar un patrón disfuncional. Estos patrones pueden ser efímeros, como la experiencia de Colleen con la embolia pulmonar, o pueden ser crónicos, lo que sucede a menudo cuando alguien padece un trastorno de ansiedad o apnea del sueño.

Si alguna vez has tenido un accidente automovilístico, has corrido una carrera muy intensa sobre pavimento o incluso si has peleado a golpes con alguien, entonces has experimentado los efectos adversos de la respiración deficiente en acción, aunque sea por un periodo breve. Cuando se detona la respuesta de pelea o huida o cuando sube la adrenalina por un esfuerzo, el patrón de respiración se vuelve disfuncional, temporalmente. Cuando la gente está estresada, respira más rápido. Respira más intensamente y con frecuencia, desde el pecho y por la boca. En este caso, la química sanguínea ha cambiado el patrón de respiración. Si es por periodos breves, está bien, no pasa nada. A fin de cuentas, nuestros cuerpos evolucionaron y mejoraron la respuesta de pelea o huida por un motivo: necesitábamos inhalar oxígeno extra durante un arranque para huir corriendo de leones y osos. El problema es que muchos estamos respirando más intensa y rápidamente, con la boca abierta, casi todo el día. Tal vez no sea tan evidente como cuando inhalas aire de esa manera en la meta, pero intervienen los mismos procesos. Cuando respiras rápida y profundamente —de manera sutil y crónica o evidente y temporal—, el sistema nervioso se encuentra en un estado de estrés fisiológico que activa la modalidad de pelea o huida. Si siempre respiras así, las consecuencias negativas en el organismo se asemejan mucho a lo que sucede cuando el cuerpo está expuesto a estrés crónico a largo plazo: fatiga, inflamación, desgaste cardiovascular y disfunción hormonal.

Los efectos de la respiración disfuncional crónica en el bienestar son inmensos. ¿Por qué? Es tan sencillo y complejo como esto: para funcionar, cada célula en el cuerpo necesita recibir una cantidad adecuada de oxígeno y desechar dióxido de carbono. Cualquier cosa que ponga en riesgo la capacidad de los pulmones de cumplir su función —reponer el oxígeno y expulsar el $CO_2$— tendrá un torrente de efectos en la salud y en el estado mental. La respiración disfuncional cambia la química sanguínea, y con el tiempo, puede crear deficiencias que interfieren con el funcionamiento saludable de los sistemas nervioso, cardiovascular y digestivo. Esto puede suponer que siempre tengas las manos y los pies fríos, confusión, dolores de cabeza o incluso dolor de pecho y palpitaciones cardiacas.[4] Incluso más evidente, los patrones de respiración disfuncional pueden dificultar que los glóbulos rojos liberen oxígeno a las otras células, lo cual es tan malo como suena.[5]

Un ejemplo de los efectos sigilosos e insidiosos de la respiración deficiente es cómo altera el sueño. Algunos expertos del sueño creen que el origen de la apnea del sueño y el insomnio son los patrones de respiración disfuncional. La apnea del sueño ocurre cuando la respiración se detiene e inicia, lo cual interrumpe el sueño, y el insomnio es un trastorno del sueño en el que a la gente se le dificulta dormir, dormir de corrido o volverse a dormir si se despierta. Estos trastornos son desastrosos para la salud. Los efectos a largo plazo de las disrupciones crónicas del sueño aumentan el riesgo de padecer hipertensión, cardiopatías, diabetes, cáncer y el aumento de peso. (En el próximo capítulo lo abordaremos con más detalle.) Y, en muchos casos, cómo respiramos contribuye a si nos estamos despertando o no en la madrugada. Entrevistamos a Patrick McKeown, uno de los expertos en respiración más reconocidos del mundo, y autor del libro superventas *El poder del oxígeno*, y nos explicó cómo sucede. Durante el día, se establecen los patrones de respiración. Si estás respirando por la boca muy rápido, de forma crónica, entonces se vuelve la norma. Cuando te vas a acostar, se mantiene ese patrón. Y cuando estás respirando de manera intensa y rápida mientras duermes, el cerebro reptiliano se pone nervioso. Éste ha evolucionado para despertarte si estás hiperventilando por un buen motivo: cree que estás en peligro.[6] Quizá tu cuerpo percibió que un oso entró en la cueva o tal vez tienes intoxicación alimentaria y tu cuerpo necesita purgarse. Ambas situaciones requieren que te despiertes, ¿verdad? Entonces, cuando un patrón de respiración es disfuncional, el cerebro puede interpretar esa información como señal de alarma para que despiertes y lo soluciones.[7] Si despiertas en la madrugada, seguro en la comodidad de tu cama, no tendrás idea de por qué despertaste. Por eso es imposible detectar la conexión entre el ritmo de la respiración y los trastornos del sueño fuera de un laboratorio. Como resultado, la mayoría de quien padece insomnio o apnea del sueño debido a respiración disfuncional no tiene idea de las condiciones que los provocan. Recurren al ejercicio, programas para bajar de peso o medicamentos para dormir, sin darse cuenta de que la respuesta podría ser tan sencilla como respirar.

Cada vez se está reconociendo más que cultivar patrones de respiración funcional podría ser la solución para una lista impresionante de problemas: desde regular la inflamación hasta equilibrar nuestro sistema nervioso, gestionar la ansiedad y sanar el microbioma. Hasta cierto punto, no debería sorprendernos. A fin de cuentas, gracias a la respiración celular evolucionamos para salir del fango primordial hace millones de años, así que tiene sentido que queramos priorizar su buen funcionamiento. Pero no lo hemos logrado.

¿Por qué se ha descarrilado tanto nuestra respiración? ¿Cómo evolucionamos para ser una especie que respira por la boca, que no puede dormir aunque ya no haya osos en nuestras cuevas?

Respuesta sencilla: dejamos de respirar por la nariz.

## RESPIRAR POR LA BOCA

El éxito de ventas de James Nestor, *Respira: la nueva ciencia de un arte olvidado*, ha logrado crear consciencia más que cualquier otro libro sobre la importancia de la respiración cotidiana. Como parte de su investigación para este libro, Nestor emprendió una búsqueda periodística del tesoro por todo el mundo: acudió a consultorios dentales, revisó rayos X de niños y visitó las catacumbas de París para estudiar cráneos. Lo que descubrió fue alarmante. En torno al siglo XIX, los cráneos de los seres humanos empezaron a tener un aspecto distinto a los de sus antecesores. Los cráneos modernos se caracterizan por caras más estrechas y dientes chuecos, y nuestros antepasados cazadores-recolectores tenían dientes perfectos, al punto de que los ortodoncistas de la actualidad no tendrían trabajo. Poco a poco, la mandíbula del ser humano se está haciendo más pequeña. Es natural que estos cambios anatómicos en nuestros huesos (aperturas nasales más pequeñas, dientes encimados, pérdida de hueso) también afecten las estructuras de tejido blando: vías respiratorias más angostas, arcos estrechos y en forma de V en el paladar y otros cambios en la musculatura. Las caras y los pasajes nasales más pequeños dificultan que el aire pase por la nariz, así que ahora tenemos que abrir la boca y respirar de manera más intensa y rápida para inhalar la misma cantidad de oxígeno.[8]

¿Qué explica este cambio? Para Nestor y otros expertos, la respuesta es la comida. Con la llegada de la agricultura, empezaron a cambiar los alimentos que consumimos, al principio de forma gradual y después drástica. Pasamos de masticar durante horas a apenas hacerlo. A fin de cuentas, masticar raíces para extraer el almidón exige tiempo. Pero si has visto a tus hijos desayunar, sabes que a los seres humanos les toma segundos devorar un plato de avena blanda. Más o menos a partir de principios del siglo XIX, los alimentos industrializados y ultraprocesados se volvieron la norma, así como los cambios en nuestras caras y bocas. Nestor y otros expertos atribuyen a la no masticación el cambio drástico en la función vital de respirar y el efecto que esto tiene en la estructura ósea.

Cómo llegamos hasta aquí resulta fascinante. Pero nos interesa más cómo aprovechar esta información para volver a respirar para fomentar la salud, sin importar lo pequeña que tengamos la cabeza. Uno de nuestros puntos favoritos del libro de Nestor está en el subtítulo:

*respirar es un arte olvidado*. Esto quiere decir que hace tiempo sabíamos cómo hacerlo y que, para quienes nos descarrilamos, hay un mapa para regresar. En algunas partes del mundo y en ciertas culturas, siempre se ha priorizado la respiración (es decir, los yoguis o los monjes budistas). Nestor cuenta una historia ilustrativa sobre George Catlin, cronista prolífico de la vida de los pueblos nativos de Estados Unidos a principios del siglo XIX. A lo largo de su vida, visitó a más de cincuenta tribus nativas, como los cuervo y los osage, y tomó cientos de páginas de apuntes sobre las distintas culturas y estilos de vida, incluso pintó retratos de sus sujetos de estudio. Catlin documentó lo que Nestor denomina "características físicas [casi] sobrehumanas"[9] de los pueblos nativos, tenían dientes derechos, hombros amplios y caras hermosas, y gozaban de extraordinaria salud. También reportó sobre sus creencias y prácticas firmes en torno a la respiración. Creían que "la respiración que se inhala por la boca agota la fuerza del organismo, deforma la cara y genera estrés y enfermedades".[10] Se esmeraron muchísimo por enseñarle a sus hijos a respirar bien por la nariz, e incluso minimizaron hablar y sonreír para no respirar en exceso por la boca. Al ampliar su alcance antropológico y viajar para vivir con los pueblos nativos de Sudamérica, Catlin descubrió patrones similares en torno a la respiración nasal, y él mismo se convirtió en evangelizador de la práctica, gracias a la cual superó una debilitante enfermedad respiratoria y tuvo una vida longeva.

¿Entonces cómo podemos parecernos más a George Catlin y a los pueblos nativos a los que le dedicó su vida?

Cerrando la boca.

## CIERRA LA BOCA

Hay muchas prácticas de respiración antiguas y modernas que pueden mejorar nuestra salud y felicidad ayudándonos a adoptar patrones de respiración saludables. La práctica te puede ayudar a respirar más despacio y ligero. Te puede ayudar a mejorar la capacidad pulmonar y la tolerancia al dióxido de carbono. Existe la respiración *tummo* que se utiliza en el método Wim Hof; el *pranayama* (respiración yogui); *buteyko*, la respiración de caja, la respiración resonante, las pausas básicas en la respiración; *Sudarshan Kriya*, la respiración holotrópica y la técnica del 4-7-8 de Andrew Weil. Cientos de miles de personas las practican en todo el mundo, con resultados muy eficaces. Estas técnicas les han ayudado a controlar la ansiedad, a mejorar la química sanguínea y a afinar el sistema inmune. Todas son técnicas maravillosas y estamos seguros de que por lo menos una podría cambiarte la vida.

Pero te lo diremos de frente: hemos probado casi todas las técnicas que existen y tenemos nuestras favoritas (encontrarás algunas al final de este capítulo), pero a partir de lo que hemos visto, probado y aprendido, puedes mejorar tus patrones de respiración y alcanzar ese ochenta por ciento haciendo una sola cosa: respirando por la nariz.

Esto exige que cierres la boca, por supuesto. Considérala tu pequeña contribución para bajarle el volumen en un mundo muy, muy ruidoso. De hecho, queremos que lo hagas ahora mismo. ¿Viste? Es muy fácil. Si padeces alergias o asma o sinusitis crónica, esto será revolucionario. Si tienes apnea del sueño o insomnio, debes probarlo. ¿Y la parte más bonita? Es gratuito, es sencillo y de todas formas tienes que respirar. De las prácticas para potenciar la salud que incluimos en este libro, respirar por la nariz es, por mucho, la más accesible, no hay ninguna barrera externa.

Hay tres motivos que sustentan por qué respirar por la nariz es lo más importante que puedes hacer ahora mismo para empezar a respirar mejor. Cada uno alimenta un beneficio posterior, como mejor salud respiratoria, resiliencia del sistema nervioso y equilibrio hormonal, pero lo veremos a detalle más adelante.

Primero, si no estás respirando por la nariz, te estás perdiendo de los beneficios del sistema de filtración más complejo y bien diseñado del mundo. Dentro de la cavidad sinusal hay una estructura en forma de concha, el aire que entra por la nariz tiene que recorrer un camino sinuoso antes de llegar a los pulmones.[11] Esto le da al aire el tiempo de calentarse y humidificarse. También permite a los cilios (o pelitos) en el pasaje nasal reunir todos los gérmenes y las partículas que contiene el aire que respiramos. Los pulmones funcionan de manera óptima con aire limpio y muy acondicionado. Respirar por la nariz también genera presión negativa que entra y presión positiva que sale, lo cual ayuda a tonificar el tejido suave en los pasajes nasales y la garganta, lo repliega, abriendo todavía más las vías respiratorias. Esto evita que el músculo y el tejido suave se atrofien, lo cual puede provocar apnea del sueño obstructiva.[12] Por otra parte, cuando abres la boca para inhalar, no hay filtro entre lo que entra y los pulmones, y no se crea presión negativa/positiva. Todo pasa por la garganta y la tráquea, y a diferencia del sofisticado laberinto de la cavidad nasal, aquellos son tubitos cortos. En un mundo en el que los incendios forestales, la contaminación y los virus que se transmiten en el aire se están volviendo cada vez más comunes, la nariz es la verdadera primera línea de defensa.[13]

El segundo motivo para respirar por la nariz es porque hacerlo aumenta la tolerancia al $CO_2$, lo cual a su vez incrementa la absorción de oxígeno y la resiliencia fisiológica. Todos sabemos que el oxígeno es importante, pero el héroe real e invisible de la respiración funcional es el dióxido de carbono. Y todos lo necesitamos en grandes cantidades para una respiración óptima. La química sanguínea se reduce al equilibrio. No es tan sencillo como oxígeno = bueno y $CO_2$ = malo. Nuestras células emplean el oxígeno como combustible, pero para aprovechar mejor ese combustible, necesitamos la cantidad adecuada de dióxido de carbono en el torrente sanguíneo para que ese oxígeno esté biodisponible para nuestras células. Para la mayoría, la solución no es respirar más para obtener más oxígeno, sino respirar menos y más despacio para acumular $CO_2$ en el torrente sanguíneo y de esa forma, aprovechar mejor el oxígeno.[14] Si la boca es una superautopista de oxígeno, la nariz es una carretera escénica de dos carriles. Respirar por la nariz nos desacelera de inmediato y favorece que desarrollemos tolerancia al $CO_2$, lo cual a su vez ayuda a las células y los tejidos corporales a absorber mejor el oxígeno que necesitan con desesperación.

El tercer motivo por el cual respirar por la nariz supone los mejores rendimientos es el óxido de nitrógeno. Esta molécula maravillosa es un mensajero biológico que se crea en los tejidos sinusales cuando respiramos por la nariz, mas no por la boca. El óxido de nitrógeno incrementa la vasodilatación (circulación), lo cual contribuye a la salud de músculos suaves como el corazón y las arterias, y promueve la transmisión y absorción de oxígeno en las células.[15] Es como ponerle el mejor refuerzo inmune del mundo a tu licuado de aire. Nuevos estudios demuestran que el óxido de nitrógeno podría protegernos contra las infecciones en las vías respiratorias, "desactivando virus e inhabilitando su reproducción". Incluso hay ensayos clínicos en marcha para estudiar los efectos del óxido de nitrógeno en los pacientes con covid-19.[16]

Seguramente ahora, mientras lees, estás respirando por la nariz. Compruébalo. ¿Cómo se siente? ¿Te cuesta porque estás congestionado? ¿Se siente raro porque estás acostumbrado a respirar sobre todo por la boca? ¿O es fácil? Es información útil y hay que empezar por aquí. Ponle atención a tu respiración a lo largo del día, identifica qué tan rápido respiras cuando estás descansando, a diferencia de cuando subes las escaleras. Porque lo importante es dar pasos pequeños, desafíate a terminar este capítulo sin respirar por la boca una sola vez. En las próximas secciones exploraremos ámbitos en los que mantener la boca cerrada y la nariz abierta supone beneficios tangibles. Por cierto, ¿llegaste hasta aquí respirando por la nariz? Si no es así, está bien, cierra la boca y vuelve a empezar.

## ALERGIAS, ASMA E INMUNIDAD

Muchos de los expertos con los que hemos hablado en el curso de los años han visto los cambios poderosos y profundos en su propia salud con el solo acto de respirar por la nariz. De hecho, con frecuencia por eso son practicantes e investigadores tan apasionados sobre el tema: han sentido la transformación y también quieren ayudar a los demás.

Patrick McKeown sabe qué implica respirar primordialmente por la boca. De niño, Patrick padeció asma y alergias severas que afectaron mucho más que su capacidad de practicar deportes. Debido a que la congestión de su nariz era crónica, respiraba por la boca y experimentó las consecuencias. Cuando respiramos sobre todo por la boca, la química sanguínea está desequilibrada, perdemos demasiado dióxido de carbono por los pulmones. Cuando eso sucede, disminuye el pH de la sangre y la hemoglobina, principal transportador de oxígeno, no expulsa oxígeno fácilmente. Si alguna vez has visto a alguien tener un ataque de pánico y respirar en una bolsa de papel, es la misma idea: en un ataque de pánico, una persona respira exageradamente porque lo hace muy rápido (lo que causa mareos, pánico y confusión), pero si respira en la bolsa, aumentan los niveles de dióxido de carbono, lo cual restaura el equilibrio.

De acuerdo con Patrick, el otro problema de respirar por la boca es que "dilata el pecho superior y reduce el diafragma. Entonces no recluta los principales músculos respiratorios en la misma medida, activando la respuesta de pelea o huida. Si tienes la costumbre de respirar intensa y rápidamente, esta información viaja del organismo al cerebro.[17] Para Patrick, esto implicó que su cuerpo estaba en un estado de estrés crónico, sus peores problemas eran el sueño y la cognición. Recuerda salir de la cama arrastrándose para ir a la preparatoria, porque nunca se sentía descansado. Esto alteró su concentración en la escuela, por lo que tenía que estudiar durante más tiempo y esforzarse más para compensar su falta de concentración.

Años después, tras varias cirugías fallidas de nariz y garganta, Patrick empezó a respirar por la nariz con intención. Ahora se le conoce como "el santo patrono de la respiración nasal", pero al principio, fue difícil. Cuando respiraba por la nariz sentía que se ahogaba. Luego de unos minutos tenía que abrir la boca e inhalar enormes bocanadas de aire. Pero siguió intentándolo, con tiras nasales Breathe Right para dormir, y con el tiempo, una mañana despertó y se dio cuenta de que hacía quince años que no se sentía tan bien. Por fin había dormido de corrido, y empezó a sentir calidez en los pies y las manos. La sibilancia de su asma disminuyó cerca de cincuenta por ciento en pocas semanas y pudo concentrarse como nunca había imaginado.

Respirar por la nariz todo lo posible puede ayudar a reducir padecimientos como el asma y las alergias, que sabemos están íntimamente conectadas. Muchos expertos creen que como la rinitis alérgica (es decir, alergias, en jerga médica) dificulta respirar por la nariz, el aire sin filtrar y sin climatizar que ingresa por la boca al respirar, agrava los síntomas del asma.[18] Si suena abrumador intentar respirar por la nariz cuando está tapada, recuerda que la respiración nasal engendra la respiración nasal. Cuanto más lo practiques, verás mejores resultados.

Además de atenuar padecimientos como las alergias y el asma, respirar por la boca puede mejorar el funcionamiento inmune de cualquiera. Muchas personas que respiran por la boca se enferman con frecuencia, resfriados, infecciones sinusales y otros padecimientos respiratorios.[19] Al principio del capítulo, mencionamos que la cavidad nasal es un filtro importante, pero su labor va más allá de humidificar el aire para los pulmones. Los pasajes nasales y las membranas mucosas que la recubren constituyen la mejor oportunidad para filtrar bacterias y virus del aire. A fin de cuentas, en el interior de la nariz tenemos la misma cantidad de folículos capilares que en la cabeza.[20] Estos defensores trabajan en conjunto con la mucosa, pues lanzan una reacción inmune inmediata cuando identifican bacterias o virus. En la era del virus covid-19 en constante evolución, respirar por la nariz nunca fue mejor idea.

## ALIVIAR EL ESTRÉS Y LA ANSIEDAD

En 2019, cuando Brian Mackenzie empezó a impartir un taller de respiración como parte de un programa de alivio de estrés en la cárcel estatal de San Quintín, lo primero que le dijo a los hombres que tenía enfrente fue que debían confiar en él. Les aseguró que todos podían sentirse mejor y ver efectos asombrosos si hacían lo que les recomendaba y seguían el programa: era pedirle mucho a un grupo de hombres que sobrevivían en una cárcel de máxima seguridad precisamente en virtud de la falta de confianza. La mayoría de los presos cumplían sentencias largas por haber cometido crímenes graves. Brian sabía que él y su equipo lo tenían muy difícil porque la mayoría de estos hombres vivía en un merecido estado de hipervigilancia. Sobrevivían construyendo muros dentro de los muros en los que vivían, con la respuesta de pelea o huida siempre lista.

Ese primer día y las semanas siguientes, Brian se dio cuenta de que uno de los participantes más curiosos y escépticos del grupo era un hombre llamado Rauch. Era alto y serio, y pese a su apariencia discreta, Brian se dio cuenta de que tenía el respeto del grupo. Era común que se burlara o hiciera chistes cuando Brian presentaba los ejercicios del grupo y hacía reír a todos. Pero en cada ocasión, los hacía. Durante cuatro semanas, Rauch asistió al taller e hizo los ejercicios, y cada día que pasaba se quejaba menos.

Un día, después de cuatro semanas del programa, en el patio, Rauch le dijo a Brian que quería hablar con él. Le recordó lo que Brian había dicho al principio del programa —que los cambiaría de maneras inesperadas— y le contó una anécdota. Otro preso había intentado pelear con Rauch en el patio. Rauch sabía que podía matarlo o por lo menos darle una paliza y lo normal era que lo hubiera hecho. Pero en esta ocasión hizo una pausa. Hizo lo que Brian le pidió y después sonrió porque sabía que no necesitaba tocar al tipo. Por primera vez en su vida, Rauch evitó una pelea.

¿Qué hizo?

Cerró la boca y respiró. Y lo volvió a hacer, otra vez.

Al respirar despacio por la nariz detonó la liberación de óxido de nitrógeno y aumentó la disponibilidad de oxígeno en zonas clave del cerebro. En el curso de segundos, pudo interrumpir el incremento normal de su respuesta de pelea o huida e incluir su córtex prefrontal (la parte del cerebro responsable de anteponer la razón a las emociones).

En el curso de las siguientes semanas, Rauch siguió reportando ejemplos maravillosos de autocontrol y buena toma de decisiones, para la sorpresa de Brian y la suya. Se trataba de un resultado asombroso, teniendo en cuenta que el programa de Brian Mackenzie no era gestión de la ira ni terapia grupal. Se trataba sencillamente de dominar el sistema nervioso aprovechando el poder de la respiración nasal.

Mackenzie llevaba más de diez años practicando, enseñando e investigando la práctica de la respiración antes de poner un pie en San Quintín. Como uno de los expertos líderes en cómo emplear la respiración para optimizar la salud y el rendimiento, entrena a atletas olímpicos, altos ejecutivos y miembros élite de las fuerzas armadas. También es el primero en decirte que no vas a eliminar el estrés de tu vida y controlar tu ansiedad cambiando el mundo que te rodea. Rauch no iba a salir de la cárcel en poco tiempo y San Quintín no iba a ser un lugar más amable y tranquilo, sin importar lo que él hiciera. Lo único que podía hacer era aprender a gestionar lo que enfrentaba. No importa si eres el vocalista de una banda famosa, tres veces medallista de oro o una persona promedio, el estrés es inevitable. Mackenzie procura ayudar a sus clientes a entender que no van a eliminar el estrés de sus vidas, pero pueden utilizar su respiración para cambiar su respuesta fisiológica frente a él. Está convencido de que con el simple acto de respirar por la nariz y utilizar ciertas técnicas para tranquilizarse en momentos de mucho estrés, todos pueden aprender a controlar mejor su fisiología.

Los trastornos de ansiedad —entre ellos el trastorno de ansiedad generalizada, trastorno de pánico, trastorno obsesivo compulsivo, trastorno por estrés postraumático y fobias— afectan a millones de adultos en Estados Unidos, sin embargo, sólo 36.9 por ciento de esas personas recibe tratamiento.[21] Más de veinticinco por ciento de los niños en Estados Unidos padecen un trastorno de ansiedad, que se vincula con mayor incidencia de padecer depresión, trastornos alimenticios y trastorno por déficit de atención con hiperactividad (TDAH).[22] Y estas cifras no incluyen a las cientos de millones de personas que viven su día a día con niveles altos de estrés crónico que amenaza su salud y felicidad. La terapia y los medicamentos con receta médica para tratar la ansiedad y el estrés no siempre son efectivos ni accesibles, respirar es ambas cosas.

Cuando entiendes cómo funciona el sistema nervioso y el efecto positivo de la respiración en ese sistema, puedes cambiar cómo reaccionas frente al estrés. Ya hablamos de cómo la respiración influye en el mecanismo de pelea o huida, también conocido como la rama simpática del sistema nervioso, pero la respiración también influye en la rama parasimpática del sistema nervioso, conocida como "descanso y digestión".[23] Respirar rápido por la boca puede alterar el sistema nervioso simpático, intensificando o incluso causando la ansiedad. La doctora Elissa Epel, psicóloga y profesora en la Universidad de California San Francisco, afirma: "el ritmo y la profundidad con los que respiramos son factores decisivos de nuestro estado mental".[24] Si aprendemos a respirar por la nariz de manera consistente, podemos enseñarle al cuerpo a involucrar mejor el sistema nervioso parasimpático (descanso y digestión). Cuando experimentamos un suceso estresante, ese camino de "descanso y digestión" es más accesible y encontramos mayor resiliencia. Podemos abrirnos paso por nuestra respuesta frente al estrés de manera más rápida y natural, tomar mejores decisiones y lidiar con aquél. Quizás esto implique retirarnos de una pelea o esperar veinticuatro horas antes de enviar un correo que escribimos estando enojados o salir a caminar después de un día difícil en vez de irnos a un bar.

Si te encuentras respirando más rápida e intensamente en una situación estresante o si estás a punto de tener un ataque de pánico, lo primero y lo mejor que puedes hacer es respirar por la nariz. Quizá no resuelva todo, pero ayuda. Cuando estés en plena crisis, puede ser difícil pensar con claridad —a todos nos ha pasado—, pero descubrimos que lo que siempre podemos recordar es esto: cierra la boca.

## MEJORA TU ESTADO FÍSICO

Si alguna vez has asistido a una clase de ejercicio aeróbico —*spinning*, cardio, kickboxing, seguro te han dicho que exhales por la boca. (Seguimos sin entender la lógica de este consejo.) ¿Qué pasaría si no lo hicieras? Tanto Patrick McKeown como Brian Mackenzie recomiendan a sus clientes respirar por la nariz incluso cuando hacen ejercicio, sobre todo porque cuando respiras por la nariz, absorbes mejor óxido de nitrógeno y oxígeno.[25]

¿Entonces por qué cuando haces ejercicio con la boca cerrada al principio cuesta trabajo? La nariz es una cavidad físicamente más pequeña por la que pasan el oxígeno y el $CO_2$. Mientras que el dióxido de carbono se produce con mayor rapidez en los músculos, su conducto de salida es pequeño. A medida que se acumula el $CO_2$ en el organismo sentirás la necesidad de respirar y jadear, y esto quizá sea incómodo. Pero resiste todo lo posible, los vasos sanguíneos se empezarán a dilatar y el alto contenido de óxido de nitrógeno en el sistema te ayudará a absorber el oxígeno que se está repartiendo en los tejidos.[26] Si te sigues ejercitando así durante un par de semanas más, verás que disminuye “el hambre de aire” y el cuerpo tendrá mayor tolerancia al $CO_2$. Se te dificultará menos respirar durante la actividad física y le sacarás más provecho a tus entrenamientos.

En 2018, un estudio que realizó el doctor George Dallam, científico del deporte de la Universidad Estatal de Colorado, se dispuso a demostrar que la respiración nasal durante el ejercicio puede mejorar el rendimiento. En este pequeño pero iluminador estudio, Dallam reunió a diez atletas y les pidió respirar por la nariz durante sus entrenamientos los siguientes seis meses. Midió su rendimiento al principio del estudio (cuando no estaban respirando por la nariz de forma exclusiva) y de nuevo después de seis meses de practicar la respiración nasal. El estudio descubrió que los atletas conservaron cien por ciento de su velocidad e intensidad estándar incluso mientras respiraban exclusivamente por la nariz. Pero lo emocionante es que tenían veintidós por ciento menos ventilación, en palabras llanas, veintidós por ciento menos dificultad para respirar. Este estudio presenta un dato sólido para respaldar la teoría de McKeown y otros: que todos debemos entrenar con la boca cerrada porque así ahorramos energía. La respiración implica un costo energético que bien podrías dirigir a otra parte. Empleas entre dos y tres por ciento del consumo de oxígeno para sostener los músculos respiratorios cuando estás sentado en tu escritorio. Si estás caminando, entre cinco y seis por ciento, y si estás haciendo ejercicio de alta intensidad, entre catorce y quince. Brian Mackenzie trabaja con atletas profesionales cuyos gastos energéticos registra meticulosamente. A nivel profesional un par de segundos de gasolina extra en el tanque puede suponer la diferencia entre ganar o no. Incluso si no eres atleta de elite, la energía que obtienes cuando respiras por la nariz durante tu caminata matutina podría ser suficiente para motivarte y caminar otros cinco minutos, y otros cinco. No importa el tipo de movimiento que estés haciendo, la respiración nasal también te ayudará a sentirte mejor porque aumenta el flujo sanguíneo al cerebro y otros tejidos.[27]

## EN DEFENSA DEL EQUILIBRIO HORMONAL

Muchas mujeres saben que la perimenopausia y la menopausia pueden causar insomnio, bochornos, fatiga y dolores de cabeza. Sin embargo, de acuerdo con Patrick McKeown, muchas personas no saben que los cambios hormonales que conlleva la edad también pueden implicar cambios en los patrones respiratorios.[28]

Antes de que la doctora e investigadora médica Tanya Bentley cofundara la Fundación para la Salud y el Rendimiento con Brian Mackenzie, era una profesional y mamá que intentaba hacerlo todo. Estaba en sus cuarenta, era una investigadora médica consumada que trabajaba para una consultoría de investigación de servicios médicos privados en Beverly Hills, California. Le encantaba su trabajo, tenía una familia, dos hijos sanos e incluso había logrado negociar trabajar desde su casa dos días a la semana, lo cual en 2010 era un éxito rotundo. En general, se sentía muy bien, con la excepción del estrés que le generaba hacer malabares entre su familia y su demandante trabajo, así que cuando empezó a tener bochornos, casi no los sintió. Cuando empezó a tener muchos más, así como sudoraciones nocturnas, se dio cuenta de que estaba experimentando la perimenopausia. Tenía bochornos un par de veces por semana y, aunque eran muy leves comparados con los de otras mujeres, a veces sentía que estaba "a punto de estallar por el calor".[29] Algunas noches despertaba con la piyama y las sábanas empapadas. Tanya pensó que era una situación normal que tenía que superar, así que siguió con su vida.

Mientras tanto, tomó una clase de CrossFit que incorporaba prácticas de respiración. En la primera clase se quedó intrigada, así decidió regresar. Para la tercera clase de superventilación (respiración rápida), aguantar la respiración y respiración de relajación profunda, estaba enganchada. Empezó a practicar algunas de las técnicas que aprendió en clase los dos días a la semana que trabajaba desde casa. Los niños estaban en la escuela, así que podía tumbarse en su esponjoso tapete azul para respirar. Incluso ahora, Tanya se emociona al hablar de esas sencillas sesiones de respiración: la invadía una sensación peculiar de paz y se conmovía a tal grado que en ocasiones lloraba; agradecía que no hubiera nadie que la viera llorando en el piso sólo por respirar. Tanya pudo habérselo atribuido a los efectos saludables de haberse hecho tiempo para ella, pero al cabo de pocas semanas, se percató de beneficios más persistentes. Se sentía menos estresada, tenía más energía y durante sus carreras grupales de repente comenzó a correr al ritmo de personas que antes la pasaban volando. Un beneficio sorprendente fue el efecto en sus síntomas de perimenopausia, a unas semanas de haber emprendido el viaje de respiración, sintió que entró una brisa fresca por la ventana de su oficina y le dio escalofrío. Hubo algo en ese brusco cambio de temperatura que le recordó que no había tenido un solo bochorno ni sudoración nocturna en más de una semana. Lo único que había cambiado en su vida había sido la práctica de la respiración, así que recuerda haber pensado: "Guau, ¿en serio?". Los dos síntomas desaparecieron y ya no tenía que modificar su vida a raíz de ellos, abriendo ventanas o durmiendo sobre una toalla todas las noches.

Para cuando Tanya conoció a Brian cerca de un año después, ya se había dado cuenta de la capacidad sanadora única de la respiración y estaba lista para dedicar su carrera en la investigación a la ciencia de esta práctica poderosa. Años después de renunciar a su trabajo y crear la fundación con Brian, a Tanya ya no le sorprende lo que experimentó. Es la primera en reconocer que la investigación se encuentra en una primera fase cuando se trata del efecto de la respiración en los cambios hormonales, el estrés y el bienestar general, y éste es uno de los motivos por los que Tanya y Brian quisieron constituir una fundación de investigación dedicada a ello. Por mucho que se encuentre en una fase inicial, la promesa de esta línea de investigación es clara: en algunos estudios de casos individuales que Tania ha realizado, ha visto el potencial de la práctica de la respiración para ayudar a mujeres en distintos ámbitos. En un caso, una mujer que padecía sudoraciones nocturnas severas (entre cuatro y cinco por noche) reportó que desaparecieron gracias a los ejercicios de respiración. Otra mujer que llevaba décadas padeciendo migrañas, pudo reducir el estrés y acabar con ellas practicando diez minutos de respiración intencional al día.[30]

¿Cómo sucedió? ¿Cuál es la relación entre las hormonas y la respiración?

Según Tanya, sus niveles de estrés en esa época son clave para entender cómo la respiración pudo haber ayudado a aliviar sus bochornos y sudoraciones nocturnas. "No sabemos cuál es el mecanismo de acción *per se* para entender cómo las prácticas de respiración reducen los síntomas vasomotores de la perimenopausia/menopausia, pero es muy probable que esté vinculado con el equilibrio de nuestro sistema nervioso simpático y parasimpático, por lo que está íntimamente relacionado con el estrés y la respuesta frente al estrés.[31] El alivio y la desaceleración del sistema nervioso cuando empezó a hacer ejercicios de respiración comprueba esta teoría, pues el primer efecto y el más notorio fue la reducción del estrés.

Patrick McKeown tiene otra interpretación similar de cómo la práctica de la respiración puede cambiar lo que sucede con las hormonas en el nivel de la química sanguínea. Señala que si bien desconocemos mucho, sí sabemos que los hombres y las mujeres respiran distinto y todo se reduce a las hormonas sexuales. Durante el ciclo menstrual de una mujer, y durante su vida, fluctúan los niveles de estrógeno y progesterona, igual que la respiración.[32] ¿Por qué? La progesterona es un estimulante respiratorio que de manera inconscientemente acelera el ritmo de la respiración, esto quiere decir que el pecho participa más, lo cual causa que disminuyan los niveles de dióxido de carbono, a veces hasta veinticinco por ciento.[33] La reducción en la absorción de oxígeno afecta la circulación sanguínea (¿siempre tienes las manos y los pies fríos?) y las percepciones de dolor, y puede exacerbar el pánico, la fatiga y la ansiedad. Resulta interesante que todos estos sean síntomas de síndrome premenstrual, trastorno disfórico premenstrual y perimenopausia.

Vamos a dejarlo claro: no se ha investigado lo suficiente la relación entre las fluctuaciones hormonales y los patrones respiratorios disfuncionales y cómo influyen en esta variedad de síntomas que alteran la vida cotidiana. Lo interesante es que la mayoría de la investigación sobre la respiración (y sobre casi todo) se ha realizado con hombres, no con mujeres. ¿Por qué? En parte porque los cambios hormonales en los ciclos mensuales de las mujeres "complicarían el análisis". Entre 1977 y 1993, la Administración de Alimentos y Medicamentos (FDA, por sus siglás en inglés) excluyó a las mujeres en la premenopausia de *todos* sus ensayos clínicos por este motivo.[34] La investigación que se ha realizado y está en curso indica que la respiración puede ser el origen de los problemas de salud que padecen muchas mujeres y parte de la solución para mujeres como Tanya. Por ahora, sabemos que la progesterona es un estimulante respiratorio y sabemos que la hiperventilación puede ocasionar una serie de efectos adversos como exacerbar el estrés. Si padeces síntomas de perimenopausia agudos, el primer paso es, desde luego, acudir a tu médico. Todos somos diferentes, de modo que las soluciones también lo serán. Pero dado lo que sabemos sobre el poder de la respiración, respirar por la nariz es una práctica completamente segura y fácil para mejorar tu salud y bienestar. Si tiene el beneficio adicional de reducir las sudoraciones nocturnas, creemos que es una ganancia.

Para quienes leyeron por encima los datos científicos (no pasa nada), queremos dejarlo bien claro. Si sólo leen una oración en este capítulo, que sea ésta:

Respiren por la nariz.

## INTEGRACIÓN: LA RESPIRACIÓN NASAL Y TU VIDA

Cuando mudamos mindbodygreen de nuestro departamento a una oficina de verdad, nos interesaba mucho que el espacio fomentara la salud y el bienestar de nuestros empleados. Con mucho entusiasmo y de acuerdo con nuestra imagen, construimos una sala de meditación en un espacio en donde antes había una fotocopiadora. Con ayuda de nuestro consultor de feng shui, redecoramos con un hermoso tapete tejido a mano, cojines cómodos y una enorme lámpara de sal del Himalaya. Pese a nuestros mejores esfuerzos, es posible que el espacio estuviera muchísimo más transitado cuando estaba la fotocopiadora. Para nuestros empleados era muy difícil hacer una pausa lo suficientemente larga como para meditar. En retrospectiva, es inevitable reírnos de nuestras buenas intenciones e inexperiencia. Cuando empezamos no entendíamos muchas cosas sobre cómo funcionan los hábitos y los cambios en la vida real. Éramos muy ambiciosos y poco prácticos, y esto le pasa a la mayoría cuando intenta adoptar un cambio saludable. Ahora sabemos que los cambios pequeños integrados estratégicamente en la cotidianidad nos ayudan a cumplir nuestros objetivos mucho más rápido que un cambio grande, ostentoso, poco práctico, con mayúsculas.

Respirar por la nariz es el cambio más sencillo que puedes hacer ahora mismo para empezar a sentirte bien. Incluso más importante, es vital para prepararte para tener éxito en los capítulos siguientes y ayudarte a alcanzar ochenta por ciento de tu bienestar máximo. Además, para mejorar los patrones respiratorios, no necesitas una sesión de respiración de veinte minutos ni un cuarto de meditación. De hecho, ni siquiera es necesario considerar la práctica de la respiración como algo que tienes que "agregar", para nada. No exige nada de tiempo. Es algo que ya haces todos los días, sin importar lo demás. Es como elegir ponerte los pantalones antes que la camisa y no al revés. De cualquier manera, te vas a vestir. Lo único que estás haciendo al incorporar la respiración nasal y las técnicas de respiración lenta es modificar cómo respiras. Cuando hagas el cambio y te comprometas, entonces respirarás por la nariz de modo automático, lo harás sin pensarlo. Para llegar a ese punto óptimo, estos son algunos trucos y recomendaciones para incrementar la cantidad de tiempo que respiras por la nariz y lo integres a tu día:

- Empieza encontrando momentos en los que sea fácil respirar por la nariz. Identifica tres actividades que haces todos los días. Después, mientras lavas los trastes, revisas tu correo, preparas el desayuno o manejas, haz un esfuerzo consciente por respirar por la nariz.
- Si te está costando recordar respirar por la nariz, prueba poner un recordatorio en tu teléfono que se active un par de veces al día.
- ¿Necesitas escuchar mejor a alguna persona en tu entorno? ¿A tus hijos? ¿Tus empleados? ¿Tu pareja? La capacidad de escuchar con conciencia plena no es frecuente en este mundo, y a todos nos vendría bien trabajar en ella. Ésta es una oportunidad para hacer las dos cosas. Esfuérzate por escuchar más y hablar menos. (Y, por supuesto, cuando no hables, respira por la nariz.)
- Cuando hayas dominado respirar por la nariz durante el día, es hora de intentarlo por la noche. Si roncas o despiertas con la boca seca o con congestión nasal, quizá necesites ayuda. Te sugerimos taparte la boca con cinta.[35] Te parecerá una locura, pero es muy sencillo: coloca cinta suave en posición horizontal en los labios. Es un método muy práctico para quienes respiran por la boca constantemente porque asegura entre siete y ocho horas sólidas de respiración nasal, sin mucho esfuerzo. Como ya hemos visto, cuanto más respires por la nariz, habrá

mayor tonificación de los tejidos suaves e incremento de la tolerancia al $CO_2$. Considéralo un entrenamiento pasivo para respirar como la naturaleza manda.

## ÚLTIMAS IDEAS

Si tus patrones respiratorios son saludables, será más fácil ajustar lo demás. ¿Por qué? Porque todo está conectado. Lo llamamos la Constelación del Bienestar, en donde cada punto de luz (respiración, sueño, nutrición, movimiento, resiliencia, medio ambiente, relaciones, propósito en la vida) es clave para tener un hermoso panorama completo. En el siguiente capítulo, nos adentraremos en el sueño y hablaremos de cómo se relaciona con cómo respiramos, comemos, nos movemos, conectamos y vivimos.

## VEINTE POR CIENTO EXTRA

Mencionamos que hay muchas prácticas y técnicas de respiración. Cada vez se vuelven más asequibles, pero de todas formas, a algunos les parecen intimidantes. A todos les pedimos que empiecen con la respiración nasal, para quienes quieren intentar dar ese veinte por ciento extra, estas son algunas prácticas respiratorias que recomendamos.

### LA RESPIRACIÓN 4-7-8

También se le conoce como respiración relajante, tomamos prestado este ejercicio del doctor Andrew Meil. Es muy bueno cuando estás particularmente tenso. Te ayudará a desacelerar el ritmo cardiaco, relajar el sistema nervioso y crear espacio entre las inhalaciones y las exhalaciones. El procedimiento es el siguiente:

- Saca todo el aire de los pulmones, inhala cuatro segundos, sostén la respiración siete segundos y después exhala por la boca ocho segundos. Repite esta secuencia cuatro veces.

## LA RESPIRACIÓN 4-4-4-4

A esta técnica se le conoce como respiración de caja y se le suele atribuir a los *Navy SEAL*. Se trata de un estímulo para el rendimiento y la energía que te aclarará la mente y reducirá el estrés. Es buena para cuando sientas un bajón en la tarde o antes de una llamada o reunión importante.

- Saca todo el aire de los pulmones. Sin aire, sostén contando hasta cuatro, inhala cuatro segundos, sostén la inhalación cuatro segundos y exhala por la nariz cuatro segundos. Repite esta secuencia durante cinco minutos para sentir los efectos.

## RESPIRACIÓN COHERENTE

A veces se le llama respiración 5-5, esta técnica nos ayuda mucho a disminuir la velocidad de nuestra respiración. Contribuirá a encontrar la calma durante el día.

- Respira normal unos minutos y después, durante un minuto, inhala cuatro segundos y exhala cuatro segundos.
- Repite inhalando cinco segundos y exhalando cinco segundos otro minuto.
- Puedes seguir repitiendo y expandiendo llegando a seis segundos, y luego siete, hasta llegar a diez mientras fortaleces tu tolerancia al $CO_2$.

## LA RESPIRACIÓN MÁS FÁCIL

- Inhala contando hasta dos y exhala contando hasta cuatro. Hazlo las veces que sea necesario.

CAPÍTULO TRES

# El sueño: un signo vital

Colleen está familiarizada con el insomnio. Empezó a padecerlo desde pequeña. Recuerda no haber podido dormir la noche antes de correr su primer maratón con su mejor amiga de la infancia. Habían manejado un par de horas para llegar al norte de Sacramento para la carrera y tenían planeado pasar la noche en un hotel porque la carrera empezaba a las 7:00 a.m. La amiga de Colleen se quedó dormida muy rápido, pero ella no podía. Terminó bajando al *lobby* del hotel para conseguir Tylenol PM, lo que le pareció una buena idea en el momento y sí le ayudó a dormir. Tuvo que compensar el adormecimiento con varias tazas de café en la mañana. Por suerte, a los veintiún años, su cuerpo se tomó esa mala decisión con filosofía y terminó su primer maratón más rápido de lo que esperaba, después de tres horas con cuarenta y cinco minutos.

Un par de años después, la ansiedad nocturna regresó en serio, durante su primer trabajo de verdad. Colleen tenía su proyecto final en su programa de entrenamiento rotativo, en el que un alto ejecutivo te interroga durante treinta minutos. El proyecto determinaba su puesto y en dónde empezaría su carrera. Las noches que precedieron a la presentación, se fue poniendo más ansiosa. ¿Acaso el proyecto final y el puesto eran importantes? Por supuesto, pero en su mente, el efecto que éstos tendrían en su carrera se salió de control. En ese entonces, Colleen no tenía terapeuta ni psiquiatra que le recomendaran soluciones para el insomnio. Luego de cuatro noches de muchos

Tylenol PM y de no poder dormir, fue a urgencias y enseguida le recetaron Xanax. No le mencionaron otras alternativas para controlar sus pensamientos, ansiedad y sueño, tampoco que su ingesta excesiva de cafeína perjudicaba su sueño. Aún peor, no sentía que podía hablar de esto con sus colegas, aunque se trataba de personas empáticas. Por desgracia, en 2002 las conversaciones en torno a la salud mental en el trabajo seguían siendo tabú y podían terminar con tu carrera. Naturalmente, el secretismo empeoraba su situación. En última instancia, pudo terminar su presentación pero comenzó una batalla de toda la vida.

Las dificultades que ha tenido Colleen para dormir son frecuentes. Algunas personas tienen episodios de insomnio o batallan con el sueño por temporadas en el curso de sus vidas. Con frecuencia, salimos del paso y hacemos nuestro mejor esfuerzo, para remediar el daño en el corto plazo, pero sin saber realmente cómo solucionar el problema. Pero incluso quienes padecen en menor medida por la falta de sueño sufren efectos adversos en su bienestar. A veces, identificando las catástrofes evidentes de casos extremos podemos ver los daños ocultos en el día a día. Aquí es donde aparece Shelby Harris, doctora en psicología y terapeuta cognitiva-conductual especializada en la gestión del estrés.

Harris es psicóloga conductual y especialista en el sueño. Atiende a pacientes cuyas pesadillas les estropean el sueño porque los despiertan y porque, de entrada, temen quedarse dormidos. Si bien la mayoría tenemos pesadillas de vez en cuando, cuando pensamos en personas que son acechadas con regularidad por sus sueños, nos imaginamos a niños o a individuos que padecen trastorno por estrés postraumático. No solemos pensar en personas como Jamie, de treinta y ocho años, ama de casa y mamá de unos alegres gemelos de tres años. Antes de acudir con Harris, todas las noches durante semanas a Jamie la acechaban pesadillas que, a veces, la despertaban dos o tres veces en la madrugada. No tenía traumas y los sueños nunca eran los mismos.

A veces eran realistas, como cuando soñó que estaba afuera de un edificio en llamas y su familia atrapada dentro, fuera de su alcance. Otras veces eran más surrealistas y aterradores, como cuando la perseguía un corazón flotante a toda velocidad y no podía correr porque tenía los pies atorados en el piso. Sin importar el tipo de pesadilla, cuando despertaba siempre era igual: Jamie se encontraba al lado de su esposo dormido, jadeando, llorando y temiendo volverse a dormir.

Luego de unos meses, las pesadillas de Jamie se agravaron por insomnio agudo y dolorosos brotes de fibromialgia durante el día. A la hora del almuerzo se quedaba sin energía, y tenía que beber sin parar litros de café para llegar a las doce y media del día, cuando podía colapsar en el sillón mientras sus gemelos dormían. Con el tiempo, la fatiga y el dolor de Jamie llegaron a un punto culminante. Había días en los que tenía que llamar a su suegra para que cuidara a los niños porque no se podía parar de la cama. Para cuando la refirieron a Harris, entonces directora del Programa de Medicina Conductual para el Sueño del Centro Médico Montefiore, Jamie padecía una depresión avanzada.

Por suerte, Jamie recibió la ayuda que necesitaba. En vez de iniciar psicoterapia intensiva como le había recomendado su médico general, Harris empezó a trabajar con ella en terapia de ensayo de imágenes para llegar a la raíz del problema. En el curso de seis sesiones, Jamie reescribía las pesadillas que había tenido la noche anterior. Visualizaba cambiar el sueño sin analizar la pesadilla inicial. El objetivo de este tipo de terapia cognitiva conductual, que tiene respaldo científico, es disminuir la intensidad y la frecuencia de las pesadillas, y se ha demostrado que contribuye a dormir mejor.[1] Para Jamie, la terapia de ensayo de imágenes funcionó enseguida, empezó a tener menos pesadillas y cuando las tenía, se estresaba menos, porque sabía que podía reescribirlas y recuperar el control. A medida que sus pesadillas se diluyeron, el sueño de Jamie mejoró drásticamente. Cuando eso cambió, todo lo demás también. Mejoró su tolerancia al dolor, así que la fibromialgia interfería menos en su vida. Mejoraron sus niveles de energía, así que podía llevar a sus hijos al parque y a la tienda. Se trataba de pequeñas cosas que se había perdido y que le hacía sentir muy mal no poder hacer porque estaba agotada. Por primera vez en semanas, se sentía mejor y estaba durmiendo bien, Jamie no podía creer lo mucho que su vida había cambiado, no sólo en términos de lo que podía hacer, sino de cómo podía hacerlo: con alegría, energía y gratitud por lo mucho que su cuerpo era capaz de sanar a la primera oportunidad.

De acuerdo con Harris, el caso de Jamie era serio, mas no inusual. El sueño suele ser el eje de la salud y la felicidad. Cuando lo perdemos, lo demás se derrumba. No importa si la causa es el insomnio, la ansiedad, el estrés, la apnea del sueño o las pesadillas crónicas, el sueño inadecuado tiene una serie de efectos adversos en nuestro bienestar al grado de que a veces se dificulta determinar qué fue primero, el humo o el fuego. ¿El insomnio o la depresión? Los especialistas del sueño señalan que, con frecuencia, la gente subestima el efecto abismal que tiene el sueño en otros padecimientos. Si alguien entra a un consultorio y se queja de padecer depresión e insomnio, es probable que el médico le diga que cuando traten la depresión, dormirán mejor, pero muchos expertos con los que hemos hablado dicen que a veces es más sabio y efectivo tratar la falta de sueño primero, o por lo menos al mismo tiempo. Para Harris: "Lo que indican los estudios, lo que veo con mis pacientes, es que cuando pueden dormir mejor, se concentran más en terapia y pueden hacer más cosas en su vida que les hacen sentir bien. ¿Y adivina qué? Tienen mejores resultados".[2] Para ella, es lo mismo con otros padecimientos como la fibromialgia, el dolor crónico, los tratamientos para el cáncer y la ansiedad. Si no estás durmiendo bien, es probable que afecte otros aspectos, que ocasione aumento de peso, incapacidad para concentrarte o que empeore una enfermedad crónica. En pocas palabras: cuando las personas duermen mejor, cada aspecto de su vida mejora.

## EL NUEVO SIGNO VITAL

En el ámbito de la salud y el *wellness*, los médicos y los profesionales de la salud podrán discrepar en muchas cosas, pero todos coinciden en la importancia del sueño. Y si bien es posible subsistir más tiempo sin dormir que sin respirar, el sueño es igual de fundamental para el bienestar. Afecta cada aspecto de nuestras vidas y nuestro mundo. Coincidimos absolutamente con los expertos que argumentan que el sueño es igual de importante que la nutrición, el ejercicio y la conciencia plena o el *mindfulness*. No obstante, los Centros para el Control y la Prevención de Enfermedades indican que más de un tercio de los estadunidenses no duermen lo necesario.[3] Las consecuencias de esta falta crónica de sueño son devastadoras: sobrepeso, enfermedades, inflamación y desequilibrio. Con el tiempo, privar al cuerpo del sueño que requiere es igual de nocivo que conducir en estado de ebriedad, comer en exceso o no ejercitarse, y las consecuencias son mucho más graves que tener sueño al día siguiente. Por mucho que queramos creer en los superpoderes del entrenamiento de resistencia, las verduras y la meditación, nada de eso compensa no dormir.

En el curso de los años, después de investigar a detalle este tema, hemos aprendido que, a largo plazo, la falta de sueño puede ser un factor de riesgo para desarrollar diabetes, obesidad, cardiopatías y accidentes cerebrovasculares.[4] Puede contribuir a tener altibajos anímicos, dolores de cabeza, disfunción sexual y déficit de rendimiento en el trabajo y la escuela. Disminuye la calidad de vida, así como la concentración y la memoria. La falta de sueño se asocia también con la disminución general de la salud de la población y, por ende, con el aumento del uso del sistema de salud público y un desgaste mayor de los profesionales médicos.

Además, impide sentirse bien. Sobrevives día con día, no prosperas.

Si tienes la fortuna de no estar familiarizado con esta sensación, te sugerimos que te ofrezcas a cuidar a un grupo de niños menores de cinco años por algunas noches. Vivirás la experiencia completa. A uno de nuestros especialistas del sueño favoritos, el doctor Michael Breus —alias, el Doctor del Sueño— le gusta decir que el sueño debería considerarse el nuevo signo vital. ¿Por qué? Porque es una función fundamental del sistema nervioso y una necesidad de supervivencia básica para la mayoría de los animales, en definitiva, para los humanos. Al igual que el ritmo de la respiración o el pulso, si el sueño está desfasado, están en juego funciones corporales vitales, lo que propiciará una constelación de síntomas.

¿Alguna vez has pensado por qué pasamos tanto tiempo durmiendo? A fin de cuentas, se trata de una tercera parte de nuestras vidas si dormimos las merecidas siete horas diarias. ¿Qué sucede mientras babeamos en la almohada? Resulta que muchos procesos biológicos importantes. Cuando estamos en los brazos de Morfeo, el organismo se dedica a reparar el desgaste en el ADN, las células, los tejidos y los órganos. Retirando toxinas, regulando el metabolismo y restaurando energía. El organismo aumenta los músculos y consolida los recuerdos. Regula la glucosa, el colesterol y restaura la homeostasis. Y mucho más. Así que si en un arrebato de productividad resientes el tiempo que le tienes que dedicar a dormir, recuerda que el organismo no está perdiendo el tiempo en el mundo de los sueños, sino haciendo el trabajo duro para reparar y restaurar. Con esto en mente, es fácil entender por qué, con el tiempo, la falta de esas preciadas horas de sueño causa estragos en la salud.[5]

Aunque no padezcas de falta de sueño crónico (como un tercio de los estadunidenses), sí hay algunas cosas que podrías hacer para dormir mejor. Vivimos en un mundo repleto de pantallas, luces eléctricas y estrés, suficiente para desestabilizar incluso al más dormilón. Y la mayoría de las veces, el sueño es lo último que priorizamos en nuestras interminables listas de pendientes. Con frecuencia queremos compensar la falta de sueño el fin de semana (ochenta por ciento de los adultos del mundo lo hacen)[6] o aguantarnos y atiborrarnos de cafeína. Después, para relajarnos antes de acostarnos, tomamos un par de copas de vino, lo que altera muchísimo la calidad del sueño (más adelante, hablaremos más sobre el tema). Incluso cuando logramos irnos a dormir, parece que siempre hay algún obstáculo: una entrega inminente, un correo urgente que debemos responder, un niño que necesita atención. Y aunque sabemos que no debemos, agarramos el teléfono y nos ponemos a escrolear hasta que amanece.

Los altibajos son parte de la vida, y como resultado, a la mayoría se nos ha dificultado dormir en algún punto. Las alteraciones del sueño suelen presentarse durante transiciones vitales importantes como la paternidad, una mudanza o un cambio de trabajo, y la pérdida de un ser querido. También pueden surgir de la nada y sorprendernos cuando experimentamos cambios hormonales normales. En el curso de sus vidas, las mujeres libran una lucha constante con sus hormonas, sus organismos intentan recalibrarse constantemente. Cuando se suscita un cambio hormonal clave —embarazo, perimenopausia, menopausia— siempre se altera el sueño, y esto varía inmensamente según el individuo.

Cuando el sueño parece imposible, evasivo o no tan fácil como nos gustaría, a todos nos vendría bien una ayuda. Como no podemos desestimar la importancia holística del sueño, pusimos este capítulo en primer plano para que puedas comenzar a implementar cambios pequeños que te ayudarán a conciliar el sueño, aspecto tan relevante para todos los aspectos de tu salud y felicidad. Si bien este capítulo incluye mucha información importante, la lección elemental es ésta: el organismo sabe cómo obtener el sueño que necesita, lo único que tienes que hacer es no estorbarle. Como verás en las próximas secciones sobre los ritmos circadianos, cada parte del cuerpo está diseñada para conciliar el sueño reparador. Nuestros cuerpos saben qué hacer y cómo hacerlo, así que dormir mejor no tiene que ver con adoptar un montón de trucos para ayudarte a dormir, sino con quitar puntos de fricción que te impiden tener un sueño reparador. Cuando sepas cómo funciona el sueño, va a ser fácil dormir tras poner en práctica algunos cambios pequeños. Sin embargo, el cambio más grande de todos es tan sencillo que puedes implementarlo en segundos y al mismo tiempo tan difícil que a algunos les cuesta toda una vida: tienes que relajarte. Puede parecer contraintuitivo el que expliquemos a detalle su importancia y cómo dormir mejor, pero la verdad es que el principal obstáculo para dormir es la ansiedad nocturna.

La cantidad de atención que el sueño ha recibido en los medios de comunicación en los últimos años ha sido inmensa. La gente está empezando a ponerle atención y a darse cuenta de que no es opcional, y quien funcione con pocas horas de sueño no se gana una medalla de oro sino una esperanza de vida limitada. Al mismo tiempo, tanta atención ha tenido un efecto negativo, agobia a la gente y despierta su espíritu competitivo. Para lectores como tú, a quienes les preocupa su salud, se mantienen informados y son aplicados, puede parecer que el sueño es lo siguiente que tienen que mejorar. Si bien es bueno ser consciente de lo bien que estás durmiendo, demasiada atención puede estropearlo. Encontrar este equilibrio entre la consciencia y la ansiedad no es tan difícil como parece, pero sí exige que escuchemos a nuestro cuerpo y confiemos en él. Escucha a tu cuerpo cuando pide más descanso, cuando se le está dificultando conseguirlo y confía en que tu cuerpo tiene la capacidad de resolverlo. Lo hermoso sobre el sueño es que, si pasaste una mala noche, siempre habrá otra mañana y pasado y después, en otras palabras, hay muchas oportunidades para empezar de nuevo.

## LO ELEMENTAL: ¿CUÁNTAS HORAS NECESITAS Y DE QUÉ TIPO?

Quizá te estés preguntando, *¿cómo sé si estoy durmiendo suficiente?* Esta pregunta toca el primer nivel de ansiedad que padece la gente cuando se trata del sueño. Entonces vamos a desmitificar la idea más común sobre el sueño. La mayoría cree que ocho horas de sueño es lo mejor para todos, pero los especialistas en el tema coinciden en que no es verdad. Para la Academia Americana de Medicina del Sueño, la Sociedad de Investigación del Sueño y la Fundación Nacional del Sueño, la respuesta oscila entre siete y nueve horas para el adulto promedio. Ese rango de dos horas es importante: en el caso de los durmientes cortos, sus organismos requieren menos horas de sueño que los durmientes largos, quienes necesitan dormir casi nueve horas. De acuerdo con el experto en el sueño, el doctor Michael Breus, el problema con el mito de las ocho horas no es que sea nocivo aspirar a dormir ocho horas, sino que para los durmientes cortos que no necesitan tantas, la ansiedad de intentar alcanzar esa meta irreal puede empeorar la situación. En vez de irse a acostar cuando tienen sueño, algunos se acuestan temprano para "dormir ocho horas". El problema es que no se pueden quedar dormidos cuando quieren, se ponen ansiosos, estimulan el sistema nervioso simpático (respuesta frente al estrés) y se les dificulta quedarse dormidos. "Lo que sucede es que detona un ciclo de ansiedad que se activa debido a estas expectativas", dice Breus. Para hacer todavía más problemático el mito de las ocho horas, los expertos nos recuerdan que el sueño de todos cambia a lo largo de la vida, e incluso según las estaciones. Para las mujeres, el sueño necesita estar conectado con los ciclos menstruales mensuales, algunas mujeres pueden requerir dormir más antes de su periodo y menos después. A estas alturas te habrás dado cuenta de que determinar exactamente cuántas horas necesitas dormir es un arte más que una ciencia. La única regla estricta es dormir por lo menos siete horas, más allá de esto, experimenta con ese rango de dos horas hasta encontrar lo que se sienta mejor.

Otro problema de preocuparse demasiado con las horas que duermes es que se ignora la importancia del sueño *reparador* o la *calidad* de esas horas. No todo el sueño es igual. Hay diferentes etapas del sueño y todas son esenciales para los distintos procesos biológicos que ocurren durante el sueño. No obstante, algunas etapas son más propensas a sufrir alteraciones que otras. Al patrón interno de los ciclos del sueño se le denomina arquitectura del sueño. Suena importante, ¿no? Lo es. La continuidad y la profundidad del sueño dependen de esos cimientos sólidos. El ser humano promedio realiza cinco ciclos de noventa minutos por noche, y cada uno incluye dos clases principales de sueño: sueño con movimientos oculares rápidos (MOR) y sueño sin MOR. Estas clases de sueño ocurren en cuatro etapas distintas (cada una con diferencias en la actividad cerebral y movimiento ocular).

- **Etapa 1:** te relajas y te empiezas a quedar dormido. Esta etapa dura entre uno y cinco minutos y abre las puertas de la inconsciencia. Es una especie de sala de espera para el sueño. Tienes que esperar aquí para pasar a la otra etapa, pero por lo menos no se escucha espantosa música *lounge* en el fondo.
- **Etapa 2:** entre los siguientes diez a sesenta minutos, el cuerpo está completamente relajado y es más difícil que te despiertes. En esta etapa, el cuerpo se está preparando activamente para dormir profundamente relajando los músculos, disminuyendo el ritmo cardiaco y la temperatura corporal.
- **Etapa 3:** el sueño profundo, clave para los procesos biológicos. Dura entre veinte y cuarenta minutos, normalmente al inicio de la noche. Aquí sucede la magia. El organismo emite grandes cantidades de factores de crecimiento, que resultan clave para reparar las células mientras descansas. También el sistema linfático se pone a trabajar, retirando los residuos metabólicos del cerebro mediante lo que científicos denominan red pseudolinfática. Nos gusta imaginárnoslo como un equipo de conserjes nocturnos del cerebro. Cuando los conserjes nocturnos no hacen su trabajo, se acumulan los residuos metabólicos y las

consecuencias pueden ser enfermedades neurodegenerativas como alzhéimer y demencia.[7]

- **Etapa 4:** sueño MOR, la etapa en la que tenemos nuestros sueños más vívidos y memorables, por lo que es más asombroso que al mismo tiempo que nuestros cerebros están soñando, también están procesando información y creando recuerdos a largo plazo. La falta de suficiente sueño MOR, puede alterar nuestra concentración y estado de ánimo.[8]

Cada etapa es importante y única, pero las perturbaciones del sueño profundo y el MOR son las más comunes y se sienten con mayor intensidad.

## CÓMO SABER CÓMO ESTÁS DURMIENDO

¿Cómo saber si estás durmiendo lo suficiente en cada etapa del sueño? ¿Cómo saber si la calidad del sueño es lo suficientemente buena como para que los trenes del organismo operen a tiempo? A decir de Shelby Harris, es tan sencillo como evaluar cómo te sientes durante el día. Entender tus propias reglas: ¿cómo es un buen día en términos de energía y estado de alerta durante el día? Al despertar, ¿cuánto tardas en llegar a tu máxima zona de energía del día? ¿Una hora después de despertar, dos, tres? Harris nos advierte que no es realista esperar levantarse como niño en Navidad. La inercia del sueño nos impide emocionarnos por levantarnos. En general, se requieren entre dos y tres horas para estar completamente alertas (descontando la cafeína). Así que si acostumbras despertar en torno a las 7:00 a.m. y sigues bostezando en la videoconferencia a las 11:00 a.m., puede ser señal de que no estás durmiendo la cantidad ni la calidad suficiente que tu cuerpo requiere. Es lo mismo para periodos prolongados de somnolencia o fatiga. Harris dice que "es normal tener momentos de somnolencia, esas caídas en el ritmo circadiano a lo largo del día, como después de almorzar o comer". La somnolencia, la fatiga e incluso las siestas están bien, siempre y cuando ocurran de vez en cuando, pero si con frecuencia dependes de la cafeína en la tarde para mantenerte despierto, es importante evaluar la calidad y cantidad de tus horas de sueño.

Éstas son algunas señales no tan evidentes de que puedes no estar aprovechando al máximo el tiempo que pasas en la cama:

**Alerta #1:** una señal de que no estás durmiendo suficiente es si esperas al fin de semana para compensarlo. Muchos duermen unas seis horas entre semana y después duermen como adolescentes el fin de semana. Los especialistas coinciden en que la deuda de las horas del sueño es una realidad, y tal como la deuda crediticia, demasiada es perniciosa. Por desgracia, es mucho más difícil pagar la deuda del sueño porque el fin de semana no dura para siempre. Si tu estándar es ocho horas, pero estás durmiendo seis horas cinco noches entre semana, estás perdiendo diez horas. Incluso si el sábado y el domingo duermes dos horas más, te siguen faltando seis. Esto se acumula y, al cabo del tiempo, tienes deficiencia crónica del sueño.

**Alerta #2:** muchas personas recurren a somníferos cuando se les dificulta dormir. Es posible hacerlo si estás pasando por un momento estresante, pero hay que dejarlos tan pronto sea posible. Los expertos en el sueño afirman que recurrir a somníferos, de vez en cuando, no es necesariamente una señal de que tus hábitos de sueño no sean saludables, siempre y cuando sea una solución temporal. Pero todos conocemos a quien toma Benadryl a diario para dormir. Y ésa sí es una señal de alarma. Regresamos a los primeros principios: tu cuerpo sabe cómo dormir y si no puedes dormir sin medicamentos, hay que evaluar por qué.

**Lección importante:** si siempre te sientes cansado, es probable que no estés durmiendo lo necesario. Si dependes del café para mantenerte despierto en la tarde y de medicamentos para dormir lo mínimo indispensable en la noche, quizás estás en un círculo vicioso.

## INSOMNIO Y LA NOCHE INFINITA

Hay cientos de trastornos del sueño que afectan la calidad, el tiempo y la duración del sueño, por ejemplo, la apnea del sueño (interrupciones periódicas en el sueño y la respiración), la narcolepsia (somnolencia excesiva durante el día), el síndrome de las piernas inquietas y el sonambulismo. Entre cincuenta y setenta millones de adultos en Estados Unidos padecen un trastorno del sueño, pero por mucho el insomnio es el más común, cerca de treinta por ciento lo padece.[9] El insomnio es un trastorno del sueño, pero expertos como Shelby Harris aseguran que en el fondo es un trastorno de la percepción. No puedes dormir porque estás muy concentrado en hacerlo. Es un ciclo vicioso en el que revisas el reloj y cuentas los minutos que te quedan antes de que suene la alarma y después, como resultado de la presión que te pones para aprovechar al máximo esos minutos, no puedes dormir. Cuando tienes múltiples noches así más de tres semanas califica como insomnio. Y sí, es horrible. Pero por fortuna, la pérdida del sueño y los trastornos del sueño son problemas tratables. Es *posible* aprender a gestionarlos y para la mayoría constituyen problemas a corto plazo. Personas como Colleen, para quien es un problema a largo plazo, que experimenta muchas fluctuaciones, quizá tengan que aprender a vivir con el insomnio sin padecerlo. Es posible aprender qué lo detona, retirar los obstáculos y prepararte para descansar bien. El insomnio es una noche de mal sueño llevado al extremo, pero sigue siendo una noche de mal sueño: lo elemental de tus ritmos circadianos y las herramientas que puedes emplear para mejorarlos son las mismas sin importar cuántas noches hayas pasado sin dormir bien. Inspirada en el rigor que pone a las rutinas para acostar a sus hijas, a Colleen le gusta denominarlo reentrenamiento para dormir. ¿En dónde empezar? Por los ciclos del sueño, desde luego.

## SIGUE EL RITMO

Si alguna vez quieres experimentar el poder de la naturaleza, ve a acampar. No para empaparte del silencio del bosque ni observar cómo una ardilla te roba tu sándwich de atún, sino para experimentar lo rápido que la mayor exposición a la luz natural te cambiará la química corporal, en sentido literal. En un experimento que se realizó en la Universidad de Colorado Boulder, los investigadores querían estudiar el funcionamiento de nuestros relojes internos, así que siguieron a ocho adultos en el curso de una semana. Midieron la cantidad de luz artificial y natural que recibieron los sujetos, así como sus niveles de melatonina (la hormona del sueño) en el curso del día. Luego de una semana de observar a los participantes en sus rutinas normales de trabajo, estudio y sueño, los investigadores llevaron a estos afortunados a acampar a las Rocallosas y midieron lo mismo: melatonina, cantidad de sueño, etcétera. Los investigadores descubrieron que luego de siete días de luz solar, atardeceres y el suave resplandor de la fogata, los relojes internos de los sujetos se recalibraron con rapidez.

Todos los seres humanos estamos sujetos a los ciclos poderosos de la luz y la oscuridad. El ciclo de sueño-vigilia, es decir, el ritmo circadiano, coordina los procesos biológicos críticos del organismo, desde el sistema digestivo hasta el endocrino. Nuestro reloj maestro se ubica en el hipotálamo del cerebro y desde ahí envía señales a *todas* las células mediante los "genes reloj", que regulan numerosas actividades fisiológicas. Señales externas como la luz y la temperatura (sobre todo la luz) influyen mucho en este reloj maestro que está vinculado con el ciclo del día y la noche. En nuestra cotidianidad, desde la década de los treinta, hemos estado expuestos cada vez más a luz artificial, pues pasamos más tiempo en interiores. Pero cuando estamos en la naturaleza, como los campistas del estudio, la luz del sol se refleja directamente en las células específicas de los ojos llamadas células ganglionares fotosensibles de la retina que contienen melanopsina. Esto manda una señal a la llave de la melatonina en el cerebro para que se cierre: te despierta naturalmente y prepara al cuerpo para el día. Cuando eso sucede, el reloj maestro pone su alarma para dentro de catorce o dieciséis horas, cuando empezará a abrir la llave de la melatonina otra vez para preparar el cuerpo para dormir.

De vuelta en el campamento, sin cortinas *blackout*, los participantes del estudio despertaban más temprano, es decir, que sus llaves de melatonina también se estaban cerrando antes. Los investigadores estiman que el sol era cuatro veces más intenso que la luz que los sujetos recibían en interiores, en donde por supuesto estaba filtrada por ventanas y puertas. Pero en la naturaleza no hay manera de escapar de la maravillosa luz del sol. Para los campistas, esta modificación en la exposición solar cambió el flujo de melatonina dos horas antes, lo cual también alteró su hora de acostarse, adelantándola una hora.[10] Además de ser una manera muy divertida de estar más sincronizados con la naturaleza, este estudio resalta la estrategia inteligente de utilizar el reloj maestro del cuerpo para dormir mejor. Todo experto del sueño con el que hemos hablado ofrece distintas conclusiones sobre cómo mejorar el sueño, pero el origen de todas ellas es proteger los ritmos circadianos. Recuerda, la mejor manera de dormir mejor es retirar las barreras que te lo impiden y aceptar que el cuerpo ya sabe cómo hacerlo. Nuestros cuerpos saben cómo utilizar la luz y la oscuridad para ayudarnos a dormir lo mejor posible, ¿por qué no aprovecharlo?

## UNA NOCHE DE SUEÑO REPARADOR ES CUESTIÓN DE TODO EL DÍA

Si sabes algo sobre cómo mejorar el sueño, seguro se centra en la hora de irte a dormir. Cortinas *blackout*. No teléfonos en el cuarto. Bajar la temperatura. Dormir desnudo. Hacer yoga suave. Si bien todas estas actividades de reentrenamiento para dormir son importantes, sólo representan un tercio de la historia. Para quienes nos cuesta mucho trabajo dormir, adoptar estrategias para no tener contratiempos al acostarnos, de hecho, empieza al despertar. Si estás intentando maximizar el sueño de calidad, necesitas incorporar conductas que fomenten el sueño durante todo el día. Las siguientes recomendaciones tienen el respaldo sólido de la evidencia y nuestros expertos en el sueño las recomiendan. Además de comprar una piyama cómoda, todas y cada una de estas prácticas son gratuitas y asequibles para todos. Es más, si dejas de tomar alcohol y café, incluso ahorrarás dinero. Puede tomar tiempo integrar estos cambios en tu vida, es normal. Recuerda, es más probable que a largo plazo mejores tu sueño si integras de manera natural los cambios que se sientan bien y sean fáciles.

En las secciones siguientes desglosamos las mejores prácticas para el entrenamiento del sueño por hora del día: mañana, medio día y noche. Dentro de cada sección encontrarás un par de reglas para guiarte, así como consejos de integración para que estos cambios sean lo más fáciles y alegres posible.

### *Entrenamiento matutino para dormir*

*En cuanto despiertes, date un baño de mínimo 15 minutos de luz natural*

Para el doctor Andrew Huberman, neurocientífico y presentador de *The Huberman Lab*, reputado pódcast que brinda herramientas respaldadas con evidencia científica para una vida mejor, "Veinticinco estudios de calidad y evaluaciones coinciden en que incrementar la exposición a la luz natural (sobre todo durante las primeras tres horas del día) + limitar la luz artificial brillante entre las 10:00 p.m. y las 4:00 a.m. puede mejorar el estado de ánimo, contrarrestar la miopía, mejorar la tolerancia a la glucosa, así como los perfiles de testosterona, estrógeno y melatonina".[11] Huberman también señala que se trata de una práctica que implica poco esfuerzo pero brinda múltiples beneficios. Como la luz solar sincroniza los ritmos circadianos, es una manera suave y natural de cerrar la llave de la melatonina y estimular el cortisol (una hormona que aumenta en la mañana para animarte a despertar) para que puedes estar alerta y te sientas de maravilla. También arranca el temporizador de tu ciclo de catorce a dieciséis horas, alista tu cuerpo para incrementar la melatonina en el momento adecuado.[12]

Contempla la exposición solar diaria como darle cuerda a tu reloj interno: una práctica diaria, sencilla para que los procesos de tu organismo funcionen en tiempo. Cuando el ritmo circadiano está sincronizado contribuye a regular el sueño para que el organismo se pueda autorreparar, además, fomenta la digestión y las funciones inmunológicas durante el día. También podemos decir por experiencia que empaparse de la luz de la mañana y escuchar los sonidos del mundo al despertar es una manera increíblemente alegre de empezar el día.

## CONSEJOS DE INTEGRACIÓN:

- Antes de irte corriendo a tu cafetera, intenta tomar agua y ponerte tus zapatos deportivos. Si ya haces ejercicio en las mañanas, intenta combinarlo con recibir luz natural en cuanto te despiertes. Si tienes que pasear a tu perro, es una motivación natural para salir.

- Cuando la temperatura lo permita, tómate tu café o té afuera, disfrútalos en el patio o la entrada de tu casa. Si hace demasiado frío, acerca una silla a un lugar soleado de la ventana. No recibirás la misma cantidad de luz, pero es mejor que nada.
- Si el sol no ha salido cuando te levantas, no importa, sal en cuanto la madre naturaleza lo permita.
- No permitas que la perfección sea la enemiga de la suficiencia: recibe luz solar en la mañana como puedas. Por ejemplo, nosotros no siempre salimos durante la primera hora que despertamos como sugieren los expertos, pero sí vamos a caminar en cuanto dejamos a las niñas en la escuela, como a las 8:00 a.m., y para nosotros, es suficiente.

*Siempre despierta a la misma hora.*
*Sí, también los fines de semana (lo sentimos)*

¿Por qué no deberías levantarte tarde los fines de semana? Una vez más, se trata del reloj maestro. Si acostumbras despertar a las 7:00 a.m. y acostarte a las 11:00 p.m. y los fines de semana te despiertas a las 9:00 a.m. y te acuestas a la 1:00 a.m., tal vez estés durmiendo las mismas horas, pero estás desestabilizando tus ritmos circadianos. ¿Entonces qué va a pasar el domingo en la noche cuando intentes acostarte a las 11:00 p.m.? Quizá te quedarás dormida a tiempo, pero es probable que no. Y el lunes en la mañana la vas a pasar muy mal levantándote a rastras para esa videollamada a las 8:00 a.m. ¿Qué haces? Preparas una taza extra de café para espabilar y luego tal vez otra para compensar que anoche dormiste menos. Creo que entiendes a dónde vamos. Desestabilizamos nuestro reloj maestro cuando nos desvelamos, cuando casi no salimos al aire libre, cuando salimos a beber y comer en la madrugada y cuando consumimos demasiada cafeína. En otras palabras, ya estamos haciendo lo suficiente para alterar nuestros ritmos circadianos. Despertar a la misma hora todos los días es lo mínimo que podemos hacer y también es clave para enderezar el barco. Aunque levantarse tarde los fines de semana puede parecer delicioso temporalmente, sólo lo es a corto plazo, a largo plazo es doloroso. Es mejor evitar el *jet lag* social por completo (otro término para el ciclo vicioso), dormir lo necesario entre semana y dedicar el fin de semana a cosas divertidas. Como acampar.

**Una excepción a la regla:** de acuerdo con Michael Breus, "nunca es bueno dormir menos de cinco horas al día. Punto. Fin de la historia". Cuando duermes menos de cinco horas comienza a disminuir el tiempo de reacción fisiológica, lo que puede propiciar accidentes, en especial si manejas. Si no pudiste dormir, quédate en la cama y no operes maquinaria pesada.

### CONSEJOS DE INTEGRACIÓN:

- Prepárate para la transición. Si estás habituado a exprimir el fin de semana para compensar la deuda de las horas de sueño, durante la primera semana o dos de despertar a la misma hora te sentirás más somnolienta porque en efecto, estás durmiendo menos. Dentro de poco se normalizará gracias a que estás acumulando impulso para dormir, y la motivación adicional de acostarte antes, lo que en última instancia te hará dormir mejor, de manera más profunda y estable.
- Recompensa la buena conducta. Si la motivación para esta nueva rutina te cuesta, recompénsate con algo al despertar. Podrías comprarte un café delicioso en tu cafetería favorita o un *smoothie* con crema de cacahuate de camino a tu clase de yoga, prueba con lo que te haga feliz.
- Evita tomar un suplemento de melatonina. La melatonina es superimportante para el ciclo de sueño-vigilia, te preguntarás, ¿por qué no tomar suplementos de melatonina y sanseacabó?

Primero que nada, la melatonina te puede ayudar a dormir, pero no a mantenerte dormido ni a mejorar la calidad de los ciclos del sueño. El organismo también desarrolla resistencia a esta sustancia, lo que quiere decir que cada vez tendrás que tomar más para obtener el mismo resultado. La mayoría de los expertos te recomendarán recurrir a la melatonina sólo para "restaurar" el ciclo de sueño-vigilia si éste se encuentra completamente descarrilado, por ejemplo, en caso de *jet lag* o trabajo por turnos. En conclusión: es una muleta que no necesitas y que podría hacerte más mal que bien. Para que fluya la melatonina, hazlo a la antigüita: exposición a la luz solar.

## *Entrenamiento diurno para dormir*

### *Haz ejercicio para dormir mejor*

Ésta es regalada y tiene mucho sentido común: cánsate físicamente y dormirás mejor. Michael Breus lo dice de esta forma: "El sueño es recuperación. Si no has hecho nada de lo que necesites recuperarte, no vas a dormir particularmente bien".[13] La relación entre el ejercicio y el sueño beneficia a ambos y se ha estudiado extensamente en el curso de los años. De acuerdo con la Fundación del Sueño "el ejercicio moderado a vigoroso puede incrementar la calidad del sueño de los adultos al reducir la transición de la vigilia al sueño —el tiempo que tardamos en quedarnos dormidos y disminuir la cantidad de tiempo que nos quedamos despiertos en la cama en la noche. Además, en algunos casos, la actividad física puede contribuir a aliviar la somnolencia diurna y reducir la necesidad de tomar medicamentos para dormir.[14] Para quienes padecen un trastorno del sueño como ansiedad o apnea obstructiva del sueño, el ejercicio tiene todavía más beneficios. En un metaanálisis de diecinueve estudios, los investigadores descubrieron que practicar yoga mejoraba considerablemente la calidad del sueño de mujeres con insomnio.[15] En otro estudio, cuando personas con apnea obstructiva del sueño realizaron actividad aeróbica regular, se redujeron sus síntomas, sin tener en cuenta la pérdida de peso.[16]

**CONSEJOS DE INTEGRACIÓN:**

- Duplica el placer y los beneficios para el sueño caminando al aire libre en cuanto te levantes.
- No tienes que correr un maratón: bastan veinte minutos de ejercicio moderado al día: caminar, levantar pesas, yoga, lo que te guste. Por cierto, puedes dividirlo. Si funciona mejor en tu agenda y tu vida caminar cinco minutos cuatro veces al día, adelante. El efecto acumulativo es el mismo: dormirás mejor.
- Si es posible, no hagas ejercicio cerca de la hora de acostarte. La temperatura corporal necesita tiempo para enfriarse, por eso ejercita tres o cuatro horas antes de irte a dormir. Estiramientos suaves están bien, pero para que la llave de la melatonina empiece a abrir bien, la temperatura corporal no debe estar muy elevada.[17]

### *Comprométete con un horario límite para ingerir cafeína*

A muchos no les gusta esto, pero la vida media de la cafeína oscila entre seis y ocho horas para la persona promedio. En términos prácticos, esto quiere decir que, si te vas a acostar entre 9:00 y 10:00 p.m., todavía puede haber cafeína en el flujo sanguíneo debido a la taza que te tomaste a las 2:00 p.m. La cafeína es un estimulante por donde quiera que lo veas y esto quiere decir que, cuando se trata de la calidad del sueño, es el enemigo número uno. Toma nota, dijimos *calidad.*

Algunos —tal vez tú— podrían objetarlo y recordarnos que se pueden tomar una taza de café en la cena y quedarse dormidos sin problemas, muchas gracias. ¡Les creemos! Pero si te pusiéramos en un laboratorio del sueño, es probable que percibiríamos alteraciones en la calidad del sueño si te tomaste una taza en la noche. La cafeína entorpece la capacidad de entrar en ciclos del sueño profundo, recordarás que es la etapa crucial de restauración física y absolutamente vital para nuestra salud y felicidad generales. La mayoría de los expertos coincide en que debemos dejar de tomar cafeína a las dos de la tarde, pero hay quienes incluso recomiendan dejar de hacerlo a las 9:00 a.m.

Aquí te toca experimentar para saber qué te cae mejor. La buena noticia es que no necesitas un sofisticado análisis de sangre para saber qué tan bien metabolizas la cafeína. Algunos somos bioquímicamente sensibles, y no pasa nada, aunque quizás es menos divertido. Por ejemplo, Colleen sabe que no puede ni ver una taza de café descafeinado después de medio día o va a dormir mal. En cambio, Jason puede tomarse un expreso con la cena y quedarse dormido sin problema, pero como sabe que esto altera su sueño profundo, deja de tomar cafeína a las dos de la tarde. Colleen es todavía más disciplinada con su horario para tomar cafeína, el límite es mucho antes del almuerzo. Cuando se trata de cafeína, es una de esas partes de la vida en las que te toca jugar con las cartas que te repartieron. ¿Qué podemos decir?

**CONSEJOS DE INTEGRACIÓN:**

- Experimenta moviendo la hora de tu última bebida con cafeína. Si estás acostumbrado a tomar una taza de café a las tres de la tarde para espabilar en la tarde, intenta adelantarla una hora, luego otra y otra.
- Tómate tu café al aire libre o cerca de una ventana, para que empieces el día con exposición solar.

- Si eres sensible a la cafeína, ten cuidado con el chocolate amargo en la noche. El chocolate es una sigilosa fuente de cafeína.

## *Entrenamiento nocturno para dormir*

*Deja de tomar alcohol tres horas antes de acostarte.*

¡Ya sabemos! Esta cuesta. Y obviamente no siempre es posible. Si estás de vacaciones o celebrando algo, no vas a revisar tu reloj. Y no deberías, recuerda, el objetivo es el equilibrio, no la perfección, así que no vamos a ser aguafiestas. Pero los hechos son los hechos y está muy bien documentado que el alcohol altera la etapa 3 del sueño profundo. Muchas personas a quienes se les dificulta dormir bien recurren al alcohol, un calmante, para quedarse dormidos. Y si bien el alcohol te puede ayudar a quedarte dormido, casi nunca despiertas descansado porque causa estragos en el sueño profundo. Piénsalo: estás consumiendo una toxina, que después altera el proceso restaurativo para eliminar toxinas.[18] No es la mejor idea. Para empeorarlo todo, una evaluación de la bibliografía científica en torno al consumo del alcohol reveló que: "El consumo crónico de alcohol daña las células y las fibras de los nervios, lo que disminuye la probabilidad de que se realice una descarga neuronal sincronizada en el córtex, necesaria para el sueño de ondas lentas. Con el uso prolongado, los sistemas neurotransmisores se adaptan y modulan la liberación, lo que puede incrementar la disrupción y cambiar la arquitectura del sueño, a veces de forma permanente.[19] Por si fuera poco, el alcohol es diurético, es decir, incrementa el agua y la sal que pierde el organismo, se transforma en orina más rápido. Traducción: si estás orinando toda la noche, no estás durmiendo.

**CONSEJOS DE INTEGRACIÓN:**

- Si tienes la costumbre de tomar una copa de vino o una cerveza después de cenar, intenta tomártela con la cena, y después, si puedes, antes de cenar. ¿Tal vez por algo la hora feliz empieza a las 5:00 p.m.?
- Si puedes, deja de tomar líquidos por lo menos dos horas antes de acostarte. La técnica de Jason es concentrar toda el agua que necesita tomar en la primera mitad del día, así que incluso si deja de tomar agua a las 7:00 p.m., está bien hidratado.
- Desde luego, si no tomas alcohol, tal vez no deberías empezar a hacerlo.

*Acuéstate como si fueras un niño de tres años*

Quienes tienen hijos pequeños saben que las rutinas para acostarlos son importantísimas. Todo padre desesperado, agotado y ojeroso que ha entrado al consultorio del pediatra ha escuchado el mismo sermón: es necesario seguir un ritual consistente y predecible para acostar a tu hija. Por ejemplo: lavarse los dientes, leer, contar cuentos, cantar, despedirse de todos los animales en la casa y apagar la luz. Desde la perspectiva de los niños (y no de los adultos, quienes quisiéramos decir *Vete a dormir ya* y punto) suena... increíble. Te dan un baño calientito, te dan un masajito después del baño con tu crema que huele rico, te cuentan un cuento, alguien te canta y después apagan la luz. Bueno, pues una rutina de apapacho para irse a dormir es igual de importante para ti que para los niños. Piensa en todo lo que trabajaste durante el día, los cuidados, las responsabilidades. Definitivamente la necesitas. Se trata del ABC del entrenamiento para dormir y expertos de múltiples disciplinas recomiendan tener una rutina para dormir bien en la noche. ¿Qué significa esto? Irse a dormir siempre a la misma hora. Relajarse por lo menos treinta minutos antes de acostarse (para muchos esto quiere decir apagar todas las pantallas). Usar la cama sólo para dormir. Mantener la recámara oscura y fresca. Que huela rico. Tener una cama cómoda y acogedora. Y minimizar el ruido con una máquina de ruido blanco o tapones para los oídos. ¿Suena bien?

**CONSEJOS DE INTEGRACIÓN:**

- Replantéatelo. En el instante en el que empezamos a pensar en la rutina para acostarnos como si lo hiciéramos con un niño consentido nos dejó de parecer una lista más de pendientes, se volvió una rutina de autocuidado reconfortante. Es un cambio de mentalidad pequeño, pero funciona. Si tienes dudas de qué deberías hacer o no antes de acostarte, pregúntate: *¿Se lo permitiría a un niño de tres años?* Es decir, *¿Dejaría que un niño de tres años se comiera media barra de chocolate una hora antes de acostarse? ¿Dejaría que un niño de tres años se fuera a acostar una hora más tarde que siempre?* Sin importar nuestra edad, a todos nos benefician los cuidados y los límites, incluso si hay que ponerlos nosotros mismos.
- Utiliza los sentidos para armar tu rutina. Olfato: encuentra un spray de aceites esenciales que huela muy rico y ponga de buenas, para tus sábanas y pijama o frótalo en las muñecas. Tacto: invierte en una piyama cómoda y una almohada fenomenal. Sonido: si te gusta la música, pon algunas de tus canciones favoritas antes de dormir. Vista: asegúrate de que tus persianas o cortinas sean robustas para evitar la contaminación lumínica en tu cuarto.
- Un toque refrescante. Piensa en lo rico que es acurrucarte en tu cama durante el invierno; para nosotros, es cuando las condiciones son ideales para dormir. Y los expertos coinciden: la

temperatura ideal es en torno a los 18 °C para mantener fresca la temperatura corporal y propiciar el flujo de melatonina. Jason, experto en el autoanálisis de su actividad y datos, tiene más consejos relacionados con la temperatura en thejoyofwell being.com/sleep

- Si quieres darle un empujoncito a tu cuerpo para que se quede dormido, bañarse ayuda para modular la temperatura corporal. Prende una vela o pon un aroma que te ayude a relajarte para hacerlo más placentero.
- Si el yoga nidra te funciona, incorpóralo a tu rutina nocturna para el momento de relajación espiritual por excelencia.
- Si estás familiarizado con la higiene del sueño entonces no te parecerá descabellado que te sugiramos retirar el celular de la recámara. Lo creas o no, también hay investigaciones que sustentan quitar la alarma. Un estudio desveló que monitorear el reloj (darte la vuelta, revisar el teléfono y preguntarte por qué demonios sigues despierto a las 12:35 a.m.) genera preocupación y exacerba la dificultad para dormir.[20] Considera tapar tu reloj con una funda de almohada o voltéalo para que no lo veas, así sonará la alarma sin molestarte antes de dormir.

### *Evita los detonantes de ansiedad*

Hemos hablado de que la ansiedad es enemiga del sueño. Como combustible para el insomnio, es un obstáculo absoluto para que el cuerpo alcance el estado parasimpático de "descanso y digestión". Cuando sea posible, evita fuentes menores y mayores de estrés en las horas que anteceden la hora de acostarte. Fuentes internas y externas. Los detonantes adoptan diversas formas y tamaños. Tendrás que escuchar las señales de tu cuerpo: la angustia antes de agarrar el teléfono, la ansiedad antes de ver un correo del trabajo, el mensaje de un familiar que te sube la presión. Necesitamos entender mejor nuestros detonantes para poder silenciarlos a la hora de acostarnos. Si bien algunas intromisiones son inevitables, en esta vida moderna tenemos el poder absoluto de evitar muchas fuentes externas de estrés.

Las fuentes internas del estrés y la ansiedad relativas al sueño son una batalla que algunos tenemos que librar. A veces, una lista interminable de preocupaciones y situaciones que nos estresan desfilan por nuestra mente justo cuando intentamos quedarnos dormidos. Y, otras veces, son las historias que nos contamos sobre qué tan bien dormimos, cuántas horas de sueño necesitamos y lo mucho que creemos que no podremos conseguirlo si no hacemos todo perfecto. Ambos tipos de estrés interno pueden ser devastadores para dormir. En el primer caso, cualquier cosa que puedas hacer durante el día para reducir tus niveles de estrés será útil —meditación, ejercicios de respiración, terapia—, así que, en general, haz todo lo posible para disminuir el ruido. En cuanto a la segunda clase de estrés, tal vez nos avientes el libro en la cara después de todo un capítulo dedicado al tema, pero el secreto para quienes padecemos ansiedad nocturna es relajarnos, y ya, no necesitas mucho más. De verdad. Confía en la capacidad de tu cuerpo para dormir. Estamos diseñados para ello. Desde luego, no hagas tonterías como tomar café de noche o llevarte la computadora a la cama, fuera de eso, intenta relajarte. Lo peor que puedes hacer para dormir es intentar que sea perfecto. Michael Breus lo describió a la perfección: "El sueño se parece mucho al amor. En cuanto menos lo busques, más se manifiesta".[21]

## CONSEJOS DE INTEGRACIÓN:

- Si tienes la tendencia a llevarte tus preocupaciones a la cama, te sugerimos poner un diario en el buró. Si se te ocurre algo y le das muchas vueltas, anótalo. Si la meditación te ayuda, es otra herramienta que te puede ayudar a bajarte del vagón.

- Si puedes, pon límites en las notificaciones del teléfono un par de horas antes de acostarte. Esto te ayudará a filtrar todo: desde los correos estresantes del trabajo hasta las malas noticias internacionales. Te garantizamos que eso te ayudará a dormir mejor. Mejor aún: saca el teléfono de tu cuarto.
- Identifica lo que te provoca estrés y sistemáticamente elimínalo de tu tarde.

## ÚLTIMAS IDEAS

En lo relativo al sueño, sé bondadoso contigo mismo. Lo fácil o difícil que te resulte dormir no tiene nada que ver con tu carácter y no lo puedes cambiar mediante la fuerza de voluntad. Es como la marea: va y viene. Colleen todavía pasa por temporadas difíciles en las que tiene que llamar a su médico para que le recete temporalmente medicamentos para dormir. Muchos nunca podrán "reparar" el sueño, pero una mala noche no siempre tiene que ser una emergencia. Si escuchas a tu cuerpo y priorizas hacer más placentero el tiempo antes de irte a dormir, tarde o temprano le encontrarás el modo. Tratar el sueño con toda la paciencia y curiosidad posibles fue lo único que le ayudó a Colleen. Tuvo que experimentar con lo que a *ella* le servía y lo que no. Por ejemplo, nos gusta ver la tele antes de acostarnos (con lentes con antirreflejante azul, por supuesto). Sí, ya sabemos. ¡Las pantallas! ¡La luz azul! ¡Qué horror! Pero a veces, lo que a todos les funciona bien, a ti no. A Colleen no le resulta fácil desconectar y por algún motivo, la tele le ayuda a relajarse. Por eso lo hacemos y eso le ayuda a dormir mejor. Si encuentras algo que te funcione, olvídate de las reglas. No nos cansamos de decirlo: se trata de encontrar lo que te brinde alegría, porque eso será lo que en última instancia funcione.

## VEINTE POR CIENTO EXTRA

Si te gusta dar más cuando se trata de optimización, hay algunos rastreadores de sueño en el mercado que te pueden ayudar a determinar cuántas horas estás durmiendo y la calidad del sueño. Al rastrear patrones con el paso del tiempo, verás con total claridad cómo una noche de copas o un par de días estresantes te alteran el sueño. Para algunos (como Jason), esto es muy útil, porque pueden identificar qué clase de alimentos, bebidas y decisiones de estilo de vida les alteran el sueño, para eliminarlas o reducirlas. Por otra parte, a veces las cosas no te afectan tanto como creías y las puedes seguir disfrutando sin preocuparte.

Una advertencia mayúscula para cualquiera que ha tenido dificultades para dormir y quiere un rastreador para sortearlas: existe una línea muy delgada entre la optimización y la obsesión. Si bien los rastreadores pueden ser esclarecedores, también pueden causarle más problemas a los susceptibles a tener ansiedad de rendimiento. Esta ludificación del sueño puede causar ortosomnia, es decir, que el autoanálisis de datos va demasiado lejos y el insomnio empeora. También es importante señalar que muchos rastreadores de sueño están en etapa de desarrollo, ningún rastreador sustituirá jamás cómo te sientes.

### ESTABLECE TU ESTÁNDAR

Al principio de este capítulo mencionamos que cuando se trata de la duración del sueño, la ventana es amplia (entre siete y nueve horas). Si te está costando saber si eres un durmiente corto o largo, o quieres ajustarlo, Shelby Harris nos dio un protocolo para hacerlo. Advierte que no es una ciencia exacta, pero te dará una idea bastante buena. Si encuentras el tiempo para hacerlo, durante una semana vete a acostar cuando te dé sueño. No pongas la alarma al otro día. Cuenta cuántas horas de sueño duermes cada noche. Cuando tengas los datos de una semana, saca el promedio de las noches cuarta a la séptima (los primeros días seguramente estarás pagando deuda de sueño, así que se eliminan de la ecuación). El resultado es el estándar de horas de sueño que necesitas.

CAPÍTULO CUATRO

# Come comida de verdad

Parece que los estadunidenses y los italianos no tienen mucho en común salvo la pizza y la pasta. Pero a principios del siglo XX, teníamos otra *p* en común: la pelagra.

Si nunca la habías escuchado, considérate afortunado. La pelagra es una enfermedad que ocasionó una epidemia brutal, mató a cientos de miles de personas a finales del siglo XVIII. A principios del siglo XX, la pelagra se extendió al sureste de Estados Unidos. Sus víctimas sufrían de manchas oscuras en la piel, se les caían los dientes, tenían diarrea con sangre y síntomas neurológicos que resultaban en delirio extremo y la muerte. Si bien la pelagra empezaba a causar estragos en Estados Unidos, llevaba décadas asolando el norte de Italia. Por fortuna para 1943 los dos países habían eliminado la pandemia.[1] ¿Cómo? Cada uno de forma muy distinta.

Antes de descubrir la causa de la pelagra, el gobierno italiano sabía que tenía que hacer algo. La gente estaba sufriendo y nadie sabía qué hacer, lo único que sabían era que se trataba de una enfermedad de la pobreza. Los italianos ricos no tenían manchas escamosas ni se cortaban el pene en ataques de delirio (sí, sucedió). El gobierno creyó que quizá tenía que ver con la comida, así que aprobó leyes para alentar a los pobres a hornear su pan en hornos comunitarios, comer conejo y tomar más vino. En definitiva, una respuesta muy italiana ante una crisis de salud pública, y asombrosamente, funcionó.[2] Aunque nadie supo por qué. Ni les importó. Estaban contentos de haber eliminado esta enfermedad tan espantosa. ¡Y había más vino para todos! Todos se beneficiaron.

Por otra parte, la respuesta estadunidense también fue muy típica: nos distanciamos de la Madre Naturaleza y nos pusimos a trabajar en el laboratorio. Para 1940, investigadores y médicos habían descubierto que la deficiencia de niacina, una vitamina recién descubierta, causaba la pelagra. La población pobre en el sur del país padeció la enfermedad porque su dieta consistía "casi exclusivamente en tres cosas: carne de baja calidad, melaza y harina de maíz refinada industrialmente)".[3]

¿Qué hizo el gobierno de Estados Unidos? En vez de darle a todos pan y conejo (más adelante vamos a ver por qué eso funcionó), decidió que lo que debían modificar era la comida, no la alimentación de la gente. Como resultado, el gobierno empezó a enriquecer la harina blanca con vitaminas como niacina, tiamina y riboflavina. Más tarde, también enriqueció otros alimentos como el arroz blanco y la harina de maíz. Fue un éxito rotundo, y al cabo de un año los casos de pelagra desaparecieron casi por completo.[4]

Para entonces, Italia también había tenido éxito con su pan, conejo y vino. Aunque le llevó más tiempo eliminar la pelagra, para la Segunda Guerra Mundial dejó de ser una epidemia. ¿Por qué funcionó? Por la levadura. La levadura contiene niacina, así que al dar más pan y vino (en su estado sin filtrado contiene levadura), los pobres pudieron consumir suficiente niacina para evitar la pelagra.[5] El enfoque de Estados Unidos fue recurrir a la ciencia de los alimentos para atacar la enfermedad y tener éxito de la noche a la mañana. El enfoque de Italia fue animar a la gente a enriquecer su alimentación con productos que ya estaban disponibles, aunque le llevó un poco más de tiempo erradicar la epidemia.

Si aquí terminara esta historia, sería sólo una interesante viñeta de la diversidad cultural. Pero gracias a nuestro amigo Mark Schatzker, periodista gastronómico y autor de *The Dorito Effect*, sabemos que es mucho más profunda. En su libro más reciente, *The End of Craving*, Mark identifica esta bifurcación entre dos países como un punto de inflexión: Estados Unidos, con buenas intenciones, empezó a sentar las bases de un infierno nutricional. Pese a que los dos países le ganaron la batalla a la pelagra, desde entonces, Estados Unidos ha sido el único perdedor en la batalla contra las enfermedades metabólicas como la diabetes, las cardiopatías y la obesidad. Si comparamos Estados Unidos con Italia, tan sólo la disparidad de los índices de obesidad es asombrosa: treinta y siete por ciento en Misisipi y sólo ocho por ciento en el norte de Italia.[6]

Ahora mismo, quizás estés pensando que la diferencia se debe a la carne asada del sur y al té endulzado, pero Mark señala que la alimentación de los italianos del norte (en el pasado y el presente) es increíblemente pesada.[7] Comen mucha mantequilla, grasa de cerdo y carne. Sin mencionar las cantidades abundantes de vino. También se les conoce por sus postres como el tiramisú y el *gelato*. No estamos hablando de los italianos de Cerdeña que comen la célebre dieta del Mediterráneo. ¿Entonces qué demonios está pasando? ¿Cómo es posible que los italianos del norte coman como reyes y sigan gozando de buena salud?

Si estás empezando a pensar que necesitas un pasaporte italiano para ganar la lotería del bienestar, no te culpamos. Pero antes de satisfacer tu curiosidad vamos a ser un poco molestos y vamos a reservarnos el final un poquito más, porque si bien esta historia nos enseña algo muy importante sobre la comida, también deja ver algo todavía más importante sobre por qué la comida es tan compleja. No es porque no nos encante comer sino porque puede ser increíblemente confuso comer "adecuadamente". ¿Por qué los italianos del norte, que en general tienen una alimentación abundante en grasas, carbohidratos y azucares, están sanos, y los estadunidenses experimentan con dietas extremas en enero todos los años sin éxito alguno? ¿Cómo es posible que tomar más vino sea bueno para la salud? ¿No se supone que el pan hace daño? ¿Cómo es posible que añadir una vitamina a la harina nos proteja de una epidemia y al mismo tiempo nos enferme? ¿Por qué el mismo lugar en donde hace ochenta años se desató el brote de pelagra en Estados Unidos es la misma región con los índices más altos de obesidad y enfermedades metabólicas del país? La historia de la pelagra y la comida en los Estados Unidos contemporáneos es una historia de buenas intenciones y consecuencias involuntarias, confusión y paradoja, de interferir con la naturaleza y, en última instancia, de la necesidad de volver a ella.

Antes de seguir, lo que necesitas saber sobre la comida y la nutrición es esto:

Es un desastre.

Ve a la biblioteca más cercana y busca la sección de los libros de nutrición y dietas; encontrarás la locura en exhibición. A lo mejor encuentras únicamente unos doscientos libros, pero tan sólo en 2016, en Estados Unidos, se vendieron cinco millones de libros de dietas, y la industria de las dietas, en general, es una industria con un valor de 60 mil millones de dólares.[8] Proclamar una perspectiva "nueva" sobre lo que todos deberían comer genera muchísimo dinero. El resultado es un grito ensordecedor de normas contradictorias: pocos carbohidratos, cero carbohidratos, puros carbohidratos. Cero grasa, poca grasa, pura grasa. Cero carne, carne falsa, pura carne. Si vives en Estados Unidos, sabrás muy bien a qué nos referimos. Es imposible hacer caso omiso. Pero la cacofonía resultante de opiniones y evidencia científica contradictorias es precisamente lo que desanima a la gente a reflexionar sobre los alimentos que consumen. Si nada es seguro, si nada es definitivo, entonces a quién diablos le importa: ¡Vamos a comer *muffins* y tomar muchos *bloody marys*! De vez en cuando, todos hemos sentido la necesidad de desplegar la actitud de "qué demonios" sobre la comida porque estamos agotados por la incertidumbre del tema: la obsesión, el contar calorías, la confusión, el dinero que gastamos en jugos *detox*. ¿Quién necesita todo eso? Nadie.

Sin embargo, necesitamos comer, ¿no sería agradable comer algo que no nos causara enfermedades, cansancio o cáncer? En este capítulo, vamos a hacer tu tarea y a filtrar todo el ruido, los mitos, prejuicios y las intenciones ocultas. El pódcast *mindbodygreen* ha recibido a más de cuatrocientos invitados que son especialistas en nutrición en cierto sentido, así que de verdad lo hemos escuchado todo. Una semana, un invitado compartirá su opinión férrea en torno al kale y nos contará por qué no es tan maravilloso como todo mundo cree, y dentro de unas semanas, otro invitado nos contará por qué el kale es un superalimento que te cambiará la vida. Un experto sataniza las legumbres, otro cree que son clave para la longevidad. ¿Te sorprendería si te contáramos que los plátanos generan controversia? Seguro que no. Es el salvaje oeste, amigos. Uno de los motivos por los que hay más información disponible que nunca en torno a la comida y la nutrición es el mismo por el que hay más información engañosa que nunca: los algoritmos de las redes sociales. Estos algoritmos crean un círculo de retroalimentación que incentiva los extremos, en especial la ira. Scott Galloway, autor de *Adrift* cuenta que investigadores de la Escuela de Administración de Wharton examinaron artículos de *The New York Times* que se hicieron virales y descubrió que los factores más comunes eran la ansiedad, el asombro y la ira. "Por cada aumento en la desviación de la ansiedad provocada, la probabilidad de que un artículo llegara a la lista de los más compartidos por correo incrementó veintiún por ciento. Para el asombro, treinta por ciento. Pero la emoción más potente fue la ira, ésta incrementó la viralidad treinta y cuatro por ciento".[9] Con esto en mente, es fácil entender cómo a *influencers* gastronómicos como doctores, nutriólogos y otros autodenominados expertos se les premia por tener puntos de vista que polarizan. ¿Cuántos *influencers* famosos reciben miles de millones de *likes* y clics por hablar de la dieta mediterránea? No muchos. ¿Por qué? Porque a diferencia de muchas tendencias alimenticias (dieta carnívora, vegetariana, etcétera) esa dieta es superequilibrada y no genera controversia alguna. En otras palabras, no genera tribalismo ni fuertes críticas, nadie la exprime. El mundo ha visto cómo se desarrolla este fenómeno de manera desastrosa en el ámbito político, en donde se incentiva el contenido que polariza porque suma vistas, lo que se traduce en ganancias.

En el mundo del bienestar, hemos visto cómo se desarrolla todo esto en tiempo real. A fin de cuentas, nuestro trabajo es identificar tendencias y patrones en el ámbito de la salud. Pero más que estar al día, personalmente hemos probado todas las tendencias y las dietas: vegetariana, vegana, crudivegana, keto, paleo, completamente carnívora; recetas inspiradas en el ayurveda y la medicina tradicional china y montones de *detox* y limpiezas. Y después de más de una década de experimentar e investigar, nos hemos dado cuenta de dos cosas que no son sexys y no van a generar clics, pero que son fundamentales para tener una mentalidad saludable, placentera, no dolorosa, sobre la comida.

**1. La evidencia científica que respalda la mayoría de las tendencias alimentarias recientes todavía es muy incipiente.** Desde nutriólogos hasta cardiólogos, todo el mundo sabe que el estado de la ciencia de los alimentos y la ciencia de la nutrición no es el ideal. Hay muchas cosas que desconocemos, muchos estudios erróneos y contradictorios, hay mucha investigación pendiente. Y en los casos en los que sí hay investigaciones, puede ser muy difícil que una persona común y corriente descifre en qué estudios confiar. Motivados por sus propios prejuicios, los científicos y los expertos pueden encontrar "evidencia" que respalde muchas afirmaciones, lo cual socava aún más la confianza del público. La ciencia de los alimentos moderna comenzó en 1923, cuando se descubrió la primera vitamina, lo cual quiere decir que este campo sigue en pañales comparado con otros.[10]

**2. No hay una forma de comer adecuada para todos.** Pese a los interminables libros sobre dietas que se publican todos los años para promocionar la dieta keto, paleo o la que sea, todavía no encontramos una sola que nos funcione a los dos, ¡y somos sólo dos! Para confirmarlo todavía más, tenemos dos amigos maduros que están sanos y rebosantes de energía, uno es paleo (Mark Sisson, sesenta y nueve años) y el otro es vegano (Rich Roll, cincuenta y seis años). ¿Quién dice que uno está bien y el otro no en términos de su filosofía nutricional? ¿Qué tienen en común? No mucho, más allá de que evitan comer alimentos procesados y se mantienen asombrosamente activos. Entendemos que sería más fácil si pudieras simplemente seguir una lista de requisitos en un libro, qué comer y cuándo, pero con el paso de los años hemos aprendido que esto no funciona. ¿Por qué? Por varios motivos. Primero, según factores genéticos y de estilo de vida, una persona podría incrementar su consumo de carne y su perfil lípido se dispararía hasta llegar al máximo riesgo, mientras que el de otra persona podría mejorar. Somos únicos, por eso el meollo del asunto es escuchar a nuestro cuerpo. Segundo, la comida no sólo es combustible, gira en torno al placer, los rituales y el confort, y varía muchísimo el enfoque individual de cada quien. Lo sostenible es lo que te hace feliz, no es realista pensar que una dieta puntual podría hacer felices a todos.

¿Entonces deberíamos rendirnos, cenar en el bufet de Applebee's y comer postre en Dairy Queen? No, aunque a nuestro niño interior que creció en los noventa le encantaría. Si bien no existe un plan alimenticio que funcione para todos y la evidencia científica es incipiente, sí existen pilares que puedes emplear para encontrar una filosofía que te funcione. Estos lineamientos fundamentales se rigen por el sentido común y se han sometido a numerosas evaluaciones científicas rigurosas. Los expertos a quienes consultamos de manera regular las recomiendan y son nuestra estrella polar personal. Nuestra perspectiva en este capítulo se centra en escuchar las recomendaciones de los expertos y después descartar las discrepancias y los consejos novedosos y de moda. Esto incluye videos de creadores de contenido sin acreditaciones pero que producen videos muy persuasivos. Sí, todos tenemos opiniones. Y todos tienen una nueva dieta que les ha funcionado, por eso la comparten en las juntas vecinales (o las redes sociales hoy en día) y te emocionan porque te podría funcionar. Somos seres optimistas, a fin de cuentas. Sin embargo, lo que hemos descubierto en el curso de los años es que el consenso es oro. Si escuchas con suficiente atención, los expertos coinciden sin duda en ciertos aspectos, y ésas son las pepitas de oro que resaltaremos en este capítulo. Es el camino fácil hacia la nutrición y hemos descubierto que te puede ayudar a llegar a ochenta por ciento del bienestar máximo. Es interesante porque las normas que compartimos también son muy radicales precisamente por su equilibrio. En estos días, no ser controvertido es la postura más radical que existe.

Así que, después de haber reconocido que todos estamos hartos de la obsesión cultural con qué comer, ¿por qué deberías dedicarle tiempo a leer otra cosa más sobre nutrición, ya no digamos dedicarle tiempo a encontrar una nueva filosofía propia?

Porque no es tan difícil como crees y porque es importante.

Si elegiste este libro, es probable que ya lo hayas escuchado antes, o que hayas vivido de primera mano el efecto de la nutrición en tu bienestar. Jason sin duda lo ha hecho. Cuando lo ves hoy, con sus dos metros de altura y sus noventa kilos de peso, no es fácil creerlo, pero conoce de primera mano lo que los expertos denominan el efecto yoyo o de rebote, es decir, bajar de peso para volver a subirlo (en su caso, entre once y veintidós kilos) muchas veces en el curso de años o décadas. Todo empezó en el segundo año de la preparatoria, cuando intentó ganar músculo para jugar básquet, pero como no tenía idea de cómo hacerlo (se atragantó de pollo empanizado a la parmesana, pastas refinadas y polvos de proteína asquerosos), desarrolló músculo, pero también mucho más peso en la zona abdominal. Cuando empezó la temporada de básquet, el entrenador lo acosaba con chistes gordofóbicos durante las prácticas, lo que destrozó su seguridad.

Terminó bajando los kilos que le sobraban durante la temporada, pero cuando llegó el verano, los volvió a subir, comía muchos alimentos procesados y tomaba Gatorade. Para volverse a poner en forma siguió la dieta Atkins y otras medidas extremas. Este ciclo se repitió muchas veces durante su adolescencia y en sus veintes, cuando jugó en la universidad (y a la mezcla sumó cerveza y pizza en las madrugadas). La dieta yo-yo fue nociva para la salud física, emocional y mental de Jason. Aunque en sus treinta la oscilación en el peso fue menos severa, hasta principios de sus cuarenta por fin descifró qué decisiones alimentarias y de estilo de vida favorecían su salud metabólica. Para algunas personas como Jason, el efecto en la alimentación es evidente, pero para otras no se refleja en aumento de peso, sino en inflamación y enfermedades metabólicas.

Para llegar a la parte de por qué es factible, esto es todo lo que diremos sobre la importancia de comer bien. Sólo añadiremos que lo que comes y cómo comes es absolutamente relevante. No te despiertas un día, prendes un interruptor mágico y de pronto eres diabético, estás inflamado o cansado. A fin de cuentas, todos los días tomas decenas de decisiones con respecto a la comida. Una sola no es vital, pero con el tiempo, se acumula la salud o el daño. Y pasa con el paso del tiempo. Es una buena noticia porque tienes mucho tiempo para usar la comida como medicina. Porque eso es exactamente lo que es.

## COME COMIDA DE VERDAD (ÉNFASIS EN *DE VERDAD*)

Alimentos naturales. Alimentos de origen vegetal. Alimentos orgánicos. Alimentos procesados. Alimentos naturales. Alimentos locales. En el mundo de la nutrición, la comida tiene muchos adjetivos calificativos; algunos son muy directos y otros, puro marketing, aparatosos. En cualquier caso, puede resultar muy confuso, así que trataremos de simplificarlo.

- Come comida de verdad.
- Come comida de verdad.
- ¡Come comida de verdad!

¿Qué significa? La comida de verdad es comida en su forma original o lo más cercano posible a esto. Se trata de alimentos que no están procesados, con muchos nutrientes y sin aditivos. Zarzamoras, aguacates, arúgula, brócoli, nueces de Castilla, ajo, camote, carne de res de libre pastoreo, salmón salvaje o huevos criados en la naturaleza, de los pollos de tu vecino (y ese pollo también, si se puede). Cuando hablamos de comida de verdad, lo primero que a la gente se le ocurre son frutas y verduras enteras porque son más reconocibles en su forma natural. Cuando seguimos con los granos, la carne y los lácteos, las cosas se complican un poquito, porque los podemos encontrar en la tienda mínimamente o sumamente procesados. Pero para quienes podemos seguir una alimentación fundamentalmente de comida de verdad, los beneficios abundan. Para empezar, se reduce el índice de padecer de diabetes tipo 2, cardiopatías y cáncer.[11] Se trata de una alimentación con muchos antioxidantes, y micronutrientes como vitaminas y minerales. Le darás al microbioma la fibra que necesita para digerir como es debido, mantener la salud inmunitaria y la glucosa a raya. No alimentarás las bacterias que viven en la boca y que causan placa, y por lo tanto, disparan la factura del dentista. Y cuando comes comida de verdad, tendrás menos antojo de azúcar y alimentos ultraprocesados.[12]

Desde hace años todos hemos escuchado que los alimentos procesados nos hacen daño. Dos ejemplos muy publicitados son el jarabe de maíz de alta fructosa y las grasas trans. Cuando pensamos en alimentos procesados, nos imaginamos McDonald's, KFC, o productos que se consiguen en un 7-Eleven. Pero ¿acaso la mayoría de la gente cree que el yogur, la pasta o la avena son alimentos procesados?

No.

Como visionario de la comida de verdad y endocrinólogo, el médico Robert Lustig, asegura: "Lo que cuenta no es *qué tienen* los alimentos, sino *qué se les ha hecho* a los alimentos".[13] En otras palabras, la gente se preocupa mucho por evitar el azúcar, la grasa o la sal en la comida, pero se le olvida ver las otras dimensiones de lo que se sirve en el plato. Por ejemplo, según la marca que compres en la tienda, el yogur podría no ser sólo leche de vaca fermentada con microbios buenos para el intestino, también podría incluir sustitutos de grasa y "sabores naturales", o sea, químicos diseñados para oler a la fruta de verdad que no le pusieron al yogur de "arándanos". Los edulcorantes artificiales son omnipresentes y algunos, como el aspartame, se vinculan con mayor riesgo de desarrollar cáncer.[14] A la comida se le añaden almidones, gomas, espesantes y azúcares, y se le quita fibra, grasa y micronutrientes; con frecuencia no tenemos idea de qué se está haciendo detrás de las cortinas para lograrlo.

Intentar descifrar la información nutrimental de una etiqueta en la tienda nunca había sido una labor tan desconcertante como en la actualidad. Se puede etiquetar muchos de estos alimentos ultraprocesados como orgánicos porque no se requieren pesticidas para desarrollar sus componentes en un laboratorio. Del mismo modo, muchos de estos aditivos químicos se derivan de las plantas, por eso la industria alimentaria tiene protección legal para denominarlos "naturales". Lo más alarmante es que el término *de origen vegetal* se ha popularizado, las marcas se lo están poniendo a todo, desde galletas a carne falsa.

**Pausa:** permítenos subirnos a nuestro estrado un momento. Sólo porque un producto sea de origen vegetal, no quiere decir que te haga bien. Las galletas Oreo, la Coca y los Doritos son, sobre todo, ¡plantas! Pero son plantas ultra-super-mega-hiper procesadas, a tal grado que, de hecho, se parecen más a un proyecto de laboratorio de la preparatoria que a lo que se cosecha en un jardín o en el campo. La carne falsa es la innovación más reciente en este engaño. En esencia, este producto emula un alimento integral cuyo sabor y textura son particularmente difíciles de imitar; esto se logra mediante un puñado de ingredientes novedosos, como la leghemoglobina (heme), cuya toxicidad a largo plazo no se ha estudiado y que, encima, se modifican genéticamente. Esta carne de laboratorio puede saber más a carne que productos anteriores, pero en esencia, sigue siendo carne de laboratorio. Sus partidarios aseguran que es una alternativa más sustentable frente a la carne, lo cual es cierto si comes hamburguesas todos los días, pero el argumento es menos sólido si comes carne de res orgánica, local, criada en libre pastoreo, una vez al mes.

Por muy conocedores que seamos de la nutrición luego de tantos años, incluso *nosotros* hemos caído en las trampas de la mercadotecnia que nos han puesto los ejecutivos de la industria alimentaria. Por ejemplo, es muy difícil identificar las grasas falsas. Hay una variedad de grasas falsas que se le añaden a la comida y que se patentan con nombres como Simplesse, pero que se ocultan sigilosas en las etiquetas de información nutricional como "proteína de leche".[15] Si lees "proteína de leche" suena muy saludable, ¿no? No lo es, pero ese es el punto del juego de palabras. Al final, el truco lingüístico explica cómo es que el yogur griego puede no contener grasa ni azucares añadidos ni fruta de verdad y no saber a basura.[16]

Al final, la comida procesada *es* demasiado buena para ser verdad.

A mediados del siglo xx, cuando empezamos a procesar nuestros alimentos en serio, elegimos un camino peligroso. Empezamos un experimento extenso, costoso y desastroso con nuestra comida que incluyó meterle mano, añadir, quitar y cambiar componentes clave de los alimentos naturales. No importa si se trata de alimentos genéticamente modificados o enriquecidos, en esencia, cambiamos el suministro alimentario y como resultado, el suministro alimentario nos cambió a nosotros. Mientras las empresas estadunidenses experimentaban con cómo hacer la comida más rentable y apetitosa, fácil de producir, también estaban jugando con nuestra salud a largo plazo, poniendo a prueba el efecto de sus inventos en nuestra salud a corto plazo. Si probaban un nuevo almidón modificado en un grupo de ratas y no moría de inmediato (o dentro de seis semanas), se le consideraba suficientemente bueno. Pero nadie estudió los efectos metabólicos a largo plazo de tantas modificaciones en el suministro alimentario.[17] Se creía (y aún se cree en ciertos ámbitos) que, si los aditivos son seguros, entonces cambiar la composición química de la comida en general también debía ser seguro. El argumento reza que, si a nuestros cuerpos no les importa que nos comamos un yogur con edulcorante artificial, entonces en sentido estricto, no es tóxico. De hecho, nos hace bien desde la perspectiva de la ingesta y el gasto calórico, lo que el cuerpo no conoce no le hace daño, ¿no? Por desgracia, es un error garrafal. La procedencia de nuestras calorías es importante. El error de cálculo que se hizo en Estados Unidos en los años cuarenta al decidir empezar a enriquecer la comida es el mismo que cometemos hoy cuando seguimos comiendo esos alimentos ultraprocesados. Subestimamos la profunda complejidad e inteligencia del cuerpo humano. El metabolismo no es tonto, pero si así lo tratas, verás una gama de consecuencias negativas y no intencionadas para la salud.

Desconocemos mucho sobre el efecto de todos los aditivos que le estamos poniendo a la comida. A la industria alimentaria no le interesa financiar esas investigaciones, y la velocidad vertiginosa de la tecnología alimentaria supera por mucho lo que pueden hacer los científicos investigadores. Sin embargo, lo que sí sabemos es más que suficiente para ir directamente a los departamentos de las orillas, donde suelen encontrarse los productos frescos en el supermercado. Los alimentos procesados nos hacen daño por muchas razones, nos vienen a la mente los azucares, las sales y la grasa añadidas y los pesticidas ocultos como Roundup. Pero queremos resaltar dos motivos menos conocidos para comer alimentos sin etiqueta (¿alguna vez has visto una naranja con etiqueta?) o con la menor cantidad posible de ingredientes.

### *Tu cuerpo no es tonto*

Cuando te devoras un helado keto, con pocas calorías, que nunca se te olvide que tus papilas gustativas, sistema nervioso y hormonas son más listas que tú.

Los alimentos procesados que añaden saborizantes, aditivos y otros componentes están diseñados para engañar a tu cerebro haciéndole creer que está comiendo algo con más grasa, azúcar o sal de los que tiene. Éste fue un error de cálculo mayúsculo de la ciencia alimentaria. Uno de los motivos por los que tenemos la capacidad del gusto es porque a nuestro cerebro le gusta predecir las cosas.[18] Para metabolizar correctamente distintos tipos de alimentos, tenemos que gastar distintas cantidades de energía. Para ayudarnos a hacerlo de forma más eficiente, nuestro cerebro necesita saber para qué prepararse: ¿proteína, azúcar, grasa o carbohidratos? El sabor de esos alimentos es la información que nuestro cerebro necesita para calentar el metabolismo en consecuencia. Pero la genialidad ocurre después de probar y comer nuestra comida, se llama aprendizaje postingestivo y así aprendemos qué alimentos nos gustan, cuáles queremos y se nos antojan.[19] Por ejemplo, si una comida nos dio una cantidad increíble de grasa en beneficio de nuestro cerebro, vamos a recordar a qué sabe, para poderla identificar en el futuro y así buscarla.

Antes de que empezáramos a jugar al científico loco con el suministro alimentario, nuestros cerebros podían confiar en los alimentos que sabían dulces para obtener un número de calorías proporcionales, o un pedazo de carne consistente y graso para obtener un nivel predecible de grasa y proteína. Pero ahora, si te comes un yogur con Simplesse, el organismo no está ingiriendo la misma cantidad de calorías que esperaría de un lácteo dulce y graso. Esto crea lo que se denomina "disparidad nutricional", y el problema es que el cuerpo empieza a compensar esa incertidumbre, ese error de predicciones, enviando el mensaje al cuerpo de que más le vale ingerir más calorías, y rapidito.[20] Por ejemplo, un escenario calórico decepcionante: te comes un yogur con Simplesse, la lengua percibe la textura cremosa y le dice al cerebro que va a recibir mucha grasa, pero el estómago recibe "bolitas diminutas de proteína" en vez de grasa densa.[21] ¿Puedes culpar al metabolismo por sentirse engañado? Es difícil molestarnos con nuestros cerebros y cuerpos por querer compensar la diferencia calórica en vista de nuestros engaños. Es mucho mejor darles el bocado real, delicioso, con grasa, y no una imitación. Te llenarás más rápido y honrarás la sabiduría del cuerpo al mismo tiempo.

Para profundizar en el ejemplo que Schatzker da en su libro, durante una entrevista nos compartió: "Hemos cambiado la comida de muchísimas maneras para transmitir mensajes distintos que ya no están en sincronía con la nutrición, por eso creo que el deseo de comer es excesivo".[22] Hoy por hoy, cincuenta y ocho por ciento de las calorías en la dieta adulta de un estadunidense promedio provienen de alimentos ultraprocesados; esa cifra es de sesenta y siete por ciento entre niños y adolescentes.[23] Al comparar esa estadística con la decadencia de la salud metabólica del país en los últimos treinta años, empieza a quedar claro el origen del problema.

### *El caso de la fibra extinta*

Ya mencionamos que el contenido de los alimentos procesados no es el único problema, también lo es la omisión. Uno de los elementos más saludables, fundamentales de la comida de verdad es su fibra. Para recordar lo más elemental: la fibra es un carbohidrato complejo que no se puede digerir ni descomponer en azúcar, así que recorre el intestino y sale del organismo. Pero en el camino, tiene una labor superimportante: mantener a raya la glucosa, hacernos sentir satisfechos y alimentar las bacterias saludables en los intestinos.[24]

Pese a todo ello, la industria alimentaria parece empecinada en quitarle la fibra a la comida. Robert Lustig cita un ejemplo sencillo: el jugo de naranja. Parece que el jugo de naranja debería ser igual de saludable y nutritivo que una naranja entera, pero en términos metabólicos, es lo mismo que tomar agua con azúcar y vitamina C. El jugo no tiene fibra, justo lo que desacelera el golpe de azúcar de una naranja, porque la fibra desacelera la digestión de los carbohidratos y la absorción de azúcar. La matriz de fibra de la naranja, no el jugo, le permite a tu cuerpo digerirla y absorberla de forma saludable para el hígado sin causar un subidón de glucosa.[25]

Una nota adicional sobre la salud metabólica: ¿por qué es importante la glucosa? ¿Por qué es importante metabolizar la comida de forma óptima? Para los seres humanos, la salud metabólica —es decir, que los niveles de glucosa, presión sanguínea y colesterol sean normales— es decisiva. Si nuestro metabolismo no está sano, corremos mayor riesgo de padecer diabetes, cardiopatías y accidentes cerebrovasculares. Si bien la salud pública se centra en la epidemia de la obesidad, cada vez se publican más investigaciones que desvelan que todos deberíamos ponerle más atención a la salud metabólica, la que causa, en gran parte, la obesidad en primer lugar. Porque si bien subir de peso es la señal más visible de la disfunción metabólica, hay más gente poco saludable que con sobrepeso. De hecho, de acuerdo con un estudio, sólo doce por ciento de los estadunidenses, o uno de cada ocho, goza de "salud metabólica óptima, esto quiere decir que, si queremos estar sanos, no sólo importan las cifras que vemos en la báscula.[26]

Lo que nos lleva de vuelta a la fibra.

A lo mejor estás pensando en nuestro viejo amigo Metamucil o cáscara de *psyllium*, o cualquier otra marca de fibra soluble que le agregues a un licuado o cereal. ¿Es suficiente para compensar una alimentación con deficiencia de fibra? No del todo. Ayuda, pero hay dos clases de fibra: soluble e insoluble, y las dos son igual de importantes. Puedes añadir mucha fibra soluble a tu dieta, pero si no estás comiendo alimentos naturales, te falta la mitad de la fibra. La combinación de las dos clases de fibra contiene la respuesta insulínica y otorga inmensos beneficios al metabolismo.[27]

La importancia de la fibra en una dieta saludable y en el bienestar general no se puede sobreestimar. El reputado gastroenterólogo Will Bulsiewicz nos hizo darnos cuenta de la severa deficiencia de fibra que tenemos los estadunidenses y lo vital que es para la salud. Una de las estadísticas más asombrosas que hemos encontrado —para que vean el extremo— es que noventa y cinco por ciento de los estadunidenses tiene deficiencia de fibra.[28] Es muy alarmante cuanto te das cuenta de que con el simple hecho de consumir más fibra —no mucha y ni siquiera la porción diaria recomendada— reduces la exposición a seis de las diez primeras causas de muerte en Estados Unidos (cardiopatías, accidentes cerebrovasculares, diabetes, deficiencia de los riñones, cáncer y alzhéimer).[29] Para ser específicos, durante nuestra entrevista Bulsiewicz nos contó de un nuevo estudio que analizaba la interacción entre aumentar el consumo de fibra y el éxito de la inmunoterapia para el cáncer. Will nos contó: "Descubrieron que es mucho más probable que respondas mejor a la inmunoterapia, que vivas más tiempo, que sobrevivas al cáncer, al punto de que por cada cinco gramos de ingesta de fibra alimentaria, los sujetos incrementaron la probabilidad de supervivencia en treinta por ciento".[30] Es importante añadir que el umbral para la ingesta de fibra para este estudio fue de veinte gramos de fibra, ni siquiera la cantidad diaria recomendada de treinta y ocho gramos para los hombres y veinticinco gramos para las mujeres entre los diecinueve y los cincuenta años.

Cuando se discute sobre lo que se le quita a los alimentos ultraprocesados, la fibra es el elefante blanco, pero hay mucho más que termina en la basura. Según Lustig, también se desechan "vitaminas, polifenoles, poliaminas, flavonoides y otros antioxidantes", micronutrientes y fitonutrientes importantes que necesitamos desesperadamente para mantener todos los sistemas del organismo sanos.[31]

**Lección importante:** cuando consumes comida falsa, la experiencia no le brinda mucho placer al cuerpo. Te hará querer comer mucho más hasta que te enfermes.

Come comida de verdad y te sentirás satisfecho y feliz, y como resultado, estarás más sano.

## CONSEJOS DE INTEGRACIÓN:

Ahora vale la pena regresar a lo elemental. Pese a la complejidad de todos los estudios científicos que demuestran qué es mejor para el metabolismo y qué contienen nuestros alimentos, hacer lo correcto para el cuerpo es lo más fácil del mundo: come comida de verdad. Si viene en una caja, lata o bolsa y tiene ingredientes que no puedes pronunciar, tendrás que poner mucha más atención. Algunas latas sólo contienen legumbres, pero otras tienen legumbres con mucho aceite procesado y sal. Vale la pena dedicar tiempo a revisar las etiquetas. A fin de cuentas, ahora que conoces todas las trampas de la industria alimentaria, puedes identificar sus ardides publicitarios. También vamos a incluir algunos consejos para facilitarte las cosas cuando vayas al súper y que puedas planear tus comidas desde un punto de vista flexible para cualquier presupuesto.

- El que mucho abarca, poco aprieta: lo ideal es hacer cambios pequeñitos en tu alimentación para ir incorporando cada vez más comida de verdad en tu dieta. Nuestra amiga y famosísima nutrióloga Maya Feller ha ayudado a cientos de personas a mejorar su salud y asegura que cada vez que alguien trata de reformar sus hábitos alimenticios de manera radical, no es sostenible. Hay que empezar poco a poco para hacer un cambio de vida, no empezar otra dieta temporal.
- Empieza listando tus comidas favoritas, las que funcionan para tu familia ahora mismo. ¿Cómo hacer modificaciones? Si una de tus favoritas es el espagueti con albóndigas, intenta hacer la salsa para la pasta en casa en vez de comprarla. Si quieres reducir el consumo de granos refinados, sustituye la pasta de

harina blanca por una pasta de lentejas para añadir un poco más de fibra y proteína. Ponle verduras a la salsa y mejorarás muchísimo el perfil nutricional de tu comida.

- Si el dinero o el acceso a la comida es un obstáculo (e incluso si no lo son) recurre a alimentos enlatados o congelados. Hay muchos alimentos empacados que no son ultraprocesados, sólo hace falta leer la información nutricional. Puedes comprar espinaca o brócoli congelados, pescado salvaje o legumbres enlatadas y comer igual de saludable que quien tiene los recursos para comprar costosos productos orgánicos. La comida de verdad es sencilla y asequible, pese a lo que muchos creen. Nosotros no somos cocineros profesionales ni nos dedicamos a preparar menús, así que recurrimos a alimentos orgánicos como frijoles, aceite de oliva extra virgen y sardinas salvajes. La sencillez de estos ingredientes nos permite planear comidas a partir de los asequibles y deliciosos cimientos de la comida de verdad; aunque cuando podemos elegimos exclusivamente alimentos orgánicos para nuestra familia. Para mayor información sobre nuestra lista de compras semanal y marcas favoritas, visita: thejoyofwellbeing.com/groceries
- Una de las dificultades para integrar la comida de verdad en la cotidianidad es el tiempo. Por eso, la comida procesada resulta muy atractiva y conveniente, pues sólo tienes que abrir un paquete y listo. Pero los beneficios del tiempo que te ahorras no compensan el precio que pagan tu salud y felicidad. Para que cocinar comida de verdad sea más manejable desde la perspectiva del tiempo, considera preparar tus comidas para la semana con anticipación si tu día a día es caótico: cocinar arroz y frijoles, cortar verduras y empacar almuerzos con anticipación te ayudará a integrar la comida de verdad más fácilmente. Si preparar para toda la semana te parece abrumador, hazlo para dos días. Comer bien dos días es buen comienzo.

- Diseña algunas comidas recurrentes para la semana. Que sean lo más sencillas y rápidas posible. No pasa nada si comes lo mismo varios días, no es aburrido, es una técnica de supervivencia. Con dos niñas y una vida ajetreada, tenemos un menú para la semana, así la compra y la preparación con antelación resultan muy eficientes. Todos los lunes comemos pasta de lentejas rojas con brócoli, nos encanta y relaja.
- Seguro ya conoces este punto, pero vale la pena repetirlo: tu plato debe contener sobre todo verduras. Cuando estés planeando comidas, contempla cómo aumentar las porciones de verduras. Si comes fuera, pide la carne como guarnición y la verdura como plato principal, no al revés.

## AYUNO CIRCADIANO

En el capítulo anterior, hablamos del poder del reloj interno, o el ritmo circadiano, y cómo éste influye en todos los aspectos de nuestra fisiología. Vamos a retomarlo para recalcar que no es broma y que hay más información al respecto.

Desde hace algunos años, un ámbito de interés relativo a la comida no es qué comer sino cuándo comerlo. Como en mindbodygreen, el equipo de investigación lo sabe de sobra, parece que no pasa un día sin que nos encontremos con un artículo sobre el ayuno intermitente y sus posibles beneficios para la salud: función cognitiva mejorada, pérdida de peso, longevidad, por mencionar algunos.[32] ¿De qué se trata? En el ámbito médico, se le denomina alimentación de tiempo restringido, es decir, restringes el periodo para comer y estableces un número de horas al día. La alimentación de tiempo restringido consiste en limitar todas tus comidas a una ventana de cierto número de horas en el día, entre cuatro y doce, y hacer ayuno el resto del día. Pero con tantas variedades de ayuno intermitente, cada una con sus posibles ventajas y complejidades, es difícil saber cuál es la más adecuada para ti, si es que hay alguna que lo sea o si incluso se trata en general de una práctica segura. La verdad es que este rubro científico sigue siendo incipiente y se requieren más investigaciones para verificar varios aspectos. Pero dicho esto, muchos expertos respetados con los que hemos hablado sí le encuentran beneficios a varias formas de ayuno intermitente para la mayoría, cuando se hace de manera responsable y en sintonía con tus objetivos y estado de salud actual. La manera más responsable, fácil y asequible de aprovechar los beneficios de la alimentación de tiempo restringido, sin tener que darle muchas vueltas ni consultar con tu médico para tomar el camino más seguro, es simplemente hacer un ayuno circadiano de doce horas casi todos los días.[33]

¿Cómo difiere del ayuno intermitente? Se trata de planear tus comidas con la salida y la puesta del sol y las subidas y caídas correspondientes de cortisol. También se trata de consumir tu comida más sustanciosa en el desayuno o a media tarde y no en la tarde o noche. Si decides reducir la ventana para comer y eso implica saltarte una comida, algunos estudios demuestran que tiene más beneficios saltarse la cena que el desayuno (que es más común pero la evidencia científica no lo respalda igual).[34] El tiempo también es importante porque el efecto del cortisol en las hormonas de la tiroides, que altera el metabolismo de la comida que consumes, es vital. Cuando en las primeras horas del día el cortisol se eleva, el metabolismo también se activa y aprovechas la comida que consumes como energía con más eficiencia. Cuando más tarde en el día el cortisol disminuye, el metabolismo también baja la velocidad, lo que propicia que el organismo almacene la comida como grasa. La doctora Amy Shah, médica y experta en ayuno intermitente para mujeres, lo explicó así en mindbodygreen: "Todas nuestras células y órganos tienen relojes que determinan cuándo se deben prender y apagar nuestros genes... No es posible realizar todas las acciones en el organismo a la vez. Cuando el sol se mete, se suelen apagar las acciones de digestión y se encienden las acciones de reparación y restauración. Si cenas muy tarde, es posible que digieras más despacio, que produzcas ácido y más resistencia a la insulina. Esto causa aumento de peso, síntomas gastrointestinales e incluso diabetes".[35]

El ayuno del ritmo circadiano también contempla el papel de la insulina. Cuando comes, sobre todo si se trata de una comida con muchos carbohidratos, el cuerpo segrega insulina como respuesta frente al aumento de la glucosa. De acuerdo con investigadores de un estudio que se publicó en *Cell* en mayo de 2019, si la insulina se eleva en horas inusuales —como cuando cenas muy tarde— puede alterar el ritmo circadiano e incrementar el riesgo de padecer problemas de salud a largo plazo, como diabetes tipo 2 y cardiopatías.[36] La insulina también promueve el almacenamiento de grasa corporal, sobre todo si consumes demasiados carbohidratos o calorías.

También se ha demostrado que planear tus comidas de acuerdo con tu ritmo circadiano natural contribuye a reducir las enfermedades inflamatorias, como artritis reumatoide y enfermedad inflamatoria intestinal; infecciones; trastornos metabólicos; ciertos tipos de cáncer y trastornos del sistema nervioso central, como esclerosis múltiple y mal de Parkinson.[37] Incluso se ha promovido como una estrategia maravillosa para combatir las señales internas y externas del envejecimiento.[38]

Si bien los horarios de tus comidas son importantes, no es lo único que hay que considerar cuando se trata del ayuno del ritmo circadiano. La doctora Felice Gersh, obstetra especialista en gestión hormonal, recomienda no comer después de las 7:00 p.m. y dice que también es importante que tu ritmo circadiano funcione como debe. La dieta del ritmo circadiano depende del aumento y la disminución del cortisol y otras hormonas. Las luces artificiales, el uso excesivo de pantallas y horarios impredecibles para dormir pueden alterar de manera negativa el ritmo circadiano natural y desequilibrar las hormonas.

Comer con tus ciclos naturales de sueño y vigilia contribuye a equilibrar las hormonas, pero si sueles ver Instagram en el teléfono hasta las dos de la mañana, todos tus esfuerzos quedarán sin efecto.

Para aprovechar todos los beneficios, Amy Shah recomienda equilibrar tu horario de sueño con tu horario de comidas, acostándote entre las 9:00 y las 11:00 p.m. y despertando entre las 5:00 y las 8:00 a.m. todos los días. No olvides la exposición solar cuando te levantes para reiniciar el hipotálamo y ayudar a regular mejor las hormonas. Restringe las comidas a un periodo de doce horas (pasarás buena parte de las otras doce horas durmiendo) en línea con tu ritmo circadiano.

**CONSEJOS DE INTEGRACIÓN:**

- Si doce horas de ayuno te parecen muchas, empieza poco a poco y concéntrate en la noche. Si acostumbras a acostarte a las 9:30, intenta cerrar la cocina a las 7:00 p.m. después de una cena ligera.
- En la mañana, si despiertas temprano y con hambre, haz la espera más cómoda tomando un par de vasos de agua. La hidratación en las primeras horas de la mañana siempre es una buena idea.
- Puedes tomar café negro o té y seguir en ayuno, sólo no les añadas leche.
- Aunque no es buena idea cenar pesado porque puede alterarte el sueño, entre otras cosas, asegúrate de cenar grasas saludables y proteína para mantenerte satisfecho y que duermas de corrido.

## HIDRATACIÓN

Ya sea que estés estreñido, hambriento, cansado, te duela la cabeza, estés enfermo, te sientas mal, tengas hipotermia o no te puedas concentrar, lo primero que te recomendará cualquier doctor es tomar agua. Es el equivalente saludable a la pregunta del técnico de computación: "¿Ya intentaste reiniciar la computadora?" Del mismo modo: "¿Estás tomando suficiente agua?" es la primera y la última pregunta cuando algo anda mal con nuestros cuerpos, pero debería ser la pregunta que nos planteemos constantemente durante el día, sin importar cómo nos sintamos.

La doctora Kristen Willeumier es neurocientífica e investigadora, diseña y estudia enfoques terapéuticos para rehabilitar la función cerebral de atletas con lesiones cerebrales traumáticas leves. En el curso de su carrera, en la que ha estudiado los cerebros de cientos de jugadores de futbol de la NFL, identificó la importancia de la salud cerebral y contribuyó a diseñar protocolos para sanar el cerebro mediante la nutrición y los cambios en el estilo de vida. De acuerdo con ella: "Lo primero que hago cuando le enseño a la gente a cuidar su salud cerebral es asegurarme de que están tomando suficiente agua. Le he enseñado a miles de personas a mantener en forma sus cerebros... y algo que siempre tienen en común es que no toman suficiente agua".[39]

¿Qué hace la aburrida agua de toda la vida por nuestro cerebro y cuerpo? Elimina toxinas, mantiene la presión sanguínea normal, la piel limpia, la actividad metabólica e incluso puede mejorar la memoria.[40] En un estudio realizado a adultos de entre cincuenta y uno y setenta años, no se encontraron muertes por enfermedades crónicas entre quienes cumplían los criterios de hidratación y no padecían una enfermedad crónica previa.[41] Willeumier señala que la hidratación es fundamental para que el cerebro envejezca bien. Cuando creó su base de datos de tomografías cerebrales saludables (para usarlas como puntos de comparación en su estudio de la NFL), vio la ausencia de perfusión (flujo sanguíneo saludable) en los cerebros de sujetos sanos. Lo que esto le demostró es que, si no corregían esos problemas de perfusión y protegían sus neuronas, tendrían más riesgo de padecer enfermedades cognitivas entrados los años. ¿Cómo empezar a aumentar el flujo sanguíneo al cerebro? Así es: tomando agua.

#### CONSEJOS DE INTEGRACIÓN:

- Una regla de oro es tomar en onzas la mitad de tu peso corporal en libras. Si pesas 68 kilos (150 libras), entonces deberías tomar unos 2100 gramos de agua (75 onzas). ¿Cómo? Si no quieres cargar una botella enorme (como Colleen) todo el día, mantén una jarra de agua en el refrigerador (en la casa o la oficina) y rellena tu vaso durante todo el día. En la noche, puedes poner un vaso vacío al lado de tu cafetera o tetera como recordatorio para empezar el día tomando agua.
- Recuerda, puedes obtener hasta veinte por ciento de tu ingesta diaria de agua de las verduras, las frutas y los jugos verdes. Que te sirva de colchón para los días en los que te quedaste corto en tu ingesta de agua.

## CONTEMPLEMOS LOS TEMAS CANDENTES: AZÚCAR, ALCOHOL, GRANOS Y GRASAS REFINADAS, CARNE Y LÁCTEOS

Por mucho que no queramos ser sumamente prescriptivos, sabemos que las mentes curiosas quieren tener más información sobre ciertos grupos alimenticios, sobre todo de aquellos cuya información sobre el papel que tienen en una dieta saludable es confusa o controvertida. Hay muchas personas con opiniones férreas sobre cada una de estas categorías de alimentos, muchas de ellas extremas. Desde nuestro punto de vista, satanizar grupos alimenticios (¿recuerdan la guerra contra la grasa?) ha fomentado el montón de problemas que tenemos con la comida. Cuando te propones eliminar los lácteos de tu vida, o el azúcar, terminas en donde empezaste: comiendo sustitutos de grasa y aditivos que no tienen por qué estar en tu organismo, y comiendo más y más y más. Todavía peor, te pierdes la increíble fuente de nutrientes (micronutrientes, fitonutrientes), como calcio, vitamina D, vitaminas del grupo B e incluso macronutrientes, como proteínas. Por otra parte, hay personas con alergias y sensibilidades para quienes ciertas exclusiones son necesarias. La única decisión realista cuando se trata de qué alimentos consumir es ser fiel contigo misma, a las necesidades y deseos de tu cuerpo, y lo que quieres para ser feliz y estar sana. El metabolismo es único e individual y debe respetarse. La familia, estilo de vida y objetivos de cada individuo son distintos y se deben tener en cuenta. No vamos a hacer declaraciones generales sobre qué deberías comer o beber, pero tampoco vamos a dejar de darte información. A continuación, algunas recomendaciones más matizadas para vivir y disfrutar tu comida mientras cuidas tu salud.

### *Azúcar*

Es probable que, ahora mismo, el azúcar esté más satanizada que cualquier otro alimento. Y si bien la mayoría de los expertos coinciden en que debes limitar la ingesta de azúcar a no más de veinticinco gramos de azúcar añadida al día, también hay que recordar la regla 80/20 y tener en cuenta la máxima de comer comida de verdad. Si vas a comerte una galleta de chispas con chocolate, consigue la mejor, es decir, con grasa, gluten (si puedes tolerarlo), mucha mantequilla, de la pastelería de tu zona. Por el amor de la Madre Naturaleza, ¡no desperdicies tu vida comiendo una Chips Ahoy! Y sobre todo disfruta tu galleta, saboréala desde la abundancia y la alegría, no desde la escasez y la culpa.

### *Alcohol*

El consejo sobre el alcohol siempre cambia y es contradictorio. Según el estudio que leas, una copa de vino es buena o causa cáncer. Pero si Giuseppe de Cerdeña y los centenarios de las otras zonas azules son indicadores, es posible consumir alcohol de forma moderada sin que esto perjudique la salud. Si puedes beber con moderación —un par de tragos a la semana—, adelante, disfrútalo (de preferencia con amigos, no solo). Por ejemplo, nosotros organizamos cenas familiares los domingos y Jason aprovecha esa oportunidad para disfrutar una cerveza clara con una hamburguesa de res (de libre pastoreo). Si bien no es recomendable que le des rienda suelta a tu universitario fiestero interior, es mejor tomar temprano para evitar que el alcohol altere el sueño, el ritmo cardiaco y la recuperación. También depende del individuo: es preciso conocer tu límite y entender que ciertas bebidas te afectarán de manera distinta, dependiendo de muchos factores. Por ejemplo, Colleen sólo tolera una margarita o una copa de prosecco sin que le altere el sueño, e intenta tomarlos lo más temprano posible. El contexto y el ambiente también son importantes. ¿Bebes con amigos y familia o solo? ¿Le tienes que mentir a tu médico sobre lo que tomas? (No te preocupes, a todos nos ha pasado, pero es una señal de alerta.) Por último, si no tomas, no empieces.

### *Granos y grasas refinadas*

La palabra clave es *refinados*. Como vimos en el debate sobre la comida de verdad, cuanto más procesado o refinado sea un alimento, menos saludable es. En el caso de los granos refinados es mejor limitar su consumo. ¿Por qué? Por desgracia, cuando los granos se procesan, son despojados de la fibra alimentaria y la mayoría de sus nutrientes. En el caso de la harina blanca, al trigo se le quita el salvado y el germen. Por eso, muchos expertos recomiendan ni siquiera consumirlos. Para nosotros, se trata de un alimento que consumimos en ocasiones especiales. Por ejemplo, nos encanta el pan de masa madre fresco, es de las mejores cosas de la vida. Y cuando estuvimos de vacaciones en Italia, comimos como italianos, mucha pasta y pan. Pero en nuestra cotidianidad, descubrimos que nuestros cuerpos se sienten más felices si comemos menos granos refinados.

Las grasas refinadas, como los aceites de semillas, son un tema candente en el ámbito de la nutrición. Están surgiendo nuevas investigaciones que sugieren que aceites altamente refinados como el de maíz, canola (semilla de colza), semilla de algodón, soya, girasol, cártamo, semilla de uva y salvado de arroz pueden causar inflamación. De acuerdo con la médica familiar y superventas de *The New York Times*, la doctora Cate Shanahan, estos aceites son nocivos por dos motivos: están sumamente refinados (perdieron sus bondades vegetales originales) y tienen alto contenido de una clase particular de ácido graso poliinsaturado (PUFA, por sus siglas en inglés), los ácidos grasos omega-6. Cuando se les expone a químicos durante el proceso de refinación, en esencia, pierden sus antioxidantes, vitaminas y minerales. Como los PUFA omega-6 promueven la presencia de redes descendentes proinflamatorias en las células del organismo (y las células conforman los tejidos y los órganos), con el tiempo, consumir estas grasas en exceso puede generar inflamación. En la actualidad, los estadunidenses están consumiendo cantidades excesivas de grasas omega-6 que se encuentran en aceites baratos. Mientras tanto, es casi inexistente el consumo de otro tipo de PUFA estelares, los omega-3 (en especial el EPA y el DHA), que son antiinflamatorios. Se trata de un delicado acto de malabarismo que como nación no estamos logrando.

"En el caso de todos los alimentos, tenemos que considerar la naturaleza de las grasas", asegura Shanahan. Las grasas tradicionales como la mantequilla están más cerca de los alimentos naturales que los aceites refinados. "No necesitas fuego alto, tampoco equipo complicado ni maquinaria para refinar", dice Shanahan a propósito de la mantequilla. "Sólo basta con dejar que suba la crema, retirarla y empezar a batirla, así la obtienes".[42]

Se puede decir lo mismo del aceite de oliva, coco y aguacate, si se prensaron en frío y no están refinados. En general, estos aceites se obtienen directo del fruto o la semilla del fruto, y no se les retiran sus antioxidantes y minerales.[43] Como el aceite de oliva es el más utilizado en esta lista de grasas buenas, queremos mencionar que no todo el aceite de oliva es igual. Si quieres aprovechar todos los beneficios de este superalimento, entonces debes consumir aceite de oliva extra virgen. Busca el aceite de aceitunas griegas *koroneiki*, italianas *moraiolo* o españolas *picual*. También es importante la fecha de compra. De acuerdo con el chef Ryan Hardy, cuando lo entrevistamos para nuestro pódcast: "El nivel de estos polifenoles está en su punto máximo cuando se cosecha y enseguida desciende". También pierde sabor a medida que envejece, así que la próxima vez que lo compres revisa bien la etiqueta.[44]

### *Carne, pescado y huevo*

La mayoría de los doctores especializados en medicina funcional recomienda comer pescado salvaje, y de vez en cuando, pollo y huevos de libre pastoreo y carne alimentada con pasto. El pescado salvaje es mejor que el de granja, si puedes conseguirlo, y te recomendamos consumir pescados como salmón, caballa, anchoas, sardinas y arenques (SMASH, por sus siglas en inglés), porque tienen menor contenido de mercurio y mayor densidad nutricional. Los pescados SMASH tienen un alto contenido de los importantísimos ácidos grasos omega-3 marinos, EPA y DHA, y también son ricos en proteína. Los huevos también tienen mucha proteína, intenta consumir huevo orgánico y de libre pastoreo si es posible. Los órganos de reses alimentadas con pasto están de moda de nuevo y la evidencia científica respalda sus beneficios; incorpóralos en tu dieta si toleras la textura (por desgracia, nosotros no). Si estás buscando permiso para ser vegetariana, pescetariana o vegana, adelante. Cuando se hace bien informado y con el seguimiento de un profesional de la salud, dejar la carne es una buena opción, pero es probable que requieras suplementos para cumplir con la ingesta de ciertos nutrientes. Algunos son carnívoros de corazón y creen que no pueden vivir sin comer carne, está bien, asegúrate de monitorear tu perfil lípido y otros biomarcadores para hacer los ajustes necesarios.

### *Lácteos*

No hace falta dejar de consumir lácteos, enteros, orgánicos y provenientes de vacas alimentadas con pasto, a menos que tengas problemas para digerirlos. ¿Una o dos horas después de comer lácteos sientes inflamación y tienes gases? Posiblemente sea un indicador de que a tu organismo le cuesta trabajo digerirlos. Si los comes y te sientes bien, entonces no es tu caso. Conoce tu cuerpo y guíate por la moderación. Si te está costando trabajo escuchar a tu cuerpo, entonces pregunta a tu médico qué análisis de sangre te pueden indicar cómo interactúa tu organismo con los lácteos. Algunas personas están en el espectro de la intolerancia a la lactosa y otras tienen alergia a los lácteos.

En resumidas cuentas, equilibra lo que comes. Como dice la célebre frase de Michael Pollan: "Come comida. No mucha. Sobre todo, plantas".[45]

Sólo tú sabes qué te funciona mejor según tus necesidades únicas:

- Ochenta por ciento: alimentos naturales sin procesar. Consume sobre todo verduras. En la medida de lo posible, elige alimentos que no tengan etiquetas y, cuando vayas al supermercado, concéntrate en los departamentos laterales, donde suelen estar los productos frescos.
- Veinte por ciento: todo lo demás, que generalmente se encuentra en los pasillos centrales del súper.

**CONSEJOS DE INTEGRACIÓN:**

- Haz una lista de los alimentos que no son negociables y mantenlos en tu dieta. Con la regla del 80/20 en mente, ¿cómo puedes pasar algunos alimentos no tan sanos a la categoría del veinte por ciento? Tal vez, reservando el vino para los fines de semana y la pizza para una ocasión especial. Haz un inventario de lo que comes, lo que valoras y cuáles serían las alternativas más sanas, considera sin qué no puedes vivir. Por ejemplo, si te fascina ponerle una cucharada de jarabe de maple al café todas las mañanas, no es negociable, hazlo sin remordimientos.
- En última instancia, las comidas familiares deben ser placenteras. ¿Cuáles son tus tradiciones familiares favoritas? Piensa en comidas o platillos que puedes preparar de manera más sana para que sea más fácil para ti y tu familia adoptar rutinas más saludables mediante sustitutos bien meditados.

## ÚLTIMAS IDEAS

Este capítulo incluye mucha información sobre la ciencia de la alimentación, pero en última instancia, el mensaje concluyente es la importancia de mantener una relación sencilla y placentera con la comida. A fin de cuentas, es lo que recomienda la evidencia científica. Si quieres hacer cambios en tu alimentación, asegúrate de que cuadren con tu estilo de vida actual, tu presupuesto y lo que te hace feliz. Adopta rituales en torno a tus comidas familiares: pon la mesa, prende velas, canten, lo que los haga felices. Esperamos que a estas alturas estés convencida de que no es imposible ni abrumador realizar pequeños cambios que tengan efectos evidentes. De hecho, si los haces gradualmente, igual que cocinar un asado de costillas orgánicas, de libre pastoreo, te prometemos que descubrirás una transformación deliciosa.

## VEINTE POR CIENTO EXTRA

### BUSCA LA DIVERSIDAD

Una forma de dar un poco más mientras disfrutas cocinando y comiendo alimentos de verdad es contemplar otros ingredientes además de los "sanos" de siempre, no todo es brócoli o arándanos. Considera otras culturas y disfruta la diversidad de alimentos deliciosos y saludables. ¿Has probado el bok choy, el kimchi, los frijoles espárrago, las cerezas de Morello, las alcachofas de Jerusalén o el pérsimo? Si sólo compras en tu súper o tienda local, será difícil encontrarlas, pero aquí radica ese veinte por ciento extra, ¡acepta el reto!

### LA COMIDA COMO MEDICINA

Después de los treinta años, la mayoría se hace estudios de sangre cada año. Algunos se saben sus resultados, otros se conforman si su médico les dice que todo está "normal". Si quieres dar ese veinte por ciento extra, utiliza la comida como herramienta de precisión para tu salud, ponle atención a tus resultados y hazte más análisis además de los que te pide tu médico. Hay muchos estudios, pero los que te proponemos te ayudarán a identificar cualquier irregularidad en tu salud porque, en general, cualquier desequilibrio que los resultados de éstos señalen sugiere algo más grave. Es todavía más importante si tienes historial de cardiopatías o trastornos metabólicos. Si quieres lineamientos generales para entender los límites de referencia, está el internet. Pero si buscas orientación más personalizada y saber si los resultados son normales u óptimos (algo que tu médico no siempre menciona), tenemos más información en nuestra página de recursos en thejoyofwellbeing.com/labs

#### Glucosa e insulina en ayunas

Estos dos estudios son muy importantes para identificar indicios de problemas metabólicos asintomáticos. Algunos médicos son reticentes a solicitar el estudio de insulina en ayunas, pero vale la pena preguntar.

### Lp(a)

Aunque debería, no figura en el perfil de lípidos estándar. Si este valor es elevado, se triplica el riesgo de tener un infarto a temprana edad.[46] Háztelo sobre todo si en tu familia hay historial de muertes prematuras debido a insuficiencia cardiaca. Más de veinte por ciento de la población tiene Lp(a) elevada y requiere intervención médica.[47] La genética desempeña un papel fundamental y el estilo de vida no modifica mucho este valor, así que si sales bajo, es probable que no tengas que hacerte este estudio otra vez.

### Homocisteína

Vitaminas clave como la B12, B6 y B9 (ácido fólico) descomponen este aminoácido. Si lo tienes alto, apunta a una deficiencia seria de vitamina B, lo que incrementa el riesgo de presentar coágulos (trombosis) o accidentes cerebrovasculares. Si la homocisteína se acumula sin que te des cuenta, también puede contribuir a la demencia y las cardiopatías.[48] Para Jason este tema es personal. Hace un par de años, se sentía bien físicamente, pero después de un estudio de sangre rutinario, descubrió que su nivel de homocisteína era de 63.3 umol/L. (Para referencia, la homocisteína es elevada arriba de los 15 umol/L, así que su resultado fue particularmente preocupante.) No se presentan efectos secundarios, tu salud se ve mermada en silencio. Por fortuna, como Jason era consciente de la historia familiar de cardiopatías, se hizo estudios y detectó el problema a tiempo. Pudo tratarlo con vitaminas B bioactivas y regularizar sus niveles de homocisteína.

### Perfil de estrógeno, testosterona y tiroideo

El estrógeno y la testosterona son dos hormonas sexuales fundamentales para el equilibrio del organismo; asegúrate de que tus valores sean normales. Otro grupo de hormonas crucial son las tiroideas (T3 y T4). Si bien las mujeres son más propensas a desarrollar problemas en la tiroides (hipotiroidismo e hipertiroidismo), a todos nos beneficia consultar a un endocrinólogo para conocer nuestro perfil tiroideo completo (no nada más la TSH, también la T3, T4, T3 inversa y anticuerpos tiroideos). Las hormonas sexuales y tiroideas tienen efectos en todo el cuerpo, por eso es importante priorizarlas y optimizarlas.

### Hemoglobina A1C

Quizá la conozcas en el contexto del diagnóstico y el tratamiento de la diabetes. Algunos médicos piden este estudio si los niveles de glucosa se encuentran en el rango prediabético, pero como la glucosa es tan importante para entender tu salud general estándar, es buena idea realizarte este estudio para medir el promedio de la glucosa en el curso de seis semanas.

### Ácido úrico

Un marcador con el que estamos menos familiarizados es el ácido úrico, un residuo que se encuentra en la sangre y se crea cuando el cuerpo descompone químicos llamados purinas. Los niveles altos de ácido úrico suelen asociarse a la gota, una especie de artritis, pero no es el único indicador. El endocrinólogo Robert Lustig asegura que "el ácido úrico es básicamente una representación del consumo de azúcar por cómo se produce en el hígado. Si tus niveles de ácido úrico son elevados, esto quiere decir que las mitocondrias no están funcionando bien y tienes un problema".

### ApoB

Este estudio es obligatorio si te preocupan las cardiopatías. Cada vez hay más consenso entre los expertos que indican que "las alipoproteínas B son un factor causante inicial importantísimo de la arteriosclerosis".[49] En otras palabras, los valores de ApoB le dan a tu médico un panorama más claro de la acumulación de colesterol en las paredes arteriales. Este estudio no es de cajón, pero puedes pedirlo como parte de un perfil avanzado, como con la Lp(a).

**Estatus de vitamina D y omega-3**

Hay muchos estudios para determinar el estado nutricional, pero los valores más importantes son la vitamina D y el omega-3. ¿Por qué? Nuestro país tiene una epidemia por la deficiencia y el bajo consumo de vitamina D y omega-3. Para medir la vitamina D, el estudio es 25-hidroxi vitamina D total en suero o 25(OH)D. Un valor por debajo de 30 ng/mL indica una insuficiencia de vitamina D. Hay que evitarlo y apuntar a 50 ng/mL, de acuerdo con endocrinólogos y especialistas en vitamina D. Para conocer tu consumo de ácidos grasos omega-3 epa y dha, hay un maravilloso estudio, índice de omega-3, que desarrolló el doctor investigador especializado en nutrición y lípidos, William S. Harris. El objetivo es un índice de omega-3 de ocho por ciento o mayor para la salud general pero también para el bienestar cardiovascular.

CAPÍTULO CINCO

# Sólo ~~hazlo~~ muévete

"¿Cómo entrenan?"

Es una pregunta que nos hacen mucho cuando conocemos gente y saben que dirigimos una empresa de salud y *wellness*. Si tenemos en cuenta que la actividad física es un pilar de la salud, esta pregunta va después de: "¿Qué dieta siguen? ¿Keto? ¿Vegana?". En todos los espacios para hablar de temas triviales —fiestas, antes o después de una conferencia, al dejar a los niños en la escuela— nos hacen estas preguntas, y nos preparamos para las miradas de decepción cuando respondemos. En el caso de la dieta, nuestra alimentación no se rige por una etiqueta, es demasiado personalizada para encasillarla. Y en el caso del ejercicio, tampoco nos identificamos con un plan o una tribu, como CrossFit o Peloton. Así que respondemos: "Caminamos mucho, hacemos poco cardio y entrenamiento de resistencia dos o tres veces a la semana. También tenemos una regla no escrita, subimos y bajamos por las escaleras sin son cinco pisos o menos".

Siguen las miradas confundidas y una contracción casi imperceptible de decepción, se borran las sonrisas. Enseguida, cejas levantadas en señal de escepticismo: "¿Cómo? ¿Nada más?". Cuando confirmamos: "sí, nada más", la conversación se termina y pasamos a otro tema. Por mucho que quisiéramos que la gente fuera más curiosa sobre por qué hacemos lo que hacemos, su reacción no suele superar el escepticismo. No somos adivinos, pero asumimos que se estarán preguntando si tal vez no estamos tan sanos como parecemos o sospechan que no les estamos contando todo. Y tal vez tienen razón sobre lo último, es posible que no compartamos los detalles porque no creemos que sean tan interesantes. Pero cuando escribimos este libro, pusimos más atención a lo que nos encanta de nuestras caminatas, lo restauradoras e intencionales que son, lo fundamentales que son para mantener nuestra salud y felicidad. Nuestro entrenamiento de resistencia nos ha dado fuerza y tranquilidad. Cuando escribimos este libro, dos de nuestros padres fueron internados durante estancias prolongadas en el hospital. En esos días, pensamos mucho en la capa protectora que nos da nuestra rutina de entrenamiento de resistencia y cómo también contribuirá a que no acabemos en el hospital más adelante. De modo que así es nuestro "entrenamiento".

Las mañanas en nuestra casa son una vorágine caótica para salir y dejar a las niñas en la escuela. Colleen se pone sus mallones de yoga para integrar su aspiración constante de moverse cuando tiene un espacio en su agenda y tal vez hacer diez minutos de saludos al sol suaves en la oficina antes de hacer su primera llamada (por cierto, en la oficina los leggins son cien por ciento apropiados). Cuando regresamos de dejar a las niñas, caminamos durante quince minutos para llegar a la oficina. Si tenemos tiempo de sobra, extendemos la caminata y hacemos juntas en movimiento, hablamos de la agenda del día, ya sea de trabajo o relacionada con las niñas. Siempre que podemos, escogemos las escaleras. Ya sentados frente a la computadora, la regla es nunca estar más de treinta minutos sentados sin pararnos a dar una vuelta, y entre dos y tres días a la semana hacemos entrenamiento de resistencia (mancuernas, pesas rusas, máquinas o ejercicios con el peso corporal). Eso es todo, amigos. Si no cuentan las caminatas, "entrenamos" veinte o treinta minutos tres o cuatro veces a la semana.

Queremos ser muy claros: no se trata de una receta.

Es una descripción de cómo un par de humanos integran ejercicio y movimiento a sus días sin tener que pensarlo mucho, empacar ropa para el gimnasio, preocuparse por bañarse ni hacer cierto número de minutos en una costosa bicicleta fija. ¿Lo mejor de todo? Sabemos que sólo tenemos que hacer esto por ahora. Con esta rutina estamos consiguiendo ochenta por ciento de nuestro bienestar máximo. ¿Le dedicamos mucho tiempo o dinero? ¿Seguimos reglas estrictas en cuanto a minutos, calorías quemadas o zonas de frecuencia cardiaca logradas? Para nada. ¿Lo hacemos en nuestro departamento mientras las niñas juegan con sus Legos? A veces. (Creemos que es importante que las niñas nos vean entrenar e inculcarles hábitos saludables desde pequeñas.) ¿Hacemos esto a propósito para notar apenas que lo hacemos? Claro que sí.

El mensaje en mayúsculas de este capítulo es facilísimo: mueve tu cuerpo de forma que te brinde placer (para que no dejes de hacerlo) y haz un poco de entrenamiento de fuerza.

Es esencial para la salud mover el cuerpo, hacer ejercicio, entrenar, estresarlo suavemente para fortalecerlo, como quieras llamarlo. A menos que hayas vivido los últimos setenta años en una cueva, lo sabes. Al igual que las ventajas de los alimentos naturales, la pila de investigaciones coincide en la importancia del ejercicio para mejorar la salud y la longevidad. No evolucionamos para estar sentados todo el día, eso está claro. Se ha demostrado que el ejercicio en varios incrementos, desde tres segundos a treinta minutos, protege contra un abanico de enfermedades del cuerpo y la mente que siembran el caos en nuestro bienestar. La Clínica Mayo reporta que el ejercicio puede prevenir, gestionar y disminuir el riesgo de morir de un accidente cerebrovascular, síndrome metabólico, hipertensión, diabetes tipo 2, depresión, ansiedad, cáncer, artritis y caídas.[1] De acuerdo con la doctora Jennifer Heisz, autora de *Move the Body, Heal the Mind*, en un estudio que evaluó a dos mil hombres de mediana edad en el curso de veintidós años y agrupados según su estado físico, el riesgo de demencia "casi se duplicaba entre los de menor estado físico que los que estaban en mejor forma".[2] Hasta aquí llegaremos con el panorama general de los beneficios del ejercicio (hacerlo con detalle es material para otro libro completo), pero sí vamos a detallar los beneficios increíbles de ejercitar *menos* de lo que crees que necesitas, y las ventajas de mover el cuerpo sin necesariamente acabar bañado en sudor en el gimnasio pero que serán suficientes para llegar a ese ochenta por ciento.

Y ahora la paradoja. Si todos sabemos que el movimiento es fundamental para la salud, y todo el día y la noche nos bombardean con anuncios para que compremos equipo, programas y planes de ejercicio, ¿por qué no lo hacemos? La Clínica Cleveland publicó un artículo en 2018 en el que reportaba que ochenta por ciento de los estadunidenses no está haciendo ejercicio suficiente.[3] Es el refrán constante de las instituciones médicas: ejercite más. Todo el mundo grita lo importante que es, pero no parece que nadie esté logrando que la gente haga lo mínimo.

Vamos a decirlo fuerte y claro: *es-di-fí-cil.* Muchos trabajamos por lo menos ocho horas al día y nuestros trabajos exigen que estemos sentados frente a la pantalla de una computadora. Los escritorios de pie están muy bien, pero no lo son todo, sobre todo porque cuando llegas a tu casa te tumbas en el sillón, pides comida a domicilio porque estás muy cansado para cocinar y luego ves Netflix durante horas (a todos nos ha pasado). Es mucho tiempo para permanecer sentado si lo comparamos con el movimiento casi constante de nuestros ancestros cazadores y recolectores. ¿Entonces qué hacemos? ¿Cómo le damos la vuelta a un mundo que se opone por completo a nuestro diseño evolutivo? ¿Cómo nos obligamos a *movernos*? Estamos convencidos de que el problema tiene dos caras. La primera: la motivación.

## LA MOTIVACIÓN ES UN MONSTRUO

En el mundo de la salud y el *wellness, la motivación* es el monstruo que debemos derrotar. Se han escrito libros sobre cómo hacerlo. ¿Por qué? Porque según la etapa y las circunstancias vitales, la motivación varía mucho, esto quiere decir que el ejercicio puede parecer fácil o imposible. Por supuesto que recordamos esa época antes de tener hijos, cuando no nos parecía tan difícil encontrar tiempo o motivación para entrenar. Muchos en esa etapa recurren a clases de *fitness* —como nosotros lo hicimos— no sólo por el ejercicio, también por las relaciones sociales y para hacer comunidad. Un estudio de dos alumnos de la Escuela de Teología Harvard, Angie Thurston y Casper ter Kuile, reveló que los *millennials* están encontrando en el *fitness* lo que nuestros antepasados encontraban en la religión: un ritual, vínculos sociales y sentido.[4] A partir de esto y de nuestra experiencia personal, si tienes tiempo para tomar clases, ¡adelante! Y no serás la única. Tan sólo las clases de zumba crecieron exponencialmente en 2022, muy simbólico que la gente buscara bailar en comunidad como reacción frente a la soledad de la pandemia. En un intercambio por correo con el CEO de zumba, Alberto Perlman, nos contó: "La gente está regresando a clases de zumba en multitud para hacer cardio, por su dosis de baile, por placer, pero lo más importante, para recuperar su comunidad".

Si no estás encontrando la motivación para moverte, no es tu culpa. No eres flojo, el cerebro lo es. Es decir que no se trata de un defecto de carácter sino de un mecanismo evolutivo cuya función alguna vez fue conservar energía, pero ahora nos está saboteando. Hace un millón de años nuestro cerebro creó ajustes de fábrica para las funciones biológicas que tenían que ver con el gasto energético a partir de una vida muy activa. El resultado es una discordancia con nuestras circunstancias actuales, es decir, ya no debemos preocuparnos por encontrar un mamut lanudo para cenar, pero nuestros cuerpos siguen pensando que sí. De acuerdo con Jennifer Heisz: "Para el cerebro el ejercicio es un gasto extravagante y este sólo quiere que te muevas si tu vida depende de ello... el cerebro flojo preferiría que guardaras esa energía para después, para cuando la necesites *en serio*".[5] Nuestros cerebros son los maestros de la eficiencia porque necesitaban serlo, para ser longevos y transmitir nuestros genes a la siguiente generación, pero ahora, la mayoría de los estadunidenses vive en un mundo de abundancia relativa, así que no necesitamos reservas de energía. El resultado es la falta de ganas de movernos en una época en la que lo necesitamos más que nunca. Entonces, ¿cómo lo sorteamos?

En este capítulo, vamos a revisar estrategias para integrar el movimiento en tu vida y solucionar el problema de la motivación, empezaremos por cambiar la mentalidad. En vez de concentrarte en lo que no estás haciendo en el presente y entrar en pánico, en vez de intentar llegar a una cifra o seguir una recomendación, en vez de copiar lo que le funcionó a alguien más y mortificarte cuando no te emociona hacerlo, intenta concentrarte en cómo te quieres sentir ahora y en el futuro. No en cómo te quieres ver. Tampoco en las cifras que quieres ver en el marcador. Ni lo que tu médico te recomienda. ¿Quieres sentirte más fuerte y menos estresada? ¿Quieres dormir mejor y tener energía para corretear a tus hijos en el patio o hacer senderismo el fin de semana? Si no tienes la respuesta, reflexiona. Para adoptar nuevos hábitos en torno al ejercicio debes empezar por aquí.

¿Por qué? Al visualizar rendimientos tangibles sobre tu inversión, el placer de ser una persona que se mueve y cosecha las recompensas, es más probable que el ejercicio se convierta en una parte sostenible de tu vida.[6] Si ya encontraste la actividad que te funciona, te sientes fuerte y descansada, no permitas que te convenzan de hacer pesas, pilates o *parkour* (a menos que quieras intentarlo, desde luego).

La segunda parte para modificar la mentalidad en torno a la motivación es pensar para qué quieres tu cuerpo en el futuro. Atención, no dijimos "qué quieres para tu cuerpo" (bajar seis kilos, tener menos arrugas, etcétera), sino para qué quieres utilizar tu cuerpo, en el contexto de aprovechar tu vida al máximo. No podemos negar que incluso los más saludables y felices vamos a envejecer. Cuando eso sucede, disminuyen la fuerza y la energía, a menos que estés esmerándote para mantener todo el vigor posible, y que lleves mucho tiempo haciéndolo. No estamos sugiriendo que seas Jack LaLanne (si quieres puedes aplastarte frente a la tele del asilo). Pero la mayoría *quiere* mantenerse en un estado activo, fuerte y sereno todo lo posible. Sabemos que, a los setenta y cinco años, empieza el deterioro en picada del cuerpo. Sin embargo, muchos queremos vivir muchos más años. Imagina cómo serán esos años. ¿Quieres poder ir caminando por un café? ¿Jugar en el pasto con tus nietos?

Éste es un ejercicio de visualización que vale la pena.

Siéntate y cierra los ojos un minuto. Piensa qué *quieres* hacer a los setenta y cinco años, ¿qué ves? ¿Estás haciendo paddleboard en la costa del golfo de Florida? ¿Subiendo las escaleras de tu edificio, sin elevador, en East Village sin cansarte? ¿Estás practicando taichi en el parque? ¿Le estás enseñado a tus nietos a jugar tenis? Ahora, piensa qué quieres hacer en tus ochenta y más allá. ¿Qué te imaginas? ¿Qué necesitas que tu cuerpo pueda hacer? Para nosotros, todo gira en torno a los nietos (si tenemos suerte): queremos poder cargar a los bebés, perseguirlos cuando caminen y poder cuidarlos todo el fin de semana sin agotarnos. En tu caso, puede ser tan sencillo como cargar tus compras cuando vayas al súper. O mantener una buena salud cognitiva para seguir escribiendo poesía en tus años dorados. Quizá quieres seguir cabalgando o nadando en el mar, o simplemente manejando tu coche. Para hacer todo eso, debes mantenerte en movimiento durante las décadas previas. La mayoría no lo hace, por eso demasiados estadunidenses se enfrentan con una vejez plagada de degeneración, enfermedades y pésima calidad de vida. Si tu estrella del norte para la toma de decisiones diarias —como caminar, subir y bajar por las escaleras, levantar pesas— es cómo quieres sentirte en el futuro, entonces es menos probable que te hundas en las arenas movedizas de la motivación.

## LA CARRERA DE OBSTÁCULOS DEL MOVIMIENTO

El segundo motivo por el cual a las personas se les dificulta integrar el movimiento en sus vidas es la falta de tiempo y dinero. La falta de estos factores es una limitación seria y real. Es irrefutable. Ahora bien, para empezar, se tiene la idea equivocada de que mover el cuerpo exige mucho tiempo y recursos. Esta idea —que tienes que entrenar en el gimnasio todos los días por lo menos treinta minutos e invertir en una membresía/entrenador/bicicleta/caminadora— nació en la industria del *fitness* y la realidad distorsionada del internet. Cuando compartimos nuestro no-entrenamiento recibimos miradas confusas en gran medida por la disonancia cognitiva. A fin de cuentas, aquí estamos, somos representantes del mundo del *wellness*, pero nuestras acciones no corresponden con lo que la gente cree que significa estar sano. Esto se debe a que su conocimiento proviene, en gran parte, de la representación que se hace de la salud en las redes sociales: un complejo gimnasio en casa guiados por una aplicación como Peloton, conjuntos de ropa deportiva y, por supuesto, abdomen de lavadero. Todos los gurús del *fitness* que seguimos en Instagram y las celebridades que sí tienen un batallón de entrenadores a su disposición nos hacen creer que, para vernos como ellos, para estar igual de sanos que ellos, tenemos que hacer lo que hacen ellos: que en ocasiones implica invertir muchísimo dinero y dedicarle horas a su cuerpo. Sabemos que no es razonable para una persona común y corriente, así que nos convencemos de que, si le están dedicando dos horas, tenemos que dedicarle por lo menos treinta minutos. Y si ellos tienen un entrenador personal, por lo menos tenemos que comprar una membresía para usar la aplicación de Peloton. En otras palabras, nos plantaron el algoritmo en el cerebro.

En realidad, para estar en forma y saludables no necesitamos tanto. ¿Recuerdas a Giuseppe de Cerdeña? ¿Qué le parecería una caminadora? Durante años, bajó y subió la misma colina caminando, se mantuvo activo en su cotidianidad, y eso fue suficiente para mantenerse sano. Y de acuerdo con estudios científicos recientes, es probable que Giuseppe estuviera haciendo mucho más de lo necesario. Tan sólo con sus labores cotidianas participaba en el mejor medicamento milagroso del mundo para combatir la demencia: caminar. Un estudio que evaluó a 78430 adultos residentes del Reino Unido descubrió que caminar unos 10 mil pasos al día (9826 para ser exactos) estaba correlacionado con una reducción de veinticinco por ciento en el riesgo de padecer demencia, y quienes caminaban con mayor intensidad (cadencia), corrían aun menos riesgo.[7] Parece que cada dos días la sección "Well" de *The New York Times* publica un encabezado que parece provenir de un portal de noticias satíricas como *The Onion*: "Músculos más fuertes en tres segundos al día", "¿Sirven cuatro segundos de ejercicio?" o "Caminar dos minutos podría contrarrestar los efectos nocivos de sentarse". Aunque parezcan una locura, estos encabezados reflejan un cambio radical en la bibliografía científica de los últimos diez años según la cual los arranques más cortos de actividad aeróbica —si es consistente— pueden ser igual de efectivos para fomentar la salud que hacer cardio mecánico durante largos periodos. Son buenas noticias para quienes apenas tienen tiempo de hacer algo más entre reuniones durante la comida, obligaciones laborales, familiares y sociales. Es el mismo caso del entrenamiento de resistencia. De hecho, un metaanálisis del entrenamiento de fuerza con pesas demostró que hacer una sesión por semana reporta las mismas ganancias que hacerlo varias veces por semana.[8] Queda claro que, si sólo levantas pesas una vez a la semana, no vas a participar en una competencia de fisicoculturismo, pero si te centras en la calidad de esa sesión, incrementarás la masa muscular lo suficiente para mantener el cuerpo saludable y contento, y a los 85 años podrás cargar tus propias bolsas del súper. La evolución más grande en el curso de trece años en mindbodygreen ha sido cambiar el movimiento con atención plena como *rutina* de fitness, por el entrenamiento de fuerza y resistencia para incrementar el músculo como protección saludable contra el envejecimiento. Para quienes apenas empiezan, es importante recordar que un poco es mejor que nada —por eso nuestro ejemplo de tres segundos al día—, pero cuando se trata de mejorar la salud, es mejor hacer un poco más.

Por último, otra razón por la cual la actividad breve, sencilla y que no supone una inversión financiera alta es la mejor opción, se relaciona con la adopción de hábitos. Investigadores conductuales y expertos en hábitos coinciden en que para sabotear un nuevo hábito basta con hacerlo demasiado difícil.[9] Si exige mucho tiempo, es costoso, complicado, inconveniente o doloroso, te desmotivarás para repetirlo. En el momento podría parecer buena idea continuar con un entrenamiento vigoroso, aunque duela y estés cansado, pero la realidad es que sabotea tu capacidad de entrenar en el futuro, punto. Te estás acabando toda la motivación en un intento en vez de utilizar pequeños fragmentos para ponerte los tenis y salir a disfrutar de una caminata que repetirás con gusto. Tan sólo por esta razón, te rogamos que canceles la frase "si no duele, no sirve".

## MACROCONSEJOS DE MOVIMIENTO

Según el planteamiento popular del ejercicio, éste es una actividad complicada y no placentera. Por ideas como ésta, moverse tiene mala reputación y se crea un ideal insostenible e inalcanzable de lo que tenemos que hacer para estar en forma y sentirnos bien. Aquí tiramos todo por la ventana y empezamos desde cero. En vez de tener una idea rígida del ejercicio, concéntrate en cómo te quieres mover en tu día a día. Deja de pensar qué deberías hacer, pregúntate qué *quieres* hacer. Podría ser tan sencillo como caminar al trabajo y subir y bajar por las escaleras, porque sólo tienes tiempo para eso en este momento estresante de tu vida. Podría ser inscribirte a gimnasia para adultos, surfear en el verano y hacer *snowshoeing* en el invierno, caminar en el bosque para observar aves o ejercitarte con tu aplicación de Peloton. Haz lo que te guste y lo que tengas tiempo de hacer. Lo único que tienes que recordar es mover el trasero, como puedas.

Para guiarte un poquito en este nuevo salvaje oeste del ejercicio que te guste y te haga feliz (vaya concepto), tenemos algunos consejos para que cualquier movimiento que elijas sea más exitoso y sustentable. Éstos son algunos principios rectores:

### *El objetivo es que te brinde placer (o por lo menos, que no te cause dolor)*

Muévete de forma que te brinde alegría o satisfacción, o que por lo menos no te duela. Corretea a tu hijo. Ve a bailar. Encuentra algo que te guste hacer muchas veces o experimenta con nuevas formas de movimiento todas las semanas. Que sea un juego. Una propuesta: ¿y si pudiéramos mover el cuerpo como lo hacíamos de niños, sin otro objetivo que divertirnos?

### *Escucha a tu cuerpo*

Puede ser que lo que antes se sentía bien o era tu ejercicio favorito ya no funcione para tu cuerpo o ya no tengas la misma energía. A Colleen le gustaba correr rápido por trechos extensos. Durante una época, eso le pedía su cuerpo, pero ahora la intensidad de esos entrenamientos combinada con sus niveles de energía como mamá de niñas pequeñas ya no funciona, para nada. La agotaría, así que ahora hace movimientos más restauradores y suaves como caminar y practicar yoga, además de entrenamiento de resistencia que, en sus cuarenta, ha incrementado considerablemente.

### *Elige algo que no te cause más estrés*

A veces tienes que equilibrar lo que quiere tu cuerpo con lo que quiere tu agenda. Antes, Jason recorría varias líneas del metro de Nueva

York para ir a cinco clases de yoga distintas a la semana. Cuando tuvimos a las niñas y el negocio empezó a crecer, la cantidad de clases a las que podía asistir a la semana disminuyó hasta llegar a cero. En vez de frustrarse o recriminarse, contempló la realidad de su vida y encontró otras formas de hacer yoga durante el día, en pequeñas cantidades. Empezó a levantar pesas como complemento y descubrió que este equilibrio le funcionaba muy bien en sus circunstancias actuales.

***

A estas alturas ya habrás percibido a dónde queremos llegar. Encuentra una forma de ejercitarte que te haga feliz y funcione en tus circunstancias de vida. No nos cansamos de decirlo porque es muy importante, y uno de los errores más grandes que comete la gente cuando quiere ser más saludable es intentar meter una pieza cuadrada en un hoyo redondo. En el caso del ejercicio y el movimiento más que en otra categoría, el secreto para estar sanos es ser feliz con lo que estás haciendo para seguir haciéndolo. Pero como a algunos no nos gusta tener demasiadas opciones, queremos ofrecerte el camino fácil, dos cosas a las que puedes recurrir cuando se te acaben las ideas o si quieres estar cien por ciento seguro de que estás cumpliendo tu ochenta por ciento. Tenemos claras dos cosas: necesitas moverte y necesitas masa muscular para mantener la salud y el bienestar toda la vida. En las próximas dos secciones vamos a hablar de dos formas de lograrlo sin dedicarle mucho tiempo ni dinero. De hecho, se trata de dos de las actividades más accesibles que existen. Puedes incorporarlas en tu día a día y hacerlas en pequeñas cantidades, así lograrás lo que todo médico en este país quiere que hagas: moverte.

Vamos a ver por qué caminar no es sólo para gente mayor y levantar pesas no es sólo para los fisicoculturistas del gimnasio.

## POR QUÉ CAMINAR ES EL SECRETO MEJOR GUARDADO DEL FITNESS

Para Annabel Streets, caminar es mucho más que el número de pasos en su reloj inteligente o el medio de transporte para ir a la tienda. Sin darse cuenta, ya estaba escribiendo un libro sobre caminar (*52 maneras de caminar: descubre los beneficios físicos, emocionales y espirituales del arte del paseo*) y aprendiendo a amar algo que muchos damos por sentado: poner un pie frente al otro. Aunque terminó siendo un viaje emocional, espiritual y social, Streets empezó sus aventuras caminando desde el aspecto físico. Luego de años de ir manejando a todas partes y sentarse frente a su escritorio mucho tiempo, empezó a darse cuenta de que le estaba pasando factura, notó "cambios curiosos en mi cuerpo (más redondo, blando, adolorido, rígido, encorvado) y mi mente (ansiosa, inquieta, insatisfecha)".[10] El antídoto para todos estos cambios no deseados fue embarcarse en un experimento que tenía dos reglas: una, caminar a todas partes, y dos, cambiar las actividades sedentarias por activas. Empezó a ir a todos lados caminando, incluso si llovía y hacía frío, cuando estaba cansada, cuando estaba sola, cuando había lodo, en la noche. Identificó todos los pretextos que ponemos para no movernos o no caminar: es aburrido, está muy lejos, no es la mejor hora, hay mucha cuesta, etcétera. Streets los ignoró y se negó a sentirse desalentada. Se compró unos buenos tenis, ropa abrigadora y mucho equipo para la lluvia, decidió aguantarse y *caminar*. Esta decisión le cambió la vida, el cuerpo, la mente y el espíritu. Sus caminatas diarias se volvieron un medio para "descifrar pueblos y ciudades, conectar con la naturaleza, estrechar lazos con nuestros perros, hacer amigos, encontrar la fe y la libertad, ignorar el tráfico que contamina el aire, alimentar el sentido del olfato, satisfacer nuestras ganas de contemplar la luz de las estrellas y la oscuridad, ayudarnos a apreciar el mundo que habitamos, con sus complicaciones y belleza exquisitas".[11]

Cuando pensamos en "entrenar", el ritmo de nuestras vidas y la mentalidad distorsionada que hemos cultivado según la cual caminar no es ejercicio "de verdad" han hecho que esta opción sea por completo invisible. Si bien muchas personas caminan por salud, un buen número de personas no cree que sea suficiente, creen que apenas es lo mínimo o que lo haces cuando envejeces y no puedes hacer otra cosa. Rara vez nos alegramos por hacer una agradable caminata de doce minutos, pese a que hay investigaciones que sugieren que incluso una caminata breve puede alterar más de quinientos metabolitos, moléculas que respaldan el corazón, los pulmones y el cerebro.[12] Se nos olvida o quizá nunca supimos que caminar diez minutos fomenta la creatividad y mejora la memoria.[13] Muchos creen que, si no están sudando y les falta el aire, no vale la pena. Y si bien el entrenamiento en intervalos de alta intensidad (HIIT) es una forma maravillosa de mejorar la salud, no es para todos, y lo más importante, no todos lo necesitan. De hecho, para muchos, los entrenamientos de HIIT pueden ser demasiado intensos y se vuelven estresores físicos que debilitan y lastiman el cuerpo.[14]

Para que el movimiento que realizas te lleve al ochenta por ciento de tu salud óptima, debes mejorar el flujo sanguíneo, estresar al cuerpo de forma equilibrada para que genere resiliencia, y asegurarte de que sea placentero para que lo sigas haciendo. Caminar cumple todos estos requisitos y más. Como se trata de una práctica flexible, lo puedes adaptar a tu estilo de vida, no importa que no te hayas parado del sillón en años o que seas triatleta. Puedes caminar despacio o rápido, en una calle plana o una colina escarpada, en terreno irregular o en la banqueta, recorrer distancias cortas o largas. Caminar es gratis y asequible, sin importar en dónde vivas, pero si vives en una zona más campestre, felicidades, tienes la oportunidad de estar en contacto con la naturaleza. Si vives en la ciudad, felicidades, cualquier visita al súper, cita o reunión social es una oportunidad para caminar.

Annabel Streets nos recuerda que uno de los motivos por los cuales esta actividad tan fácil es tan beneficiosa para nuestra salud mental y física es que nacimos para caminar. No para usar una máquina de remo en el sótano, tampoco para pedalear en una bici estática en un cuarto oscuro con música a todo volumen, ni para sentarnos frente a una computadora. Todo el cuerpo, desde el cuello hasta los pies, desde los huesos a los músculos, está diseñado para caminar.[15] Ponte a pensar un segundo en la imagen icónica "la marcha del progreso". Ya sabes cuál, empieza con un simio en cuatro patas y termina con un *Homo sapiens* cazador-recolector que lleva una lanza en el hombro. Es una ilustración que representa veinticinco millones de años de evolución con la secuencia de las especies, desde los primeros simios hasta los primeros humanos. Uno de los aspectos más importantes de ese cambio se representa mediante *una caminata*, resalta el bipedismo como cúspide de la evolución.

Como caminar ha sido una constante desde hace millones de años, nuestros organismos y bioquímica se han adaptado a ello con elegancia, incorporando toda clase de beneficios adicionales cuando realizamos este pasatiempo evolutivo. A continuación, damos algunas sugerencias sobre cómo regresar a nuestras raíces biológicas y aprovechar nuestros componentes integrados que optimizan la salud.

### *Camina cerca del agua*

Cuando Annabel Streets estaba investigando para su libro, encontró evidencia contundente que demuestra que caminar cerca del agua ofrece los mejores beneficios frente a caminar en cualquier otro paisaje. Ya sea por el sonido del flujo del agua, la abundancia de la naturaleza o la superficie resplandeciente, a los seres humanos nos encanta el agua. Desde hace más de veinticinco años investigadores han producido mucha información que demuestra que estar cerca del agua nos cambia los biomarcadores (ritmo cardiaco, cortisol, etcétera) y la vibra. Nos sentimos más satisfechos e incluso altruistas cuando estamos cerca de este paisaje prístino.[16] Algunos estudios también revelan que quienes viven cerca del mar están más sanos y son más felices que quienes viven en el interior.[17] Existen muchas teorías que lo explican, pero para Streets es sentido común: fuimos nómadas durante milenios y la importancia del agua para nuestra supervivencia quedó codificada en nuestros genes. Incluso ahora, caminar cerca del agua nos calma, los niveles de cortisol disminuyen y nuestro cerebro se relaja. En lo personal, desde que nos mudamos a Miami, Jason se percató de un cambio notorio en la variabilidad de la frecuencia cardíaca (VFC). Ahora que vivimos en un departamento con vistas al mar, su VFC promedio es de 100 ms (en el caso de la VFC, cuanto más alta, mejor). Cuando vivíamos en Nueva York era de 84 ms. ¿Coincidencia? Tal vez, pero Jason cree que tiene que ver con el efecto calmante del agua que tenemos la fortuna de tener cerca.

### *Camina en el bosque*

Otro paisaje que tiene efectos maravillosos en la inmunidad, la presión sanguínea y la salud mental es igual de prístino: el bosque. El lugar en donde nuestros ancestros buscaban las plantas y los animales necesarios para subsistir sigue siendo el lugar que respalda nuestra salud. De acuerdo con investigadores de la Universidad de Anglia Oriental, pasar tiempo en la naturaleza tiene beneficios estupendos para la salud. Evaluaron información de 140 reportes realizados en veinte países, que incluyeron a 290 millones de personas, y descubrieron que pasar tiempo en la naturaleza "reduce el riesgo de padecer diabetes tipo 2, cardiopatías, muerte prematura, hipertensión y estrés".[18] Otros estudios han desvelado beneficios igual de asombrosos: el bosque mejoró las calificaciones de los alumnos que hicieron sus tareas cerca de árboles, quienes viven en zonas más frondosas tienen más claridad mental y los niños que crecen en el bosque tienen microbiomas más diversos.[19] Muchos investigadores creen que los responsables de todos estos beneficios son unos compuestos conocidos como terpenos. Los árboles secretan muchos terpenos, potentes fitoncidas. Experimentos han demostrado que hacen de todo, desde mitigar el cáncer hasta reducir la inflamación de los pulmones. Un estudio demostró que un terpeno conocido como delta-limoneno fue todavía más efectivo que los antidepresivos para tratar a pacientes con depresión clínica.[20] Los terpenos también son los somníferos de la naturaleza. Estudios emergentes han demostrado que dos terpenos que abundan en los bosques de pinos contribuyen a dormir mejor y más tiempo, y un estudio en Japón (la tierra de los baños de bosque) reveló que caminar en la tarde tenía un efecto positivo a la hora de dormir.[21] Dan ganas de abrazar un árbol al atardecer, ¿no?

### *Camina en la ciudad*

Como urbanitas que no vamos al bosque tan seguido, nos alegró cuando Streets nos compartió que la ciudad está llena de beneficios que no aprovechamos. A lo mejor cuando caminamos en la ciudad no absorbemos terpenos de forma pasiva, pero cuando nos perdemos, le damos a nuestro cerebro un muy necesario entrenamiento. Es un modo magnífico de conocer mejor tu ciudad, activar neuronas nuevas y obtener una dosis adicional de dopamina.[22] "Al cerebro le encanta la novedad, cuando se enfrenta con algo nuevo o diferente, empieza a construir nuevas redes neuronales, lo cual mejora la memoria y la capacidad de aprender en el proceso", cuenta Streets.[23] En vista de que no corremos el riesgo de encontrarnos con un oso o perdernos de verdad, deambular el fin de semana parece una forma maravillosa de darle mantenimiento al cerebro y mover el cuerpo, sobre todo cuando hay un café en cada esquina. ¡No se puede decir lo mismo del bosque!

#### CONSEJOS DE INTEGRACIÓN:

- Cómo integres más caminatas en tu vida dependerá de tu agenda y tu lugar de residencia, pero el primer obstáculo serán todos los pretextos que empieces a poner. Vamos a abordar algunos a continuación, pero lo más importante es recordar la libertad que te otorga caminar. Si puedes integrar esta actividad en tu vida, vete despidiendo de cualquier culpa o preocupación constante por no estar haciendo suficiente ejercicio para mantenerte sana. El motivo por el cual caminar y el movimiento en general (subir y bajar por las escaleras, la colina, etcétera) es mejor de lo que crees es porque es más probable que lo hagas. Es una práctica sustentable que reporta beneficios inmediatos y (a menos que tengas una lesión), no hace ningún daño. Nadie ha regresado de caminar en el parque y pensado: "Uf, me siento peor". Y para ser claros: para estar saludable, debes mover el cuerpo como sea. Sin pretextos.

- Integra tu práctica para dormir mejor con tu práctica para moverte y sal a caminar temprano por la mañana para tomar un poco de sol. Duplica las bondades.
- La mayoría de los expertos coincide en que no es bueno permanecer sentado mucho tiempo, así que quienes estamos encadenados al escritorio durante el día, tenemos que ponernos creativos. Necesitamos movernos y tomar agua. Por lo menos cada hora, párate a llenar tu botella de agua, camina y estírate un poco. Incluso si te pones a caminar en círculos en la oficina, recuerda que así le ayudas al cerebro a recibir sangre, así que técnicamente, cuenta como trabajar, ¿no?
- Lo que hemos aprendido de caminar bajo la lluvia, la nieve y el aguanieve es que tener la ropa adecuada marca la diferencia entre maldecir el clima mientras caminas de malas y rápido y caminar a ritmo normal, maravillándote de la belleza de la nieve o del aroma de la lluvia. La clave son las capas, y recuerda, si tienes dudas, es mejor llevar más ropa que menos. Cuando suceda lo inevitable y lleves poca ropa para caminar en el invierno, recuerda que la exposición al frío (siempre y cuando

protejas los dedos de las manos y los pies) contribuye a generar la supersaludable grasa parda (más adelante hablaremos de esto), así que es por una buena causa.

- Siempre sube y baja por las escaleras. Que sea una regla estricta, sin pretextos. Como parte de su entrenamiento, Jason sube veintidós pisos de nuestro edificio por las escaleras una vez a la semana a ritmo rápido. Su regla de oro es que si son cinco pisos o menos, sube y baja por las escaleras. A quien le preocupe llegar tarde, si son cinco pisos o menos, la diferencia entre subir y bajar por las escaleras y el elevador es de segundos o minutos. Todos nos lo podemos permitir. Y si es difícil, empieza con un piso y ve incrementando.

## ¿Y EL CARDIO?

Sabemos que cuando la gente piensa en moverse, piensa en el cardio. ¿Cuánto debes sudar y quedarte sin aliento para mantener el corazón fuerte y las paredes arteriales tersas? ¿Cuánto tiempo hay que mantener ese ritmo? Sostenemos lo que dijimos: menos de lo que crees. Muchas personas han vivido más de cien años cargando equipo de agricultura pesado y subiendo pendientes caminando. Quizá muchas personas que tienen trabajos físicos están en mejor forma de lo que creen. Por ejemplo, un estudio esclarecedor que se hizo entre los trabajadores del transporte de Londres, los investigadores descubrieron que quienes tienen labores de mayor exigencia física (inspector de boletos) tenían menor incidencia de padecer cardiopatía coronaria que los trabajadores con labores de menor exigencia física (conductores).[24] Estos inspectores van y vienen en la plataforma, moviendo equipaje, todo el día. No necesitan una escaladora elíptica ni monitorear su ritmo cardiaco.

Dicho esto, la mayoría somos muy sedentarios, lo que quiere decir que debemos desafiar a nuestro sistema cardiovascular para mantenerlo funcionando bien. Los expertos coinciden en que más es mejor.[25] No nos referimos a entrenamientos cardiovasculares, ni a entrenamientos *per se*, sino a movernos todo lo posible y dentro de ese movimiento, intenta quedarte sin aliento un par de minutos (los *biohackers* lo denominan zona 2). De nuevo, sube y baja por las escaleras. Camina rápido todo lo posible. Si te gusta correr, hazlo. Pero siempre intenta moverte y desafiarte cuando puedas.

En resumen: que suba el ritmo cardiaco. No mucho, no siempre, quizá no tanto para mojar la ropa de sudor, pero de vez en cuando sube caminando rápido una pendiente. En la investigación de las zonas azules, en Cerdeña el tercer indicador más importante de vivir hasta los cien años es lo escarpada que es tu aldea. Cuanta más elevación, más oportunidades de desafiar tu corazón y acumular resiliencia. En el caso de los centenarios de Cerdeña, fue resultado del entorno —en su día a día, tenían que subir caminando muchas colinas—, pero los demás tenemos que crear nuestras propias cuestas con total intención.[26]

## ÚSALOS O PIÉRDELOS

Hace más o menos un año, durante un día común y corriente de primavera en Brooklyn, un hombre alto se estaba viendo en el espejo y de algún modo, se dio cuenta de que se había quedado sin trasero.

Semanas antes del descubrimiento, Jason, el hombre sin nalgas en cuestión, se dio cuenta de que estaba un poco bajo de peso. Ya saben, como el autoanálisis de datos es su obsesión, Jason se pesa de vez en cuando. Durante años pesó 93 kilos, y de pronto, pesaba cinco kilos menos. Mide dos metros, por lo que cinco kilos no es mucho, pero le molestó no saber el motivo. No estaba comiendo menos ni se estaba moviendo menos. ¿Qué diablos estaba pasando? Hasta que un día se vio al espejo y se dio cuenta de que tenía el trasero de un anciano. Un poco más plano, más compacto. Ya que puso atención, también tenía las piernas más delgadas. Enseguida cayó en cuenta de que, si bien no había cambiado nada de su rutina, sí le faltaba algo desde hacía tiempo. La verdad era que no había hecho sentadillas ni desplantes, ni ningún tipo de entrenamiento de resistencia para el tren inferior desde que dejó de jugar básquet, en 1998. Así que pese a que iba caminando a todas partes y subía y bajaba escaleras, la mediana edad lo había alcanzado. Su entrenamiento de siempre no le estaba funcionando para ganar masa muscular. Tenía fuerza en el tren superior gracias al consistente entrenamiento de resistencia para esa zona, así que la diferencia entre el tren inferior y el superior era muy evidente. A quien no le preocupe mucho estar definido podría pensar que es normal que pase. La mayoría se encogería de hombros y lo dejaría pasar. Pero debido a nuestra profesión, para Jason fue una señal de alerta. No porque le preocupara mucho el aspecto de su trasero (mientras a Colleen le gustara, ¿qué importa?), sino porque a los cuarenta y siete años sabía que la sarcopenia no es un juego.

La definición clínica de sarcopenia es "un síndrome que se caracteriza por la pérdida progresiva y generalizada de masa muscular esquelética y fuerza".[27] Traducido, quiere decir que si no usas los músculos, los pierdes, y eso es muy, muy malo. Si bien una reducción drástica de la masa muscular y la fuerza siempre son factores de riesgo para la salud (discapacidades, disminución de la densidad ósea, disminución de la calidad de vida y la muerte), a mayor edad se pierden más rápido. Esto empieza a los treinta años. Así es, a los treinta. Y cada década a partir de entonces se pierde entre tres y cinco por ciento de masa muscular.[28] En términos abstractos, puede no parecer serio, pero la pérdida de músculo es igual de alarmante que desarrollar diabetes o cáncer o cardiopatías. La pérdida muscular es un asunto serio.

Pese a lo que se cree, la sarcopenia no es una consecuencia "normal" de envejecer; es un padecimiento que se puede prevenir y revertir simplemente aumentando el músculo. De lo contrario, los músculos se degeneran y hay repercusiones en el metabolismo, la función inmunológica y la capacidad de recuperación de enfermedades y lesiones.[29] Si padeces sarcopenia, las caídas y las lesiones son más frecuentes, también es muy probable que no salgas del hospital. Nuestro amigo y gurú del *fitness*, Mark Sisson, asegura: "El músculo también supone una reserva metabólica para recuperarnos de traumatismos como lesiones, heridas o daño en los tejidos".[30] Es todavía más alarmante el hecho de que el corazón es un músculo, lo cual quiere decir que también le afecta la falta de fuerza, y por consiguiente, también nuestra salud cardiovascular se ve afectada.[31] Por desgracia, la sarcopenia es más común de lo que te podrías imaginar, hasta trece por ciento de los adultos en sus sesenta la padecen y casi la mitad de los adultos en sus ochenta viven con ella.[32]

Ahora entiendes por qué a Jason le preocupó haberse quedado sin nalgas. Recordó lo rápido que se puede perder masa muscular y fuerza cuando no se usan los músculos con constancia. Y esto nos regresa a la idea más importante de este capítulo (y del libro): el punto no sólo es ser longevo, sino vivir mejor. A los setenta y cinco años, si has pasado las últimas décadas sólo caminando, quizá no vas a tener la fuerza que necesitas para hacer las cosas que quieres, las actividades que te hacen feliz, como cargar a tus nietos o jugar tenis.

Así que el segundo componente para mover el cuerpo que sume a tu calidad de vida (no sólo a tu longevidad) es hacer entrenamiento de resistencia. Nos encantaría que nuestras caminatas matutinas después de dejar a las niñas en la escuela fueran suficiente, pero hemos aprendido de la importancia del entrenamiento de resistencia (con pesas o con peso corporal) para mantener el músculo. Para las mujeres, hay otra razón fundamental por la que este tipo de entrenamiento es clave: la densidad ósea. Al igual que la pérdida de músculo, cuando envejecemos perdemos densidad ósea, casi uno por ciento al año a partir de los cuarenta años. Si no se atiende, esta pérdida puede causar osteoporosis tanto en hombres como en mujeres (aunque más mujeres la padecen). En este escenario, la pérdida de músculo y hueso trabajan en conjunto para incrementar el riesgo de padecer lesiones y discapacidad permanente. Si tienes más de sesenta y cinco años, la probabilidad de sufrir una caída es de uno entre cuatro, y tras esta caída, estudios demuestran que la probabilidad de caerte otra vez se duplica, si te caes y te rompes la cadera, la probabilidad de que mueras en un año es de treinta a cuarenta por ciento.[33] Incluso si no sucede lo peor, el deterioro de tu independencia y movilidad será permanente.[34] La fuerza muscular y la densidad ósea están íntimamente ligadas, y pese a las desventajas de perder ambas, esta conexión es una buena noticia porque cuando aumentas el músculo, también aumentas el hueso. Una variedad de estudios ha demostrado que una pequeña cantidad de entrenamiento de fuerza o resistencia, o ambos, puede contribuir a incrementar la masa muscular y la densidad ósea. Puedes lograr ambas cosas desde tu casa, entrenando con tu peso corporal y sin equipo o con entrenamiento de resistencia con mancuernas o máquinas.

## A PROPÓSITO DE LA PROTEÍNA

Si bien la proteína siempre se ha asociado con el fisicoculturismo, hay cada vez más estudios que demuestran que para todos es importante consumir suficiente proteína para contribuir al aumento de la masa muscular y la fuerza (y por lo tanto, la densidad ósea) a medida que envejecemos. Por lo tanto, es clave para la longevidad. El nivel de actividad, la edad, la masa muscular y la salud en general dictan la cantidad de proteína que cada individuo necesita para estar sano. Como todo lo relacionado con la salud y el *wellness*, algunos profesionales sugieren más y otros sugieren menos, pero muchos científicos creen que la ingesta diaria recomendada (IDR) en el caso de la proteína es sumamente conservadora. Hoy en día, según la IDR hay que consumir 0.36 gramos por 450 gramos de peso corporal al día. Lo que muchos no saben es que éste es el requisito mínimo para sobrevivir (no para prosperar). ¿Qué debemos comer para mantener suficiente músculo fuerte en el curso de nuestra vida, sobre todo ante el riesgo de la pérdida de músculo entre las personas de la tercera edad? Quizá duplicar el IDR (0.70-0.75 gramos de proteína por 450 gramos de peso corporal al día) si quieres aumentar y mantener el músculo, sobre todo si tienes un estilo de vida activo y realizas entrenamiento de resistencia de forma regular (lo cual recomendamos mucho). Usamos la palabra *quizá* a propósito, la evidencia científica que lo respalda es incipiente. Para algunos, esta ingesta resulta natural, para otros, puede ser muy difícil, y quizá sea necesario incorporarla mediante proteína en polvo. Una de nuestras invitadas al pódcast, la osteópata Gabrielle Lyon, quien denomina su especialización medicina musculocéntrica, nos recuerda que los aminoácidos son cruciales para aprovechar la habilidad que tiene el cuerpo de generar músculo. Sin complicarnos con el tema de los aminoácidos, lo ideal es ingerir cerca de 2.5 gramos de leucina (un aminoácido de cadena ramificada muy importante) por cada treinta gramos de proteína que consumas en cada comida, para fomentar la síntesis de proteína muscular. Para quienes llevan una alimentación basada en plantas, esto puede implicar incorporar fuentes de proteína animal o suplementos (suero de leche de animales alimentados con pasto) por el bien de los músculos y la salud general (para mayor información sobre nuestras fuentes favoritas de proteína, consulta thejoyofwellbeing.com/protein). Nos hemos dado cuenta de que muchas personas que "comen sano" y consumen sus cinco porciones de fruta y verdura no están cumpliendo con la ingesta óptima de proteína (Colleen levanta la mano). Si eres omnívoro o flexitariano, algunas de las superestrellas proteicas son la carne de res, el huevo, los lácteos, el pescado y el pollo. Si tu dieta es de origen vegetal, consumir la proteína adecuada para aumentar y mantener el músculo puede ser desafiante, pero hay muchas proteínas vegetales saludables como lentejas, frijoles, nueces, tofu, quinoa y avena. También puedes complementar con proteína en polvo si tu prioridad es aumentar y mantener el músculo. Ahora que le vas a poner más atención a incrementar el músculo, recuerda que puedes hacerlo con proteína. No somos entusiastas de contar la comida, pero ésta es la excepción. Vale la pena saber cuánta proteína estás ingiriendo y asegurarte de que sea una cantidad que respalde la salud de tus músculos y huesos. Muchos de los expertos a quienes hemos consultado coinciden en que, a menos que estés incorporando proteína de forma intencional, es casi seguro que no estés consumiendo la suficiente. Cuando decidas qué poner en tu plato, tómate un minuto para pensar cómo añadir un poco más de proteína a tu comida: un par de nueces, un poquito más de pollo. Puede ser complejo cumplir las recomendaciones de ingesta proteica, pero es necesario si quieres mejorar tu salud y longevidad al máximo. La evidencia científica aún está en desarrollo, así que consulta las actualizaciones en thejoyofwellbeing.com/protein

Al igual que mover el cuerpo, *usarlo* para cargar cosas es necesario cuando se trata de la salud y la felicidad. Los expertos afirman que a los cincuenta años la pérdida de músculo empieza a intensificarse, pero también destacan que empezar a fortalecer los músculos en las décadas previas a la mediana edad es fundamental. Del mismo modo, aseguran que es importante empezar a contribuir a tu "banco óseo" desde temprana edad para proteger los músculos en la vejez. Cuando se trata de la fuerza, si empiezas desde un buen punto de partida, cuando el deterioro inevitable comience, estarás en mejores condiciones para enfrentarlo.[35] Esto quiere decir que después de los treinta, los usas o los pierdes. ¡Es hora de ejercitar los músculos!

Entonces, ¿cómo "usarlos" de forma sustentable?

Para alguien como Giuseppe que, a sus setenta y tantos años, cargaba bolsas de granos y cavaba cargas pesadas de excremento de ovejas, el entrenamiento de resistencia era parte de su vida. Pero si tu trabajo no exige actividad física ni cargar cosas pesadas, tendrás que hacerlo de otra forma. La buena noticia es que no se requiere mucho tiempo para mantener un nivel saludable de masa muscular y fuerza, y no necesitas ir al gimnasio ni tener barras. El entrenamiento de resistencia con el peso corporal (lagartijas, planchas, sentadillas) te ayudará a aumentar el músculo igual que las mancuernas, que también son una opción maravillosa, todo cuenta como entrenamiento de resistencia, necesario para ahuyentar la sarcopenia y la pérdida de hueso.

El médico Peter Attia, prestigioso experto en longevidad, toca el tema de la sarcopenia en su pódcast *The Drive* con frecuencia, y señala que no necesitas ser levantador de pesas olímpico para estar sano desde la perspectiva muscular. "Si tienes poca masa muscular, siempre y cuando tengas la fuerza adecuada, está bien. Ésta es una buena noticia porque los cuerpos vienen en todas las formas y los tamaños. Tener músculos grandes está genial, pero resulta que es más importante qué pueden hacer esos músculos".[36] Esto es importante desde el punto de vista de la sustentabilidad y el tiempo. Si quieres tener mucha masa muscular y cargar un automóvil Smart, vas a tener que pasar mucho tiempo en el gimnasio e ir aumentando la carga. Pero si tu objetivo es mantener la fuerza adecuada en el curso de tu vida, tenemos buenas noticias. Si no tienes tiempo para hacer entrenamiento con pesas, un estudio que se publicó en el *Scandinavian Journal of Medicine and Science in Sports* y que dirigió una universidad en Japón, resta ese pretexto de la ecuación. *The New York Times* reportó que el estudio siguió el progreso de treinta y nueve universitarios saludables (y diez en un grupo de control) que dedicaban tres segundos al día fortaleciendo los bíceps. Cinco días a la semana, durante tres segundos, jalaban o empujaban con toda su fuerza una palanca que la hacía de resistencia. Al final de este experimento que duró un mes y sesenta segundos en total, los investigadores descubrieron que los alumnos en un subgrupo (los que hacían *curl* de bíceps con la palanca) habían mejorado la fuerza muscular doce por ciento. Pese a que los alumnos no aumentaron la masa muscular, los autores destacaron que, cuando se trata de entrenamiento de resistencia, "toda contracción cuenta".[37] Este pequeño esfuerzo demostró que no se requiere mucho para activar los músculos, así que si literalmente sólo tienes tres segundos al día, es mejor que nada. Por supuesto que recomendamos ejercitar más de sesenta segundos al mes, pero el punto es que incluso si ejercitas entre veinte y veinticinco minutos al día, dos o tres veces a la semana (como nosotros), estarás haciendo una gran inversión al banco muscular. En general, cuanto más, mejor, así que si quieres entrenar con más frecuencia, adelante. En palabras de Peter Attia: "Si aspiras a romperla a los ochenta y cinco, a los cincuenta no te puedes permitir ser promedio".

**CONSEJOS DE INTEGRACIÓN:**

- En la casa, tenemos mancuernas cerca del sillón. Para quienes tienen una vida ajetreada, es una buena forma para ejercitarse. Si tienes mancuernas, genial. De lo contrario, la próxima vez que te levantes del escritorio para hacer una pausa de movimiento de dos minutos, haz sentadillas o lagartijas o una plancha. Ahora que sabes que con tres segundos basta, ¿por qué no hacer más? También pon atención a la postura, asegúrate de hacerlo bien para no correr el riesgo de lesionarte. Para una guía más detallada del entrenamiento de resistencia, visita joyofwellbeing.come/strength
- La intensidad es importante. Si sólo vas a hacer una cantidad limitada de entrenamiento con pesas (digamos diez minutos

un par de veces por semana), entonces enfócate en las repeticiones, es decir, presiona los músculos todo lo posible sin lastimarte. Para lograr este equilibrio, haz repeticiones hasta que te cueste terminarlas. Si terminas haciendo repeticiones interminables pero no te cansas, entonces necesitas más peso, campeona.

- Si no tienes mancuernas y no quieres comprarlas, no hay problema. Utiliza el peso corporal a modo de resistencia: lagartijas, sentadillas, abdominales, dominadas. En thejoyofwellbeing.com/strength encontrarás nuestros ejercicios de fuerza favoritos con peso corporal.
- Para hacer la experiencia más placentera, escucha tu música favorita o un pódcast. Hay quienes prefieren ver la tele. Tenemos una amiga cuyo placer culposo es ver *The Kardashians*, así que creó esta regla: puede ver los capítulos que quiera siempre y cuando lo haga mientras hace pesas. Jennifer Heisz, profesora de quinesilogía, nos recuerda que se trata de erigir un "puente de dopamina".[38] Si es la primera vez que levantas pesas y haces ejercicio, es cuestión de alimentar el disfrute de hacerlo. Escuchar música o ver tu programa favorito aumentará la dopamina, la cual te hace sentir bien, así empezarás a crear esa conexión entre el movimiento y el placer.
- Ya sea Jazzercice o zumba, el cardio más importante es el que ya haces, encuentra algo que te haga sudar y te guste.
- Una manera divertida de aumentar el ritmo cardiaco es regresar a la infancia y brincar la cuerda. (Cuando jugaba básquet, Jason lo hacía sin parar.) La mayoría de las cuerdas son baratas e incluso puedes probar con una cuerda con peso para aumentar la fuerza. Brincar la cuerda es un maravilloso entrenamiento de resistencia, cardio y coordinación, también puede beneficiar la salud cardiovascular. Empieza con un par de minutos al día.

## ÚLTIMAS IDEAS

Lo que más nos gustó de escribir este capítulo fue que al revisar las investigaciones, las recomendaciones de nuestros expertos y nuestra propia experiencia, descubrimos que las dos cosas que tenemos que hacer se dividen en dos categorías muy claras: lo que tenemos que hacer para sentirnos bien ahora y lo que tenemos que hacer para sentirnos bien en el futuro. Implica una bella simetría que gira en torno a la intención, para hoy y el futuro. Prioriza el movimiento ahora, ya sea caminar, hacer entrenamientos HIIT o trotar, porque los beneficios serán inmediatos. Después de cualquier entrenamiento el cerebro queda infundido con neuroquímicos como dopamina que te hacen sentir de maravilla. Promueve la circulación de la sangre, incrementa la claridad y la creatividad. Estimula el estado de ánimo y reduce el estrés. Y no tienes que esperar a que te crezcan los músculos. Es como un cajero automático porque siempre que lo necesites, puedes sacar dinero; lo único que tienes que hacer es moverte.

Hoy, en Estados Unidos, estamos padeciendo una crisis de salud mental, en gran medida como consecuencia de las carencias en el tratamiento. La primera línea de defensa suelen ser los antidepresivos o ansiolíticos. Por desgracia, una de cada tres personas no responde a estos medicamentos. Hay muchas personas que están sufriendo por la falta de alternativas para sentirse mejor. Muchos no saben que el ejercicio y los antidepresivos son igual de efectivos para aliviar los síntomas de la depresión.[39] De hecho, de acuerdo con Jennifer Heisz: "Algunos estudios han demostrado que los individuos que no responden a los antidepresivos empiezan a hacer ejercicio y, en general, perciben que sus síntomas se reducen de manera significativa".[40] Se sabe que el ejercicio contribuye a reducir la ansiedad y a reforzar la resiliencia frente al estrés cotidiano. Es lo más importante que podemos hacer para nuestra salud mental, además de dormir bien; punto. Hoy más que nunca necesitamos movernos.

También es preciso planear para el futuro. La gente está viviendo más años que nunca, pero también hay señales de alarma que indican una reducción en la calidad de vida. En pocas palabras: no están viviendo mejor. Entre 2007 y 2013, los CDC reportaron que, entre los adultos mayores, las caídas como causa de muerte incrementaron treinta por ciento.[41] Es un aumento importante y algunos expertos especulan que se debe a "mayor supervivencia tras la aparición de enfermedades comunes como cardiopatías, accidentes cerebrovasculares y cáncer".[42] Esto quiere decir que los avances en la tecnología médica podrían estar extendiendo nuestra vida, pero no tenemos la fuerza suficiente para disfrutar de esa longevidad. No hicimos un plan para ser longevos y no hemos estado usando nuestros cuerpos durante la mediana edad con la intención de mantenernos fuertes en la vejez. Es cierto que la estadística sobre las caídas muestra un panorama desalentador para los adultos mayores en Estados Unidos, pero no tiene por qué ser así. Los avances en la medicina también nos enseñan otro camino que nos permitirá vivir décadas de vigor cuidando a los nietos. Sólo tenemos que elegirlo.

---

## VEINTE POR CIENTO EXTRA

---

### POSTURA Y RESPIRACIÓN

Para evitar lesiones y maximizar el movimiento, ya sea caminar o levantar pesas, hay que cuidar la postura y la respiración. En el capítulo dos, ya vimos por qué es importante exhalar por la nariz, pero es más difícil cuando hacemos esfuerzo. Por eso suma puntos extra. En cuanto a la postura, levanta y abre el pecho, estira el cuello y mece los brazos para aprovechar mejor tus caminatas. Cuando levantes pesas, es importante mantener el torso activo sin importar el ejercicio, esto te protegerá la espalda y trabajará distintos grupos musculares al mismo tiempo.

## CAMINATAS EN INTERVALOS

Ya hemos hablado del HIIT, ¿pero has escuchado del HIIW o las caminatas en intervalos de alta intensidad? Casi cualquier ejercicio se puede convertir en entrenamiento de intervalos, es decir, aumentar la intensidad durante uno o dos minutos y luego retomar el ritmo normal por cinco minutos, para después volver a repetir el intervalo. Caminar no es distinto. Puedes marcar los intervalos de acuerdo con las cuadras de la ciudad o los postes de luz o también cronometrarlos en el reloj o el teléfono.

## ENTRENAMIENTO DE RESISTENCIA CON EQUIPO

Si bien puedes incrementar fuerza sin equipo, aumentarás los músculos más rápido con el equipo de cualquier gimnasio. Como el internet es el internet, hay decenas de miles de videos de rutinas, alguno te funcionará y te ayudará a sacarle todo el provecho a las pesas si decides usarlas. Para más información sobre entrenamientos, incluidos los ejercicios que le ayudaron a Jason a recuperar el trasero y subir dos kilos de músculo en el tren inferior, incluido el trasero, visita thejoyofwellbeing.com/strength

CAPÍTULO SEIS

# El estrés

Uno de los recuerdos más persistentes de Jason es el de un regaderazo de agua fría.

Alrededor del 31 de diciembre de 1994, en la Universidad Estatal de Sacramento, Jason y sus compañeros de equipo de Columbia estaban terminando un viaje por carretera de tres partidos de futbol americano en California del Norte. Después del partido, fueron a los vestidores, sudados y decepcionados porque habían perdido frente a Sacramento. Aún peor, sabían que los esperaba un vuelo nocturno para regresar a la costa este. Tan sólo eso hubiera suscitado quejas del equipo, pero cuando entraron al sótano y sintieron el frío que hacía en los vestidores de concreto sin calefacción, todos gimieron. Y esto fue antes de enterarse de que sólo había agua fría en las regaderas. Jason podía viajar apestoso en un vuelo de horas o hacerle frente a un regaderazo con agua helada. La mitad del equipo se negó, pero Jason decidió aguantarse y hacerlo. En el contexto de una vida privilegiada con pocas cosas de las cuales arrepentirse, esta decisión fue particularmente mala. Estaba helando. Aguantó unos quince segundos. Desde ese funesto día gélido en California, detesta el agua fría.

A Colleen tampoco le encanta pasar frío. Padece síndrome de Reynaud que causa una constricción extrema de los pequeños vasos sanguíneos de los dedos de las manos, los pies, las orejas y la nariz como respuesta frente al frío. Si pasa demasiado tiempo a la intemperie en el invierno, se le ponen los dedos blancos y pierde la sensación en los dedos de los pies. Colleen creció en California, así que hasta que se mudó al noreste del país se percató del problema y entendió el valor de los guantes. No le gusta bañarse con agua fría y jura que se le entumecen las orejas sólo de escuchar la anécdota de Sacramento.

Ahora bien, a partir de lo que acaban de leer, ¿por qué demonios dos personas como nosotros contemplarían siquiera escribir todo un capítulo sobre la inmersión en agua fría?

Porque por mucho que lo detestemos, la evidencia científica en torno a los beneficios fisiológicos de la inmersión en agua fría es sólida y emocionante. Se trata de una práctica increíblemente asequible, y si te convence, es fácil integrarla en tu vida cotidiana. Los regaderazos son gratuitos, de todas formas nos bañamos casi todos los días de la semana, y la evidencia en ciernes destaca que uno o dos minutos de agua fría por sesión son suficientes para ver los beneficios. Si no te convence, nos parece que vale la pena contemplar los pros y los contras. Este libro se centra en destacar las prácticas saludables respaldadas por la ciencia y que podemos integrar fácilmente en nuestra vida cotidiana. No somos entusiastas, pero cumple con nuestros requisitos para compartirla, y podría cambiarle la vida a algunos.

## SIGUE LA INVESTIGACIÓN, NO TUS PREFERENCIAS

Uno de los tantos problemas con el mundo del *wellness* es que los llamados expertos se niegan a reconocer los beneficios de cosas que no les gustan, por ejemplo, ¿alguna vez has escuchado a un vegano numerar los beneficios para la salud del salmón salvaje? Nosotros no, pese a que las investigaciones demuestran que, para algunos, el pescado abundante en omega-3 es parte de una dieta saludable. Muchas personas tienen prácticas, perspectivas y filosofías en torno a la salud que les apasionan, pero que limitan el diálogo sobre lo que a alguien más le funciona de maravilla. En el mundo de los pódcast lo vemos constantemente; muchos locutores invitan a personas que refuerzan sus creencias, por lo que no se prestan para tener conversaciones auténticas. Fundamos mindbodygreen y escribimos este libro para fomentar el diálogo abierto y hacerle un lugar a la salud individualizada. Es probable que por lo menos la mitad de quienes lean este capítulo no compartan nuestra aversión en torno al frío o que por lo menos están dispuestos a intentarlo. Si eres una de esas personas, entonces este capítulo es para ti. Y si eres como nosotros, de igual modo te recomendamos seguir leyendo por si cabe la mínima posibilidad de que te embarques en una nueva aventura.

## ¿QUÉ TIENE DE ESPECIAL CONGELARTE?

En dos palabras: estrés hormético.

Como con la mayoría de las cosas en la vida, el estrés no es todo bueno ni malo. Si bien creemos que el estrés es el villano absoluto cuando se trata de nuestra salud y bienestar, de hecho, es un poco incomprendido. Desde luego, demasiado estrés en el cuerpo —ya sea por temperatura, hambre o peligro físico extremos— es malo. Pero investigadores y científicos también coinciden en que la falta de estrés *suficiente* en el cuerpo es igual de nociva. Nuestros cuerpos evolucionaron en un mundo estresante (escapar corriendo de leones, hambruna y claro, la edad de hielo), así que un poquito de estrés en el sistema mantiene un equilibrio. Ahora bien, el estrés crónico —estrés a largo plazo— es especialmente nocivo; la exposición al estrés a corto plazo, en dosis bajas, secreta un aluvión de hormonas que activan toda una gama de procesos fisiológicos que pueden contribuir a estimular la salud metabólica e inmunológica.[1]

A este estrés "bueno" se le denomina estrés hormético y representa la zona de habitabilidad de la exposición al estrés. En un artículo que se publicó en *Ageing Research Review*, Elissa Epel afirma: "Los factores de estrés hormético, factores intermitentes de estrés agudo de intensidad moderada, pueden producir resiliencia frente al estrés, la capacidad para recuperarse rápido, y posiblemente, rejuvenecen las células y los tejidos".[2] Exponernos a factores de estrés hormético puede contribuir a que vivamos más y mejor, gestionar trastornos autoinmunes, prevenir cardiopatías y mejorar la memoria, y la evidencia científica que lo respalda sigue progresando. El estrés puede inducirse mediante la alimentación (por eso proponemos el ayuno circadiano), la actividad física, los ejercicios mentales como juegos de palabras y las temperaturas extremas (calientes o frías).[3] Al realizar ejercicios de respiración que desafíen la tolerancia de $CO_2$, también detonamos el estrés hormético. Ahora entiendes por qué cuando decimos que todo está conectado cuando se trata de la salud y el bienestar, lo decimos en serio. La exposición al estrés hormético con estas prácticas supone dividendos magníficos para la salud y la felicidad (ya no digamos la longevidad), porque se genera una respuesta evolutiva restaurativa.

La belleza del estrés hormético es que, por definición, es efímero. Es una excelente noticia cuando se trata de la exposición al frío porque no todos quieren ser como el atleta extremo y leyenda viva de la inmersión en agua fría, Wim Hof. Si no conoces a este hombre salvaje de los Países Bajos, permítenos contarte. Hof es célebre por hazañas como correr medio maratón descalzo en el círculo polar ártico, nadar una distancia de 66 metros bajo el hielo y ser poseedor de un récord Guinness por el baño gélido más largo del mundo (una hora, 52 minutos, 42 segundos). Nadie necesita ser Wim Hof para gozar de los beneficios de una inmersión en agua fría, pero él es un recordatorio de que el cuerpo humano es capaz de mucho más de lo que creemos. Y al desafiarlo, podemos acercarnos un poquito más a los factores de estrés "bueno" que han contribuido a la salud de la humanidad desde hace milenios.[4]

Es hora de describir los beneficios de una inmersión polar. Si bien la evidencia científica que demuestra los frutos del estrés hormético está en ciernes, lo que sabemos hasta ahora es fascinante. Lo más interesante es cómo encaja con la experiencia de tanta gente que ha elogiado nadar en agua fría desde hace miles de años. Gracias a la valentía de periodistas y participantes en investigaciones dispuestos a exponerse a una incomodidad extrema, sabemos más que nunca por qué los seres humanos son tan cobardes cuando se trata del frío y por qué, pese a ello, a nuestros cuerpos les encanta.

## GOLPE DE DOPAMINA

Para quienes les fascina nadar en agua fría, no hay nada como esa ráfaga. Jack Dorsey, fundador de Twitter y célebre *biohacker* cuenta que una inmersión en agua fría es "mejor que la cafeína".[5] Katherine May, autora superventas del libro *Invernando. El poder del descanso y del refugio en tiempos difíciles,* dedica todo un capítulo a su amor por nadar durante el invierno. Cuando describe cómo se siente salir del agua después de nadar, dice: "Contemplando el agua, me dieron ganas de volverlo a hacer, volverme a meter y existir en esos segundos cristalinos de frío intenso. Sentía cómo me burbujeaba la sangre en las venas".[6] Para nosotros, los relatos del atractivo adictivo del agua fría, esa exaltación, se asemeja a la descripción que hacen algunos sobre el éxtasis que producen ciertas sustancias controladas. Por esa razón, no nos sorprendió descubrir que el principal motivo por el que algunos sienten la sangre bullir en las venas es porque, de cierta forma, eso es lo que hace, con dopamina.

En cuanto entras al agua fría —debajo de los 15.5 °C— el cuerpo pierde calor y rápido. El agua filtra el calor del cuerpo entre veinticinco y treinta veces más rápido que si expusieras la piel al aire de la misma temperatura. Como resultado, el cuerpo intenta dominar la peligrosa pérdida de calor segregando de prisa hormonas de lucha o huida como la dopamina y la norepinefrina. Un estudio demostró que un chapuzón en agua fría a 14 °C incrementaba los niveles de dopamina 250 por ciento y los de norepinefrina 530 por ciento, también aumenta el índice metabólico del sujeto 350 por ciento.[7]

¿Por qué es importante? Porque en un esfuerzo por ordenar todos nuestros recursos para mantenernos cálidos, estos químicos cerebrales aumentan, y como consecuencia regulan el estado de ánimo y la claridad mental. La dopamina en particular es central para nuestro sistema de recompensas, la zona del cerebro responsable de gestionar los sentimientos de placer y motivación. El alcohol y las drogas también estimulan estas redes neuronales, por eso estas sustancias son tan adictivas.[8] Cuando el organismo secreta dopamina y se activa el sistema de recompensas de forma saludable, opera como debe: para ayudarnos a espabilar cuando lo necesitamos y a encontrar motivación para construir refugios, encontrar alimento y salirnos del agua helada pero ya. Puede ser que los seres humanos modernos, no necesitemos un golpe saludable de dopamina para nuestra supervivencia, pero sí nos puede sacudir del letargo de estar sentados frente al escritorio mientras escroleamos contenido deprimente en el teléfono. Esto nos podría salvar la vida de forma muy distinta: al ayudarnos a encontrar la motivación, la energía y la estabilidad anímica fundamental para nuestro bienestar.

Mantener la salud mental, ya sea repeliendo la ansiedad y la depresión o encontrando más placer en la vida, nunca había sido más importante. Creemos que podría ser una de las mejores razones para considerar la terapia de agua fría. A diferencia de otros beneficios que describiremos en breve cada que te sumerges en el agua experimentas la ola de dopamina. Así que, incluso si la pruebas sólo una vez, te beneficiarás del golpe de dopamina del agua helada hasta dos horas y media después de la exposición.[9] En un artículo en *The Washington Post*, la neurocientífica de la Universidad de Nueva York y amante del agua helada, la doctora Wendy Suzuki, relató: "Te puedo decir cuál es la diferencia cuando se me olvida hacerlo. En general, te activa. Me siento muy viva".[10]

## LA GRASA PARDA ES LO DE HOY

Científicos han sabido desde hace tiempo que animales como los osos, los ratones y los bebés humanos tienen una grasa especial que funciona como calefacción interior. Como los osos, los ratones y los bebés no pueden sentir escalofrío para entrar el calor, dependen de la grasa parda para regular el frío. Hasta hace poco, los científicos no creían que los humanos adultos tenían grasa parda, pero una serie de investigaciones en 2009 demostró que, de hecho, sí poseemos "la capacidad de termogénesis no relacionada con los escalofríos".[11] En otras palabras, descubrieron que algunos adultos conservan depósitos calientitos de grasa parda en el cuello, la clavícula, los riñones y la columna vertebral. La cantidad de grasa parda que tiene cada individuo varía, pero en todos opera del mismo modo: es un generador de energía. A diferencia de la grasa blanca, la grasa parda no consiste en lípidos que no hacen nada, sino en mitocondria, que almacena más energía y no provoca riesgo de cardiopatías ni disfunción metabólica. De hecho, la grasa parda es un regalo metabólico porque en cuanto se activa convierte el azúcar y la grasa blanca en energía. La exposición al frío "activa" esta grasa parda y la exposición constante incrementa su volumen.[12]

Si bien todos queremos evitar la grasa blanca, es recomendable almacenar toda la grasa parda posible. El médico Tobias Becher, de la Universidad Rockefeller de Nueva York, analizó más de 130 mil tomografías de pacientes con cáncer del centro de cáncer Memorial Sloan Kettering, y descubrió depósitos de grasa parda en más o menos diez por ciento de las tomografías.[13] (Se cree que el conteo no contempla la totalidad debido a que algunos de los protocolos que los pacientes deben cumplir antes de realizarse una tomografía inhiben la activación de grasa parda, por lo cual es más difícil identificarla en las tomografías.) En cuanto identificaron a los pacientes con grasa parda, el equipo de investigación de Becher pudo hacer cuentas y buscar la ausencia o presencia de padecimientos cardiometabólicos comunes, y compararlos con los pacientes que no tuvieron grasa parda perceptible. Lo que descubrieron fue revelador. Las personas con grasa parda tenían menor incidencia de padecer diabetes tipo 2 (4.6 por ciento *versus* 9.5 por ciento), menor incidencia de tener colesterol anormal y menor riesgo de padecer cardiopatía coronaria, hipertensión e insuficiencia cardiaca. Aún más sorprendente, entre las personas obesas que participaron en el estudio, la grasa parda ofrecía la protección más notoria frente a padecimientos cardiometabólicos, neutralizando el riesgo que representaba su exceso de grasa blanca.[14]

## QUEMAR CALORÍAS A OTRO NIVEL

Una de las mayores áreas de interés para los investigadores es el efecto del frío en el metabolismo. En particular les interesa descubrir qué fomenta mayor quema calórica durante y después de la exposición al frío. Si bien no se ha descifrado del todo el misterio que explica ese mecanismo, los expertos creen que se queman calorías adicionales de dos formas. Una de ellas es con la activación de la grasa parda. A minutos de haber sumergido el cuerpo en agua fría, el cuerpo pierde calor enseguida y se activa la grasa parda, la cual quema energía con mucha intensidad para entrar en calor. Según la segunda hipótesis, para quienes no tienen tanta grasa parda, los escalofríos inducen el incremento del metabolismo. Es decir, tenemos mucho músculo esquelético y se requiere mucha energía cuando se contrae y tiene espasmos al mismo tiempo. Hay un motivo por el que es fundamental darle muchísimas calorías a quien padece hipotermia suave, de lo contrario, se queda sin la energía que necesita para estremecerse y en ese momento empieza la hipotermia fatal.

Resulta interesante que si tienes más grasa parda, te cuesta más trabajo sentir frío y que tu cuerpo empiece a estremecerse. Te adaptas cada vez mejor al frío, lo cual es maravilloso porque la grasa parda te otorga más beneficios metabólicos. Quienes se exponen al frío y tienen grasa parda quemarán casi el doble de calorías que quienes se exponen al frío, pero tienen menos grasa parda para ayudarles.[15] Sin embargo, no olvides que ambos queman más calorías que quienes no se animan a sumergirse en agua fría (nos hablan).

## SENSIBILIDAD FRENTE A LA INSULINA

Quemar calorías está muy bien, pero ¿has probado incrementar tu sensibilidad frente a la insulina? Aquí radica la verdadera ventaja para la salud. Es más fácil cuantificar la quema calórica que otros beneficios metabólicos, por eso se han hecho menos estudios en humanos para determinar el efecto de la exposición al frío en el control de la glucosa y la sensibilidad frente a la insulina. No obstante, una serie de estudios demuestra la promesa de la exposición al agua fría para personas que padecen disfunción metabólica, en especial para los prediabéticos o diabéticos. Cuando investigadores de la Universidad de Texas estudiaron a dos grupos pequeños de hombres, descubrieron que frente a las mismas condiciones de frío (en una habitación a 19 °C, con trajes llenos de agua fría en movimiento), el grupo con grasa parda mostró mayor estabilidad en los niveles de glucosa y sensibilidad frente a la insulina. Con el tiempo, es vital estabilizar la glucosa y la sensibilidad frente a la insulina. Este estudio se publicó en la revista académica *Diabetes* y nos demuestra que la exposición al frío puede ser un valioso método no farmacéutico para gestionar la diabetes de las más de 25.8 millones de personas que la padecen.[16] Todavía hay muchísimo que aprender de estos estudios sobre la sensibilidad frente a la insulina y la terapia de frío. Si padeces diabetes o cualquier enfermedad metabólica, pregúntale a tu médico si la terapia con frío es recomendable para ti.

## REINICIO INMUNE

Cuando el cuerpo entra en modalidad de pelea o huida, está preparado para pelear y al mismo tiempo para salir herido. Se ha demostrado que un poco de estrés puede movilizar una constelación de células inmunitarias —monocitos, neutrófilos y linfocitos— que empiezan a circular en la sangre, listas para hacerle frente a cualquier daño que se avecine.[17] Debido a que el agua fría detona esta respuesta del sistema nervioso simpático, tiene sentido que el estrés hormético fortalezca nuestros sistemas inmunológicos. Un estudio reciente que se realizó a más de tres mil personas en los Países Bajos lo respalda, pues demuestra el poder de los baños fríos para detonar una respuesta inmunitaria protectora. A diferencia del grupo de control que se bañó con agua tibia, los tres grupos participantes que se bañaron con agua fría en el curso de un mes tenían veintinueve por ciento menos riesgo de ausentarse del trabajo por enfermedad. Se pidió a los tres grupos que se bañaron con agua fría abrir el grifo durante treinta, sesenta y noventa segundos, pero el beneficio de menos días de enfermedad no cambió notoriamente entre los participantes. Para quienes no nos gusta helarnos, es bueno saber que con treinta segundos basta para protegernos contra las enfermedades.[18]

Otro beneficio de la exposición al frío relacionado con la inmunidad, y posiblemente a largo plazo, tiene que ver con la inflamación. Todos sabemos que la exposición al frío reduce la inflamación a corto plazo —por algo obligan a los jugadores de la NFL a sentarse en tinas con hielo después de los partidos—, pero muchos expertos creen que esto también podría servir para atenuar la inflamación crónica o a largo plazo.[19] Esta clase de inflamación es una reacción excesiva del sistema inmune que vemos en trastornos autoinmunes como la artritis reumatoide, el lupus, el síndrome del colon irritable y la esclerosis múltiple.

## CÓMO APROVECHAR LAS RECOMPENSAS DEL FRÍO

Hay muchas maneras de integrar la exposición al frío en tu vida cotidiana. La mayoría de las investigaciones que se han realizado sobre la exposición al frío y sus múltiples beneficios se centran en la inmersión del cuerpo completo o hasta el cuello en una tina, alberca u otro recipiente con agua helada. El motivo es sobre todo práctico: de esta forma es más fácil controlar todas las variables experimentales. En un tanque de inmersión se pueden medir con mayor precisión los efectos del frío porque es posible controlar la temperatura y la cantidad de piel que toca el agua, versus el aire, sin importar las diferencias en el peso corporal, la altura y el área de la superficie; en cambio, en una regadera, no es posible controlar esos factores. Como la ciencia es incipiente, los investigadores no han llegado a ese punto. Esto no quiere decir que no puedas gozar de los beneficios de la exposición al frío de otras formas, aunque todavía no haya protocolos con respaldo científico.

La mayoría de los investigadores y los expertos a los que hemos consultado coinciden en que la importancia de la exposición al frío —sin importar cómo lo hagas— es que te sientas incómodo. Andrew Huberman, neurocientífico de la Facultad de Medicina de la Universidad de Stanford y famoso anfitrión del pódcast *The Huberman Lab*, asegura: "La intención es que el frío te genere incomodidad sin ponerte en peligro".[20] En otras palabras, la idea es que la cabeza esté gritando que te salgas, pero que el cuerpo pueda permanecer en el frío de forma segura, sin riesgo de hipotermia ni lesiones en los tejidos. Quizá te parezca poco preciso, pero es una de esas prácticas en las que es importante escuchar a tu cuerpo y hacer los ajustes necesarios. Estos son algunos lineamientos generales para ponderar si te das un baño helado, te echas un clavado en el mar o te das un regaderazo de agua helada:

- **Ante todo, la seguridad.** Si tienes problemas cardiacos o historia familiar de padecimientos cardiacos, habla con tu médico antes de probar la inmersión o exposición al frío. Los beneficios de esta práctica se deben a los extremos: presiona a tu cuerpo en términos de estrés hormético, pero lo que para un individuo genera estrés hormético (seguro), para otro genera estrés cardiovascular. En casos excepcionales, se ha vinculado la inmersión en agua fría con sucesos cardiovasculares peligrosos como arritmias.[21] Para reducir el riesgo, puedes empezar con temperaturas más altas, y a medida que tu cuerpo se adapte al frío podrás aguantar temperaturas cada vez menores con mayor seguridad. Si tienes un trastorno circulatorio, como el síndrome de Raynaud, esta práctica no es para ti: Colleen te aconseja mantener los dedos de las manos y los pies seguros. De nuevo, si tienes dudas, consúltalo con tu médico. Infórmate antes de probar cualquier cosa.
- **¿Qué tan frío?** No hay una cifra definitiva, pero el consenso entre los expertos parece ser que la activación de grasa parda sucede debajo de los 15 °C.[22] Dicho lo anterior, lo "incómodo" para una persona sin mucha grasa parda puede superar este rango de temperatura, así que experimenta con tu zona de comodidad e incomodidad. El escalofrío también es buen indicador de que tienes frío.
- **¿Cuánto tiempo?** En breve abordaremos las recomendaciones específicas, pero un principio general —ya sea que salgas a

caminar en el invierno sin chamarra o te des un baño de agua fría— es que cuanto más baja sea la temperatura, menor es el tiempo de exposición. Tenlo en cuenta cuando vayas haciendo ajustes según el cambio de temperatura en el curso del año. Por ejemplo, durante el invierno, si te bañas con agua fría puede ser entre seis y doce grados más fría que en el verano.

- **¿Qué porcentaje del cuerpo debo sumergir en el agua?** ¡Todo lo posible! Si estás sumergido por completo, hasta el cuello es suficiente. Si estás en una regadera, algunos prefieren meter y sacar la cabeza para evitar un horrible dolor de cabeza.
- **¿En cuánto tiempo notaré los beneficios?** Si se trata del estado de ánimo, la respuesta es: de inmediato. Cada episodio de inmersión en agua fría estimula la dopamina y la norepinefrina, también puede darte claridad mental y mejorar tu estado de ánimo.[23] Los efectos de la grasa parda tardan un poco más porque se requiere más tiempo para acumularla. Nadie sabe a ciencia cierta cuánto tiempo, la doctora Susanna Søberg, autora de un importante estudio sobre la práctica de nadar en invierno y el metabolismo, cree que es posible ver los resultados después de sólo una temporada de nadar dos veces a la semana.[24] Con el tiempo, la exposición consistente al agua fría contribuirá a incrementar las reservas de grasa parda y brindará muchos beneficios metabólicos generales.
- **¿A qué hora debo hacerlo?** Sumergirte en agua helada o darte un regaderazo con agua helada seguro te despiertan, así que nuestro sentido común nos indica que la mejor hora para hacerlo es la mañana. La evidencia se basa en el hecho de que, tras la primera reacción del cuerpo frente al frío, éste empezará a calentarse y elevará la temperatura corporal, además de que descargará dopamina en el flujo sanguíneo. Es un plus si tienes una reunión matutina importante y necesitas concentrarte. Como el cuerpo se despierta y se pone más alerta a

medida que aumenta la temperatura corporal, no se recomienda hacerlo antes de acostarse.[25]

## SUMÉRGETE SIN MIEDO

En el otoño de 2021 se publicó un estudio en *Cell Reports Medicine* que alborotó a los amantes del agua fría en internet. Susanna Søberg diseñó un protocolo para estudiar los efectos del frío en los cuerpos de nadadores invernales experimentados y con grasa parda. Se trataba de hombres saludables con experiencia en nadar durante el invierno, así que los resultados demuestran el poder de la grasa parda para mejorar la salud y el poco tiempo que se requiere en el agua para disfrutar de esas recompensas. El protocolo para la exposición al agua fría del estudio es muy sencillo: dos o tres chapuzones en agua fría a la semana, de once minutos en total. Parece que se trata de tres minutos en agua fría por inmersión, pero de hecho, los participantes iban y venían entre el agua fría y el sauna (más adelante hablaremos de los saunas). Si sólo vas a nadar, intenta alcanzar tres minutos por sesión, o entra y sal del agua varias veces. Por tu valentía, las recompensas que te esperan son mayor activación de grasa parda, un metabolismo mejorado, estar más templado (en virtud de la termogénesis), mayor resistencia al frío, mejor equilibrio de la glucosa, menor producción de insulina y un sistema inmune mejor adaptado.[26] Un principio importante que compartió Søberg es siempre dejar la parte del frío para el final. Con el objetivo de incrementar el metabolismo, minimiza los regaderazos de agua caliente y los saunas tras la exposición al frío (pero alterna las exposiciones hasta ese punto). Esto obliga al cuerpo a entrar en calor, estimula la grasa parda y aviva el metabolismo.[27]

Si vives cerca de un lago, río u océano de agua fría, este protocolo puede ser para ti. Además de que la evidencia científica ha demostrado los beneficios, también es una oportunidad para reconectar con la naturaleza y la comunidad. En todo el mundo hay una red de clubes de nado en agua fría con miles de miembros. Algunos nadan a diario, otros una vez a la semana, otro sólo nada cuando hay luna llena. El doctor y médico practicante Mark Harper, investigador y entusiasta del nado en agua fría, ha sido nadador invernal con el club de nado de Brighton en el Reino Unido desde hace trece años. Además de la emoción de sus sesiones diarias, cuenta que su parte favorita es el sentido de comunidad.[28] Todos los días a las 7:00 a.m. encuentra a un grupo de personas listas para meterse corriendo al agua como locas con él. No es común que los nadadores en agua fría lo hagan solos, morirte de frío acompañado es inspirador y motivador. Sin importar la cantidad de veces que lo hagas, el momento previo a la inmersión nunca es fácil, conservamos nuestro temor primario al frío, por eso es importante tener un compañero que te haga sentir responsable, y seguro. Cuando sales del agua, con la piel adormecida y la adrenalina recorriendo el flujo sanguíneo, también es agradable compartir ese momento de victoria. Como veremos en el capítulo nueve, las relaciones sociales y crear una comunidad es igual de esencial para la salud y la felicidad. Entonces, si vives cerca de un cuerpo de agua, ¿por qué no aprovechar el dos por uno? El agua helada y la comunidad combinan bien (o eso nos han contado).

## LAS MEJORES ESTRATEGIAS PARA INTEGRAR EL FRÍO

Uno de nuestros entusiastas de la terapia de inmersión en agua fría favoritos es Ben Greenfield, autor de *Beyond Training: Mastering Endurance, Health, and Life* (superventas de *The New York Times*), y experto en *fitness*. Cuando lo invitamos al pódcast, Jason bromeó con Ben, le dijo que parecía que siempre pasaba frío: entrenaba con poca ropa cuando hacía frío, se bañaba con agua fría o hacía inmersiones en agua helada en el barril que tiene en su patio. Ben respondió que no siempre es fácil y que, de hecho, odiaba el frío. Aunque todavía no lo ama con locura, compartió que "si tienes la mentalidad adecuada, aprendes a disfrutarlo. Y si le sumas los beneficios por todos conocidos, deja de ser una relación de puro odio y se convierte en una relación de amor-odio".[29]

Es la realidad. Tal vez nunca te fascine sumergirte en agua fría, pero sí puedes aprender a odiarlo un poquito menos y centrarte en que lo haces por salud y para acercarte a ese ochenta por ciento de bienestar máximo. Si te gustaría probarlo como parte de tu cruzada personal por la salud, te recomendamos hacerlo del modo más sencillo posible para adoptarlo como hábito. Si quieres empezar metiéndote al mar en febrero y crees que es sustentable para tu estilo de vida, genial, busca a un amigo para hacerlo juntos. Sin embargo, también reconocemos que, para la mayoría, será mucho más sencillo incorporar las siguientes recomendaciones en su rutina. Según cómo te sientas con el frío, las puedes probar en cualquier orden hasta llegar a las que te parezcan más difíciles. Se trata de encontrar la práctica que parezca posible. Vamos a ver:

### *En la regadera*

Para quienes no tienen acceso (ni tiempo) a la experiencia completa de nadar en agua fría, los regaderazos son la forma más fácil y rápida de exponer el cuerpo al estrés positivo, en dosis pequeñas y de duración breve, que tanto necesita. Si bien no se han estudiado los regaderazos de agua fría con el mismo rigor que las inmersiones completas, muchos expertos coinciden en que no hay razón para pensar que no ofrecen los mismos beneficios. De hecho, puede ser la manera perfecta de iniciarte en la exposición al frío porque irás aumentando la tolerancia poco a poco. Søberg recomienda entre treinta y noventa segundos por baño.[30] Si quieres probar su protocolo, abre el agua fría entre treinta y noventa segundos, después la tibia otros treinta o noventa y así un par de veces. Recuerda terminar con agua fría y cuando salgas de la regadera no ponerte cerca del calefactor. Puedes secarte, aunque es mejor quedarte parado y esperar unos minutos a que el cuerpo entre en calor mientras te secas con el aire. Esto aumentará los beneficios metabólicos.

La duración y frecuencia de este ritual también debe cambiar según lo fría que esté el agua de la regadera y cuánto tardes en bañarte normalmente. No hay consenso sobre la frecuencia semanal, pero muchos coinciden en que algo así como tres o cuatro veces a la semana. En conclusión: puedes hacerlo diario, como nuestro amigo Ben Greenfield, si así lo deseas.

Consejo práctico: para llegar al objetivo de treinta segundos, tómatelo con calma, no te reproches si te tardas varias semanas. No importa si empiezas con poco tiempo, si eres consistente el cuerpo te premiará y notarás el progreso. El progreso es clave para mantenerte motivado, así que ten un reloj dentro o cerca del baño para cronometrar el regaderazo.

### *Quítate la chamarra*

Ésta es otra manera fácil que no requiere de ninguna tecnología para exponerte al frío. Si vives en un lugar en donde sí hace frío (lo sentimos, Florida), es tan fácil como quitarte las capas. Cuando salgas a tu caminata diaria, deja el abrigo en casa. Si hace mucho frío, protégete las manos con guantes, pero mantén el cuello expuesto y aguanta todo lo que puedas.

### *Bájale al calentador*

Si trabajas en casa es más fácil hacerlo que si trabajas en la oficina, pero de todas formas vale la pena intentarlo sin importar cuánto tiempo pases en casa. Si bajas el termostato, además de ahorrarte en el recibo de la luz, le ayudarás al cuerpo a multiplicar las reservas de grasa parda por la exposición continua al frío. Incluso si durante el día no lo soportas, cuando duermas la temperatura no debe superar los 18 grados. Las temperaturas moderadas en la recámara son parte de la higiene del sueño, contribuyen a que duermas más y mejor. Beneficio doble.

## SAUNAS Y ACCESIBILIDAD

Algunos se estarán preguntando por qué elegimos la terapia de frío y no la de calor. Si se imaginaron que, igual que el frío, el calor puede detonar estrés hormético en el organismo, así es. La evidencia científica en torno a los beneficios cardiovasculares del uso constante del sauna es emergente (es una práctica centenaria para los escandinavos). ¿Entonces por qué no lo recomendamos en este capítulo? Si recuerdas la introducción, nos comprometimos a no recomendar, o al menos no abordar con detalle, prácticas que no sean accesibles para la mayoría. Puede que la ciencia las respalde, que sean favorables para el bienestar, pero si no son accesibles para la mayoría, ¿qué sentido tienen? Se convierten en otra recomendación del uno por ciento, como las que respalda la industria del *wellness*. Si tienes acceso a un sauna, maravilloso, aprovéchalo. Si no lo tienes, podrías probar con un baño caliente, *si* te brinda placer. El doctor Andrew Huberman recomienda un baño caliente con sales de Epsom antes de acostarte para que el cuerpo module la temperatura y produzca melatonina.

## PRÁCTICAS ANTIGUAS Y EVIDENCIA CIENTÍFICA EMERGENTE

Seríamos negligentes si no mencionáramos que, de todos los demás capítulos, éste es atípico. La evidencia científica es incipiente y no es infalible. Al igual que muchas prácticas antiguas, no se ha estudiado lo suficiente la inmersión en agua fría. Muchos investigadores están listos y dispuestos a realizar estudios, pero no tienen financiamiento. ¿Por qué? Seremos desconfiados, pero recomendarle a la gente que se bañe con agua fría o nade en el mar helado no es redituable. Es un hecho que las farmacéuticas tienen los recursos para financiar estudios ambiciosos, así que es muy probable que no se esté investigando ningún área de interés o posible solución que no implique un medicamento. Es particularmente notorio cuando se trata de investigación en torno a las prácticas de respiración o la nutrición, rubros en los que también nos gustaría que se hicieran más estudios. Dicho esto, la evidencia científica en torno a la inmersión en agua fría es muy prometedora, sumado al hecho de que se ha practicado desde hace años, es segura y sencilla, y los rendimientos de la inversión *pueden* ser enormes; por eso la recomendamos.

## ÚLTIMAS IDEAS

El bienestar es resultado del efecto acumulativo de un conjunto de decisiones diarias en el curso del tiempo. En este sentido, el conocimiento es poder, en la misma medida que el criterio. En otras palabras, con la información que tienes, ¿qué harás?

Cuando nos enteramos de los poderosos beneficios de la exposición al frío, nos sorprendimos y quedamos intrigados. Cuanto más investigábamos, más teníamos que reconocer que la información coincidía con lo que ya sabíamos sobre la importancia del estrés hormético. Lo probamos un poco (un poquito), escuchamos a quienes tenían diferentes perspectivas y, en última instancia, tuvimos que reflexionar sobre si era o no para nosotros. La terapia de inmersión en agua fría es un complemento muy bueno, mas no una necesidad, por eso brinda una magnífica oportunidad para que escuches tus necesidades, reflexiones sobre tu experiencia con el bienestar y adoptes una perspectiva holística para decidir si la pruebas o no. Ahora sabes qué efectos tiene la exposición al frío en el cuerpo: es saludable. ¿Pero te dará placer? ¿La podrás incorporar en tu día a día fácilmente? ¿Generará una relación de amor-odio (y no sólo de odio)? Esas preguntas son pertinentes para cualquier hábito saludable, por eso depurar tu proceso personal de reflexión, discernimiento y premeditación es igual de importante para tu experiencia a largo plazo como cualquier inmersión en agua fría.

## VEINTE POR CIENTO EXTRA

Si tienes acceso a un sauna y a una regadera de agua fría, podrás practicar el protocolo danés que tiene respaldo científico. Muchos gimnasios y clubes tienen saunas y regaderas, así que está al alcance de quienes quieran hacer el esfuerzo. Es muy sencillo: el objetivo es intercalar entre sauna y agua fría un total de once minutos de frío y 57 minutos de calor a la semana, siempre terminando con frío. Es todo. Si vas al gimnasio dos veces a la semana, esta podría ser una rutina:

- ***Día 1***: diez minutos de sauna, dos minutos de regaderazo con agua fría, diez minutos de sauna, dos minutos de agua fría, diez minutos de sauna, dos minutos de agua fría.
- ***Día 2***: diez minutos de sauna, dos minutos de regaderazo con agua fría, diez minutos de sauna, dos minutos de agua fría, diez minutos de sauna, dos minutos de agua fría.
- ***Tiempo total de agua fría***: doce minutos.
- ***Tiempo total de sauna***: sesenta minutos.

CAPÍTULO SIETE

# La regeneración

Es bien sabido que la mejor manera de comunicar y conectar en torno a temas importantes es mediante la narrativa, por eso cuando empezamos a escribir este capítulo, buscamos una historia de personas comunes y corrientes a quienes les ha afectado la crisis climática, como la destrucción de suministros de agua contaminados, de ciudades enteras debido al clima extremo o simplemente alguien cuya vida era normal hasta que una tragedia personal le abrió los ojos ante la realidad de que la salud de los seres humanos y del medio ambiente está conectada de forma inexorable, hermosa y profunda. Nos tardamos escribiendo este capítulo, no porque no encontráramos una historia para empezarlo, sino por lo contrario, encontramos demasiadas.

Ésta es una de ellas: Fred Stone, productor de lácteos de tercera generación en Arundel, Maine, tuvo que sacrificar ciento cincuenta vacas lecheras cuando descubrió que la tierra de su granja y la leche de sus vacas contenía niveles extraordinariamente peligrosos de ácido perfluorooctanoico (PFOA) y ácido perfluorooctanosulfónico (PFOS) o PFAS (éste también contiene PFHXS y PFNA).[1] Estos químicos están presentes en el revestimiento de los sartenes de teflón, los sillones antimanchas, los espumantes que utilizan los bomberos y la ropa impermeable, así como en residuos municipales.[2] Se están realizando más investigaciones en torno a los efectos nocivos de los PFA porque lo que sabemos al respecto es alarmante. Según un artículo sobre la crisis de los PFA que publicó la Universidad de Maine: “Se les han adjudicado efectos nocivos para la salud de los seres humanos, como trastornos del sistema inmune, alteración de la hormona de la tiroides y cáncer. Tampoco se descomponen de inmediato y se pueden biomagnificar, o incrementar su concentración, a medida que se desplazan en la red alimenticia. Los PFA que se emplearon hace décadas siguen circulando en el medio ambiente, en animales y plantas, vías navegables e incluso en los organismos de la gente, por eso se les llama 'químicos eternos'".[3]

La granja de Fred Stone fue tan sólo la punta de miles de icebergs, tanto para los agricultores en Maine, como para los cazadores y pescadores de caña. A finales de noviembre de 2021, cuando la temporada de caza de venado estaba llegando a su fin, el Departamento de Pesquerías de Interior y Vida Silvestre de Maine emitió una advertencia excepcional entre cazadores de seis comunidades del centro del estado para no comer la carne que habían cazado, pues se habían encontrado niveles inseguros de PFA en la carne de venado local, una fuente de alimento muy importante para muchas familias rurales. Para entonces ya se habían matado a más de 38 mil venados, lo que, a decir de un cazador, implicaba que más de cien mil personas ya habrían compartido e ingerido la carne.[4] Mientras funcionarios de Maine y del Departamento de Protección Ambiental investigaban el alcance de la contaminación, los residentes, muchos de ellos cazadores y pescadores de caña de muchas generaciones, se preguntaron qué contenía la carne que estaban comiendo y el agua que estaban tomando. En lo personal, no comemos ciervo ni venado (amamos a Bambi), pero esta historia ilustra un problema más amplio: estamos envenenando el planeta y a nuestra vida silvestre de formas sin precedentes.

Entonces, para empezar, ¿cómo se acumularon niveles tan altos de PFA? En los setenta y ochenta, en todo Estados Unidos, se anunció que el fango proveniente de instalaciones de trata de aguas residuales y fábricas de papel era bueno para mejorar la calidad de la tierra para agricultura. De acuerdo con quienes querían descargar el fango, era un fertilizante gratuito y positivo para los rendimientos de la cosecha.[5] Particularmente en Maine, el primer indicador de que los PFA eran problemáticos se encontró en las aguas subterráneas que rodeaban las bases militares; éstas se habían contaminado por las espumas que los bomberos empleaban durante sus entrenamientos.[6] Si podemos omitir un momento la pesadilla que suponen estos químicos, su naturaleza permanente es fascinante. Ante todo, son evidencia de la naturaleza profundamente conectada de nuestros ecosistemas y nosotros. Los PFA empiezan en una sartén de teflón o en un sillón nuevo, pasan a nuestros cuerpos y luego a nuestros residuos, terminan en las tierras de cultivo, de ahí pasan al heno que alimenta a las vacas y al agua que beben, después a la leche que producen, que luego consumimos hasta que entran a nuestro flujo sanguíneo, con el tiempo los expulsamos en el baño y regresan al mundo a reiniciar este ciclo de nuevo. O tal vez los PFA provienen de los revestimientos impermeables en el fondo de las cajas para pizza, se filtran a la corteza, o del revestimiento resistente a quemaduras al interior de la bolsa de palomitas para microondas, o de la envoltura en tu hamburguesa que milagrosamente evita que la grasa te manche los pantalones mientras haces malabares en tu trayecto de regreso del trabajo.[7] Cuanto más leas sobre los PFA, más te darás cuenta de que están en todas partes —en todo el mundo, en cada parte de nuestras vidas, incluso dentro de nosotros— y que llegaron para quedarse. De acuerdo con un artículo en *Wired*, el PFOA (uno de los cuatro PFA) en particular tiene "una vida media de noventa y dos años en el medio ambiente y entre dos y ocho años en el cuerpo humano".[8] Fred Stone dejó de diseminar el fango en su granja en 2004, pero eso no impidió que los químicos eternos envenenaran a las vacas y terminaran con su sustento casi quince años después.

Tras leer decenas de historias como la de Fred sobre la destrucción que causaron los químicos eternos, las inundaciones, los huracanes, el plomo en el suministro de agua, la extinción de animales, la deforestación, la sequía y el aumento del nivel del mar, la destrucción que viven los refugiados del cambio climático y las víctimas de la contaminación nos sentimos exhaustos. Sin alegría. Debatimos qué cosas terribles y espantosas debíamos cubrir en este capítulo para que supieran qué está pasando en el mundo. (*Alerta de spoiler*: no vamos a entrar de lleno porque es probable que ya lo sepan.) Nos perdimos temporalmente en la tristeza y nos agobió la enormidad y el alcance de los problemas que estamos enfrentando como un planeta que parece estar despertando de una pesadilla. Nuestra experiencia al escribir este capítulo no es única. Es un microcosmos de lo que experimentan en todas partes las personas que están informadas sobre los acontecimientos actuales. Si estás leyendo este libro, sabemos que no eres el tipo de persona que niega la existencia de la crisis climática ni que los seres humanos son los causantes, así que nos vamos a saltar esta parte. Hay días en los que leer las noticias es devastador, pero es todavía peor ser una persona o comunidad que está *en* las noticias. Y dentro de poco, todos lo seremos.

¿Por qué? Debido a la conexión.

Antes de fundar mindbodygreen en 2009, frases como *mente-cuerpo-espíritu* y *mente-cuerpo-alma* eran muy frecuentes. Elegimos *mente* y *cuerpo* como las primeras dos partes de nuestra filosofía de tres enfoques porque queda muy claro que la mente y el cuerpo no están separados, son uno mismo. Digamos que ya dominamos la parte de *mindbody*: tenemos una práctica espiritual, tenemos una conexión emocional muy fuerte con amigos y familia, respiramos por la nariz, movemos el cuerpo, comemos comida de verdad... ¿Acaso esto quiere decir que estamos sanos? Tal vez... o tal vez no. Hay otra parte del rompecabezas del bienestar: la parte *verde*. Si utilizamos productos de limpieza repletos de químicos y toxinas y comemos alimentos bañados de pesticidas, se cancelan los beneficios de toda la espinaca que estamos consumiendo. Si los incendios forestales nos desplazan de nuestras comunidades y nos encontramos viviendo en albergues, no tendremos mucho tiempo para preocuparnos por cuál es el mejor ejercicio para nuestra salud metabólica. No somos independientes de la tierra ni de los entornos que habitamos, tampoco de los animales que consumimos ni con los que coexistimos. Vivir y actuar como si fuéramos una especie independiente no sólo es peligroso para la tierra, también lo es para nosotros. Por eso elegimos el nombre mindbodygreen. No tres palabras, una, porque todo está conectado. Esto no quiere decir que tengamos todo resuelto, pero sí creemos que es un recordatorio diario de que estos tres pilares de la salud y la felicidad están íntimamente ligados.

## LAS CONSECUENCIAS GLOBALES

La degradación de nuestro medio ambiente y la pérdida de biodiversidad en el mundo nos afecta a todos. Así como todo lo que conforma nuestro cuerpo está conectado —digestión, respiración, los nutrientes con los que nos alimentamos—, hay millones de reacciones ambientales en cadena que influyen en cada una de nuestras células y sistemas, que reverberan en nuestro interior. No somos sistemas cerrados, estamos abiertos al mundo y lo ingerimos con lo que comemos, bebemos y respiramos. Cuando caes en la cuenta de esta realidad, comprendes a nivel intelectual, emocional y espiritual que las cosas tienen que cambiar.

Podemos empezar por identificar los dos niveles generales del efecto que tiene la crisis climática y otros desastres ecológicos: el personal y el global. Por ejemplo, es una catástrofe personal cuando descubres que tu suministro de agua potable está contaminado con plomo, pero es una catástrofe global que los incendios forestales fuera de control sean tan normales que ya ni siquiera figuran en las noticias, algunas poblaciones padecen las consecuencias más que otras.

Un nivel de sufrimiento ambiental no es más importante que otro y responsabilizarnos por ambos es crucial para la salud y la felicidad del ser humano.

Durante demasiados años hemos sido complacientes, hemos vivido en el engaño de que el ambiente es problema de alguien más: las personas que viven en China y a quienes afecta la contaminación del aire tienen que lidiar con ello; así como las personas del sureste asiático, cuyos hogares y tierras han quedado destruidos por los tsunamis, deben resolverlo; e incluso más cerca, huracanes e inundaciones arrasan con ciudades estadunidenses, pero la resolución es responsabilidad de esas ciudades y comunidades. Sin embargo, en años recientes, los incendios forestales, las pandemias, la sequía y el clima extremo nos han obligado a darnos cuenta de las realidades de nuestro mundo cambiante. A medida que suban las temperaturas en el planeta año con año, nadie saldrá indemne. Es un problema tanto para nuestros cuerpos como para nuestras mentes, y si eres una persona espiritual, para nuestras almas. El clima extremo y la destrucción ecológica amenazan nuestras necesidades fisiológicas más fundamentales. Alimento, agua, calor, descanso, seguridad, todas están en la base de la famosa jerarquía de necesidades de Abraham Maslow, son fundacionales. Es el problema más evidente y alarmante que enfrentamos porque cuando estos requisitos básicos se enfrentan con disrupciones o amenazas, lo demás deja de importar. Incluso si vivimos en un lugar en el que, hasta ahora, hemos podido escudarnos de los peores efectos fisiológicos de la crisis climática, el siguiente nivel de la jerarquía de necesidades de Maslow sigue corriendo peligro: realización personal y psicológica. Vivir en el borde de la ansiedad ecológica, padeciendo estrés crónico en virtud de los encabezados espantosos de las noticias nos impide estar bien en el plano emocional. En el plano espiritual, la tierra es parte de nosotros —cada planta y animal, cada ser vivo— y cuando está en peligro, también lo estamos nosotros, aunque estemos en negación. Vivimos en comunidad y en conexión con otros organismos vivos. Hace tiempo, esta oración se pudo haber interpretado como un embuste del *New Age*. Pero hoy somos más sensatos.

**Ya sabemos que los árboles sí se comunican entre ellos.** Mediante complejas redes micóticas subterráneas los árboles envían señales de auxilio, alimentan a los retoños que lo necesitan y establecen relaciones cercanas entre ellos que les permiten florecer.[9]

**Sabemos que tres cuartos de nuestras cosechas de alimentos dependen de polinizadores como las abejas melíferas, los abejorros y las mariposas.**[10] Por desgracia, casi cuarenta por ciento de las especies de insectos está en declive en todo el mundo y casi un tercio de las especies está en peligro de extinción.[11] Las especies invasoras, los pesticidas y el calentamiento global están cambiando por completo los ecosistemas a un ritmo vertiginoso.

**Sabemos que el uso y abuso extendido de los antibióticos en la agricultura ha desatado peligrosas bacterias resistentes a los antibióticos.** Los antibióticos transformaron la asistencia médica en el siglo xx, salvaron millones de vidas. Por desgracia, la amenaza directa y cada vez mayor de la resistencia a los antibióticos está poniendo en peligro ese progreso.[12] Con el empleo agresivo de antibióticos entre poblaciones saludables, la industria de la agricultura nos está poniendo a todos en peligro.

Durante décadas hemos explotado y extraído recursos, provocando la extinción de miles de especies y contaminado nuestro mundo. Y estamos enfrentando las repercusiones de esas acciones.

## LAS CONSECUENCIAS PERSONALES

Abundan los efectos evidentes y monumentales del cambio climático en nuestra vida, pero también tendríamos que preocuparnos por los daños invisibles e insidiosos en nuestros cuerpos, que son el resultado de cómo hemos tratado a la tierra. La crisis climática no sólo se reduce al clima extremo, también tiene efectos negativos en la salud humana ocasionados por toxinas ambientales provenientes de la agricultura industrial, los plásticos y la contaminación. Estos efectos son la expresión más evidente de la conexión que tenemos con nuestro medio ambiente porque lo que le hacemos a la tierra nos lo hacemos a nosotros mismos. Somos lo que comemos, bebemos, respiramos, metemos al microondas, en donde transportamos nuestra comida y lo que nos ponemos en el cuerpo.

Hace unos seis años, cuando Colleen estaba embarazada de nuestra primogénita, hicimos una "limpieza de plásticos" en la casa y empezamos a eliminarlo de nuestras vidas en la medida de lo posible. Durante años habíamos escuchado sobre los disruptores endocrinos como los BPA y a punto de ser padres, sabíamos que era hora de hacer algo. Empezamos con lo más fácil y tiramos todos nuestros artículos de plástico reutilizables, vasos de plástico, platos, tazones, todo. No tardamos mucho y tampoco fue costoso sustituir todos los artículos que tiramos con vidrio, acero inoxidable o cerámica. Pero cuando creamos consciencia de la presencia del plástico, enseguida nos dimos cuenta de que nuestra casa era sólo el inicio.

El plástico es omnipresente.

Todos los paquetes que pides en internet están cubiertos en capas y capas de plástico. La comida a domicilio está envuelta en plástico o los empaques tienen una capa de plástico. La comida que compras en el súper viene en plástico, en general, solemos encontrar una o dos marcas de cualquier producto que no están empacadas en contenedores de plástico. Los juguetes con los que juegan muchos niños de preescolar están hechos sobre todo de plástico. Botellas de agua, vasos de café para llevar, redes para pescar, hilo dental, inyecciones de insulina, el revestimiento de las latas de metal, lo que sea: tiene plástico. La célebre película *El graduado,* de 1967, tiene la que es quizá la escena más profética en la historia del cine. El personaje de Dustin

Hoffman recibe consejo profesional del amigo de su padre, el señor McGuire, quien le dice: "Te voy a decir una cosa. Sólo una... plásticos". Después le explica el asombroso futuro que tiene el plástico y le dice al personaje de Hoffman que considere entrar a la industria. Es difícil de creer, pero en 1967, la mayoría de los artículos de consumo se fabricaban en madera, vidrio, metal y aluminio. Ahora, como dijo el señor McGuire, todo se reduce a una palabra: plásticos.

Hemos inundado nuestro medio ambiente con plásticos al grado de que los microplásticos —piezas diminutas que provienen de artículos de consumo degradados— se encuentran en las regiones más remotas del mundo. científicos han encontrado microplásticos en todas partes: desde el mar que rodea la península Antártica a las profundidades de la fosa de las Marianas. Pero no hay que ir tan lejos para encontrarlos, se puede sencillamente ir al baño o pincharse el dedo porque se han encontrado en las heces humanas y, más recientemente, en la sangre. Un estudio pequeño pero revelador que se publicó en *Environment International* encontró plástico en la sangre humana por primera vez en la historia. De acuerdo con un artículo sobre el estudio en *Smithsonian Magazine*: "Los participantes pudieron haber estado expuestos a los microplásticos en el aire, el agua y la comida, pero también en productos de cuidado personal, como pasta dental o brillo labial que ingirieron accidentalmente, polímeros dentales, partes de implantes o residuos de tinta de tatuajes".[13]

¿Por qué es tan malo? Por un lado, están los daños evidentes de los plásticos en el planeta. El hecho de que sólo diez por ciento de todo el plástico que se ha fabricado en nuestras vidas se haya reciclado, que los organismos marinos mueren por millones a causa de la contaminación por plásticos en nuestros océanos y de que la producción de plásticos es uno de los principales causantes del cambio climático. Sin embargo, los plásticos también tienen efectos invisibles e insidiosos en el cuerpo humano.[14] Desde luego, el plástico está hecho de y con químicos, muchos de los cuales son nocivos para la salud.

Pueden filtrarse en nuestros alimentos desde los contenedores de plástico, sobre todo cuando los calentamos, y también en el cuerpo de los bebés cuando mastican juguetes de plástico o usan popotes de plástico. De acuerdo con un artículo en una revista académica, todas estas exposiciones "están vinculadas con consecuencias severas para la salud como cánceres, malformaciones congénitas, inmunidad comprometida, disrupción endocrina, efectos en el desarrollo y reproductivos".[15]

Si bien hay toda una sopa de letras de los químicos nocivos para la salud de los seres humanos, investigaciones han demostrado que los ftalatos y los BPA/BPF/BPS son particularmente peligrosos. El BPA hace que el plástico sea suave, como la botella de plástico ligera que compras en cualquier tienda, el último le da la textura dura, como una botella más sólida y reutilizable que puedes meter al lavaplatos. Los dos químicos interfieren con hormonas humanas como el estrógeno, la progesterona y la testosterona, por eso se les conoce como disruptores endocrinos. Muchos científicos y especialistas en el medio ambiente han vinculado el alza de estos disruptores endocrinos en nuestro medio ambiente a perturbaciones en la función reproductiva, como declive de la fertilidad, más tasas de abortos y cambios en la cantidad y la calidad de huevos en los ovarios.[16] Entre 1973 y 2011, disminuyó cincuenta y nueve por ciento el conteo de espermatozoides entre los hombres de Occidente, y tiene sentido cuando descubres que la exposición a químicos disruptores endocrinos puede reducir los niveles de testosterona entre los hombres.[17] La doctora Shanna Swan, reputada epidemióloga reproductiva y ambiental del Centro Médico Monte Sinaí, descubrió que las mujeres embarazadas que estuvieron expuestas a disruptores endocrinos estaban dando a luz a niños con penes significativamente más pequeños y distancia anogenital. En otras palabras, los químicos a los que estaban expuestas estas mujeres embarazadas disminuyeron los niveles de testosterona de sus fetos masculinos lo suficiente para tener efectos físicos comprobables. Desde hace décadas, por ejemplo, científicos han observado este efecto de la exposición en las ranas macho, pero verlo en los seres humanos es alarmante, por decir lo menos.

En su libro *Countdown: How Our Modern World Is Threatening Sperm Counts, Altering Male and Female Reproductive Development, and Imperiling the Future of the Human Race*, Swan nos recuerda que estos químicos alteran mucho más que nuestra salud reproductiva y han sido relacionados con problemas en nuestros sistemas inmune, neurológico, metabólico y cardiovascular: "Para empeorar la situación, la susceptibilidad genética de un individuo a ciertos padecimientos, junto con la exposición a otros químicos y hábitos de estilo de vida, puede aumentar los efectos que produce una sustancia química disruptiva endocrina [EDC, por sus siglas en inglés]".[18] La investigación en este rubro es nueva y emergente, y si bien los científicos están avanzando lo más rápido posible, los efectos que tienen estos químicos en nuestra salud son complejos y, por desgracia, desconocidos.

Es aún más inquietante que estos químicos disruptivos endocrinos no sólo se encuentren en el plástico sino en miles de productos de cuidado personal y del hogar. Ya hablamos de que los PFA (también disruptores endocrinos) se encuentran en todos lados, desde una sartén hasta un sillón. Resulta que los ftalatos no sólo se encuentran en botellas de plástico, también en jabones, maquillaje, fragancias, crema corporal: todo lo que te pones directamente en el órgano más grande de tu cuerpo.

Todo esto puede parecer absolutamente abrumador. El plástico está en todas partes. Los químicos están en todas partes. ¿Cuáles son horribles? ¿Cuáles están bien? ¿De cuáles no sabemos absolutamente nada? Dan ganas de mudarse a una isla desierta y confeccionar nuestra ropa con cocos y junco. Todo esto, aunado a los problemas globales derivados del cambio climático, es abrumador. Muchos nos quedamos aquí, agobiados y paralizados por el miedo. Otros dicen: "Al diablo. Es demasiado. Voy a hacer caso omiso y a seguir haciendo mis cosas". Se trata de dos respuestas emocionales muy razonables. Pero si nos estancamos en esos temores mucho tiempo no podremos vivir una vida sana y feliz. La mejor manera de combatir nuestra ansiedad ecológica y ayudar al planeta que nos nutre es *hacer algo*. Actuar empodera. Incluso si cuando empiezas, esas acciones no parecen suficientes, pero si sigues haciendo lo que puedes, estarás contribuyendo a tu prosperidad y a la de los demás.

¿Por dónde empezar? ¿Cómo elegir qué hacer?

Lo que nos espera como humanidad y no podemos controlar nos genera una ansiedad ecológica paralizante. Y lo que podemos controlar es tanto que también nos paraliza. ¿Acaso nunca más debemos tomar agua de una botella de plástico? ¿Debemos empezar a usar esas envolturas de cera de abeja en vez del plástico adherente? ¿Deberíamos volvernos vegetarianos? ¿Necesitamos un filtro de agua? ¿Qué hay de un vehículo eléctrico? ¿Vale la pena el costo de instalar paneles solares? ¿Meter plástico al microondas es *verdaderamente malísimo*? Mi crema dice "sin parabenos", ¿es suficiente? ¿Debería plantar un árbol en mi patio o hacer un jardín amigable con las abejas?

¿Qué tiene mayor efecto? ¿Qué beneficia más al mundo? Al igual que comer, hacer ejercicio y todo lo demás en la vida, no existe una solución milagrosa; para tener una vida ecológica, no hay una solución universal. Y sólo eres una persona, con recursos y tiempo limitados, ¿qué acciones te generan mejores rendimientos? Desde nuestro punto de vista, ésa es la pregunta más importante que debemos plantearnos cuando estamos pensando en implementar cambios por el bien del medio ambiente. Se trata de las ganancias. Como somos empresarios, siempre tenemos este concepto en mente. Y en las próximas secciones vamos a compartir las acciones que puedes llevar a cabo con respecto al clima que te darán los mejores rendimientos a partir de tu inversión. Todos estos cambios que te proponemos son estrategias importantes y accesibles para cuidar tu salud, mantener nuestras comunidades seguras y dirigirse a un futuro regenerador para todos los seres vivos. Y como todo lo demás en este libro, la clave es elegir y encontrar las mejores opciones para que actúes desde tu situación particular. ¿Qué acciones puedes emprender con placer y no a partir de la desesperación?

## ¿QUÉ HACEMOS?

La mayoría de los cambios que surtirán efecto en las toxinas del medio ambiente y el aumento de las temperaturas en la Tierra —reducir las emisiones de carbono a nivel global y los cambios de políticas públicas— están fuera de nuestro alcance. Como individuos, la mayoría no tenemos el poder de cambiar las políticas ambientales en el plano industrial y global. Pero no debemos desanimarnos ni rendirnos por lo que *no podemos* controlar, de lo contrario renunciamos a nuestra responsabilidad de hacer lo que sí podemos. A gran escala, tenemos la opción de manifestarnos en las urnas y tomar mejores decisiones de compra. Hazlo. Después, céntrate en los cambios que es posible llevar a cabo en tu estilo de vida. En nuestro caso, así hemos podido lidiar con lo que parecen reveses diarios y noticias espantosas.

Imagina dos círculos. Uno de ellos está lleno con los cambios más sustanciales que puede hacer la humanidad para ponerle fin a la crisis climática y vivir en armonía con la Madre Tierra. En el otro círculo, está una lista de lo que podemos controlar a título personal en nuestras vidas pequeñas y hermosas. Si imaginas estos círculos como un diagrama de Venn, hay un área en la que se superponen. Y hay *mucho* en el centro. De hecho, hay demasiado en el centro, porque eres una persona que vive una sola vida, y no te puedes dedicar de tiempo completo a abogar por la justicia climática ni a identificar cada químico en cada producto de tu casa.

La buena noticia es que puedes hacer muchísimo.

La noticia desafiante es que hay un límite.

Uno de los motivos por el cual, de entrada, nos encontramos en esta crisis es la complejidad del problema. Por poner un ejemplo, ¿qué es más importante en términos de la huella de carbono y la salud y el bienestar general, comer alimentos locales o alimentos orgánicos? Podríamos dedicar todo un capítulo a este debate. Y hay muchas discrepancias de buena fe entre los científicos y los activistas en torno a este tema en particular. La agricultura orgánica exige más tierra y, en algunos casos, podría generar una huella más grande de carbono que la agricultura convencional. Por otra parte, la agricultura no orgánica contribuye con la diseminación de pesticidas en el agua y la tierra, lo cual sabemos que es nocivo. A fin de cuentas, la respuesta parece ser "depende", depende de dónde vives, a qué tienes acceso y qué alimentos consumes.[19] Intentar guardar toda esta información en tu mente y tomar la mejor decisión es una tarea frustrante, sin embargo, todos queremos hacerlo mejor. En nuestras interacciones con expertos y en nuestra propia vida, hemos descubierto que la mejor manera de contribuir con la salud y el bienestar del mundo y su gente es elegir un par de cosas sencillas, indiscutiblemente buenas para ti y el mundo, y que puedas integrar en tu vida con facilidad. Confiamos en los expertos en el clima para que nos ayuden a entender con claridad en qué rubros podemos marcar la diferencia y cómo lograrlo. Las siguientes áreas de acción son indiscutiblemente buenas para la tierra y para tu salud personal, y las puedes integrar en tu vida muy fácilmente. Desde luego, puedes y debes agregar los puntos más costosos si tienes los recursos —comprar un vehículo eléctrico, instalar paneles solares en el techo—, pero nos centramos en cambios que todos podemos implementar, sin importar los ingresos, la geografía ni el tiempo disponible.

### *Sigue una alimentación primordialmente de origen vegetal*

Nos tomamos con total seriedad los consejos de Paul Hawken, activista ambiental de renombre mundial y autor de *Drawdown: The Most*

*Comprehensive Plan Ever Proposed to Reverse Global Warming*. Publicó *Drawdown* en 2017 y desde entonces las conclusiones de Paul se mantienen vigentes. Así que cuando nos dice que las tres cosas más importantes que podemos hacer para ayudar a regenerar la tierra desde el plano personal giran en torno a la comida —qué comemos, de dónde lo obtenemos y cuánto desperdiciamos—, ponemos atención. Lo primero: sigue una alimentación primordialmente de origen vegetal. En el capítulo tres hablamos de la importancia de consumir productos de origen vegetal y naturales para la salud y la longevidad. Resulta que éste es el tipo de cambio en el estilo de vida que duplica tus ganancias, porque es una de las acciones ecológicas con más resultados positivos en la mitigación del calentamiento global *y además* es bueno para tu salud. Existe mucha confusión sobre qué constituyen los alimentos de origen vegetal, así que queremos que quede bien claro.

*Por desgracia, los alimentos de origen vegetal pueden estar muy procesados*

En estos días, los alimentos pueden "provenir de las plantas" —recuerda, Doritos, Oreos y hamburguesas de carne falsa Impossible— y ser problemáticos. Piensa en todas las emisiones de carbono nocivas para el medio ambiente gracias a la producción de alimentos industriales. Como en el capítulo tres, nos estamos refiriendo a las plantas naturales, lo más cercanas a su forma original. Céntrate en comprar en los departamentos de productos frescos del súper y estarás bien.

*Primordialmente de origen vegetal quiere decir que pongas atención a la carne que consumes*

No estamos sugiriendo que sea necesario adoptar el vegetarianismo o veganismo por completo (a menos que eso quieras), sino tener una alimentación que sea *sobre todo* de origen vegetal. La mayoría de los expertos coinciden en que las plantas tienen menor impacto en las emisiones de carbono que la carne y los lácteos, así que es suficiente con sólo reducir a la mitad el consumo de carne (sobre todo la res).[20]

Sin embargo, Hawken nos recuerda que, desde el punto de vista de la regeneración de la tierra, es más efectivo recurrir a los animales de rebaño sabiamente (es decir, no como la industria de la carne lo está haciendo: espantoso) que descartar la cría de animales por completo.[21] Cuando se cría a los animales de forma responsable —es decir, sin alimentarlos en exceso con maíz y soya en una unidad de engorda— y se les consume juiciosamente, pueden ser una fuente maravillosa de nutrientes y placer. Es buen momento para recordarte que cambiar tu hamburguesa bimestral de res de libre pastoreo por una hamburguesa de carne falsa no necesariamente es una opción más ecológica. La carne falsa es menos nutritiva (menos nutrientes, llena de aceite de canola y modificada genéticamente), y de acuerdo con el doctor Marco Springmann, investigador alimentario para la Universidad de Oxford, no necesariamente es mejor en cuanto a emisiones. La carne de origen celular produce cinco veces más emisiones que el pollo y un poco menos que la res convencional. La carne de origen vegetal libera casi la misma cantidad de emisiones que el pollo, pero unas cinco veces más que las legumbres y las verduras.[22] Sin mencionar las emisiones de la fabricación, procesamiento y envío de todos los ingredientes que componen la carne falsa, una cifra difícil de calcular. Hacer una hamburguesa de la marca Impossible requiere la producción de unos veintiún ingredientes distintos, entre ellos soya modificada genéticamente. No hay duda alguna de que la carne de res industrial es problemática, pero la huella de carbono de la carne falsa sigue siendo tema de debate. El punto es que eliminar por completo a los animales no es una solución milagrosa y es uno de los motivos por los que nos emociona tanto el potencial de la agricultura regenerativa.

### *Apoya la agricultura regenerativa*

La segunda acción que recomienda Paul Hawken relacionada con los alimentos se centra en la procedencia de nuestra comida y los sistemas que apoya o debilita. En la agricultura existe un movimiento en expansión que aboga por recuperar las prácticas agricultoras regenerativas, no extractoras. Antes del surgimiento de los pesticidas producidos en masa y modificados genéticamente, los monocultivos de "Roundup Ready" como la soya y el maíz, los agricultores podían cultivar la misma tierra durante siglos sin pérdida de fertilidad ni mayor extracción de carbono.[23] Por desgracia, las prácticas de la industria agrícola moderna son terribles para mantener ecosistemas terrestres saludables, lo cual es mala noticia desde la perspectiva del uso de la tierra. Pero también es alarmante porque los científicos empiezan a entender que la salud del suelo contribuye mucho al perfil de nutrientes de las plantas que consumimos. Resulta que las verduras no son monolíticas: una papa cultivada en suelo silvestre no es igual a una cultivada en una granja comercial. De hecho, nuestras verduras son lo que comen, en otras palabras, lo que está en su tierra. Un artículo publicado en *Civil Eats* reportó que "estudios recientes han descubierto que los cultivos que se cosechan con prácticas regenerativas contienen más vitaminas, minerales y fitoquímicos".[24] Esto quiere decir que al sustituir la agricultura industrial con prácticas de agricultura más resilientes no sólo contribuimos a resguardar el suministro alimentario para futuras generaciones, sino también la salud humana en la actualidad. Cuando compras productos orgánicos de una pequeña granja local o cultivas tus propios alimentos, renuncias a los alimentos con químicos *y* consumes más nutrientes. Pero la agricultura regenerativa no sólo se reduce a mejorar la calidad y los nutrientes de los alimentos. De acuerdo con la Academia Nacional de las Ciencias, las prácticas de agricultura regenerativa representan mayor extracción de carbono (250 millones de toneladas en Estados Unidos anualmente), otra ventaja importante para cuidar el planeta. Es una práctica que nos emociona mucho.[25]

### *Reduce el desperdicio de comida*

Cada año, se desperdicia un tercio de toda la comida que se cosecha en el mundo, el equivalente a 1.3 mil millones de toneladas. Éstas son cifras asombrosas.[26] Cerca de la mitad de esa cifra se desperdicia en la granja y la otra mitad, en los hogares. No importa si se desperdicia comida por sus desperfectos, porque se echa a perder o sencillamente porque alguien no tenía apetito en la cena, la comida termina (sobre todo) en un vertedero, se descompone y libera metano a la atmosfera. Pero éste es sólo un factor nocivo para el medio ambiente. De entrada, ¿qué pasa con el agua, la energía y las emisiones de carbono que se requirieron para crear esa comida? Es un desperdicio abrumador. De acuerdo con todos los expertos en medio ambiente y cambio climático a quienes hemos consultado, limitar el desperdicio de comida encabeza la lista de estrategias para ser más sustentables. No puedes controlar el desperdicio en la granja o el súper, pero sí lo que se echa a perder en tu refri. El incentivo de esta acción es que te ahorrará dinero. Es hora de dejar de sentirte culpable por esas fresas blanquecinas y empezar a planificar para eliminar el desperdicio en casa. A continuación, te damos algunas ideas.

#### PLANIFICA TUS COMIDAS

Algunos pondrán los ojos en blanco al leer esto. Sabemos que en el mundo del *wellness* se le da mucha importancia por otros motivos, pero en este caso se trata de una buena causa. Tómate veinte minutos para revisar qué tienes en el refri, planifica tus comidas de la semana, después ve al súper y compra sólo lo que necesitas. Hay cientos de aplicaciones para planificar tus comidas y páginas web que te enseñan a hacerlo.

#### EL CONGELADOR ES TU NUEVO AMIGO

Puedes incrementar drásticamente la vigencia de las frutas y verduras si compras en la sección de congelados. La comida natural congelada es igual de nutritiva que la fresca y puede reducir el desperdicio drásticamente. El congelador es un buen lugar para la fruta que está muy madura (¡hola, plátanos!) y sobras de las que ya estás harto, pero que en unas semanas te comerías con gusto.

### *Desperdicio de ropa*

Cuando pensamos qué contribuye más al cambio climático, rara vez nos enfocamos en nuestros clósets. Sin embargo, la industria textil y de la moda producen muchísimas emisiones de carbono debido a los petroquímicos que emplean para fabricar sus productos y la asombrosa cifra de ropa que producen cada año. De acuerdo con Paul Hawken: "En Estados Unidos compramos una prenda cada seis o siete días en promedio. Entre ocho y diez por ciento de las emisiones globales provienen de la industria textil".[27] Es más que el total de emisiones de los vuelos internacionales y el transporte de mercancías.[28] Al igual que ocurre con el plástico, un porcentaje pequeñísimo de ropa se recicla. De acuerdo con un artículo que publicó *Bloomberg News*, cerca de ochenta y siete por ciento de los materiales que se emplean para fabricar ropa terminan quemados o en vertederos.[29] Al igual que el desperdicio de comida, encontrarle la vuelta al desperdicio de ropa genera muchos beneficios, en gran parte porque la ropa es un gasto fuerte en los hogares. Éstos son algunos consejos.

### *Compra menos moda rápida*

Para decirlo pronto: compra menos ropa barata, de mala calidad y que produzcan empresas que explotan a sus trabajadores en países en desarrollo para bajar los precios. Se utilizan más químicos y se asume menos responsabilidad sobre la manufactura, se perjudica a más trabajadores y se generan más desechos. Especialistas en el medio ambiente coinciden en que la ropa barata nos cuesta muy cara. Si bien hay quienes argumentan que la moda rápida es importante desde el punto de vista de la asequibilidad, el argumento no es muy consistente. La industria de la moda rápida no la sostienen las personas cuyos presupuestos son más modestos, sino quienes tienen más ingresos disponibles y compran más de lo que necesitan. A todos nos gusta la novedad y una buena oferta, pero si lo ves desde otra perspectiva se reduce a un trato injusto.

#### Compra ropa de mejor calidad

Lo llamamos el enfoque de "la moda según Marie Kondo". Si no te "genera alegría", no lo compres. El objetivo es comprar ropa que te haga feliz y que te pongas. Invierte en calidad, no en cantidad. Si es posible, invierte en ropa de fibras naturales que dure más para no tener que sustituirla con tanta frecuencia.

#### Compra de segunda mano

Una opción más barata y que tiene más sentido desde la perspectiva ecológica es comprar en tiendas de segunda mano. Cuando te pones una prenda usada, no sólo la rescatas de terminar en un vertedero, también contribuyes a aprovechar la energía y los recursos que se emplearon para producirla. Consulta algunas de nuestras sugerencias para estas compras sustentables en thejoyofwellbeing.com/clothing

### *Haz de tu hogar un lugar seguro*

Empezamos este capítulo detallando por qué las toxinas ambientales son amenazas invisibles para la salud. En las páginas de este capítulo aprendimos la importancia de mantener a raya los PFA, el plomo en el agua, los ftalatos, el BPA y otros disruptores endocrinos. Es imposible eliminar todas las exposiciones, incluso si nos obsesionamos. ¿Qué podemos hacer? Lo mejor que podamos. Aquí te decimos cómo.

#### Filtra el agua o por lo menos no la tomes de una botella de plástico

Si tienes los recursos para invertir en un filtro de agua, hazlo. Como aprendimos del desastre permanente en Flint, Michigan, no siempre podemos confiar en que los municipios nos notifiquen a tiempo de los problemas con el suministro de agua. Sin mencionar que los químicos industriales, agrícolas y farmacéuticos pueden contaminar el agua sin que los municipios lo monitoreen.[30] Si tu agua potable proviene de un pozo es todavía más importante filtrarla, contemplando lo que sabemos sobre la contaminación del agua subterránea con PFA. En pocas palabras, lo que sabemos sobre la contaminación del agua es suficiente para tener cuidado, y lo que aún no sabemos sobre posibles exposiciones nos hace querer salir corriendo a la página de Environmental Working Group con la intención de revisar su guía para comprar un filtro.

### Elimina los plásticos, sobre todo en la comida

No es tan malo como parece, porque en años recientes ha habido más demanda de alternativas sin plástico cuando se trata de botellas de agua y recipientes para comida. Por lo tanto, será más fácil encontrar un termo o lonchera de acero inoxidable para tus hijos. Los expertos coinciden en que lo mejor es guardar la comida en vidrio, metal y cerámica. Si sustituir el plástico en tu casa es un gasto que no puedes asumir de golpe, no hay problema. Puedes mitigar el riesgo si no calientas la comida en plástico. Es fácil pasar las sobras a un plato de cerámica antes de calentarlas en el microondas, se trata de un cambio pequeño pero importante.

### Lee las etiquetas

Ya deberías tener el hábito de leer las etiquetas de la comida para asegurarte de que, en la medida de lo posible, tus compras no estén muy procesadas ni tengan tantos aditivos. El siguiente paso es implementar el mismo análisis con tus productos de limpieza y productos de cuidado personal. Cuando se trata de limpiadores, Shanna Swan recomienda leer las etiquetas de atomizadores y limpiadores y buscar "peligro, cuidado, veneno o letal" y cambiar esos agentes químicos peligrosos por otros productos con ingredientes más identificables. El pasillo donde se encuentran los cósmeticos y los productos de belleza en la farmacia es uno de los lugares más confusos de todos. Como estos productos no tienen la misma regulación rigurosa de la Administración de Alimentos y Medicamentos, sus etiquetas tienen descripciones engañosas como "¡completamente natural!" o "puro y limpio", que desde el punto de vista regulatorio no dicen nada. Esto dificulta mucho tomar una decisión adecuada y rápida sobre qué productos comprar. En el caso de los productos personales, para evitar los químicos peligrosos y los disruptores endocrinos, Swan sugiere buscar lo siguiente:

- **Compra:** productos orgánicos, sin fragancias o con fragancias seguras, sin parabenos ni ftalatos
- **Evita en la medida de lo posible:** productos en recipiente de plástico o que digan "antibacterial" y muchas clases de desodorantes ambientales (muchas veces llenos de ftalatos)

Reconocemos que puede ser muy difícil encontrar champú que no venga en botellas de plástico, pero puedes comprarlo y pasarlos a una botella de vidrio o aluminio en casa.

### *Pasa tiempo en la naturaleza*

En el capítulo cuatro hablamos del poder de la naturaleza para calmar el sistema nervioso, mejorar las capacidades cognitivas y fomentar el bienestar emocional. Alimentar una conexión más sólida con el medio ambiente también te ayudará a aliviar la ansiedad ecológica y te motivará a llevar una vida más sustentable. Para que algo te importe de verdad tienes que conocerlo. No importa si vives en la ciudad o el campo, pregúntate qué tanto sabes del pedazo de tierra que llamas hogar. ¿Sabes qué árboles están plantados en el patio o en el parque de tu casa? ¿Sabes qué aves son migratorias y cuáles viven en tu barrio todo el año? ¿Sabes qué polinizadores son nativos de la zona? ¿Sabes cuáles están en peligro? Una cosa es vivir en un lugar, otra muy distinta es habitarlo de verdad. Cuanto más sepas sobre la flora y la fauna de tu zona, más conectado te sentirás con los seres vivos de tu entorno y los ecosistemas que nos sostienen a todos. Éstas son algunas ideas para empezar.

### Cambia el gimnasio

Entrena al aire libre cuando puedas. Empieza tu día con luz solar para regular los ritmos circadianos y moviendo el cuerpo. Ya sabemos que estar al aire libre cuando hace frío es bueno, así que no dejes que las temperaturas bajas disminuyan tu entusiasmo. A estas alturas, habrás notado que hacer ejercicio o moverte al aire libre es de lo mejor que puedes hacer para la salud y la felicidad. Lo hemos recomendado en cinco capítulos distintos por varios motivos.

### Sal sin el teléfono

Si consideramos que noventa y seis por ciento de los estadunidenses de la generación Z no van ni al baño sin teléfono, a todos nos vendría bien despegarnos un poquito de nuestros aparatos.[31] Incluso si te encanta escuchar pódcast o música en tus caminatas diarias, intenta un día sin aparatos. percibe el canto de las aves, observa los brotes de los árboles y a las ardillas regordetas brincando entre sus ramas.

### Baja una aplicación para identificar plantas y animales

Hay muchas aplicaciones gratuitas que te permiten tomarle una foto a una flor para identificarla. No son perfectas pero incluso si dudas del algoritmo, es divertido jugar al detective y descubrir si el árbol de tu calle es una magnolia o no.

### Haz una lista de espacios naturales

Incluso si vives en una gran ciudad, hay muchos espacios verdes a los que puedes llegar caminando o en transporte público. Investiga un poco y averigua qué parques o reservas naturales están a una distancia razonable y velas quitando de tu lista.

## ÚLTIMAS IDEAS

El concepto de regenerar tiene dos acepciones en el diccionario. De acuerdo con el diccionario de la Real Academia Española, el sustantivo se refiere a la "reconstrucción que hace un organismo vivo por sí mismo de sus partes perdidas o dañadas"; el verbo, a "dar nuevo ser a algo que degeneró, restablecerlo o mejorarlo". Cuando se utiliza en el contexto de lo que tenemos que hacer para sanar la tierra y a nosotros mismos, las dos acepciones son pertinentes. Necesitamos reparar el daño que le hemos hecho a la Madre Tierra desarrollando nuevo tejido: plantar árboles, rehabilitar la tierra y limpiar el desastre que hemos ocasionado para que nuestros ecosistemas tengan oportunidad de regenerarse. Nuestro amigo Paul Hawken nos recuerda que la regeneración es innata en todo ser vivo. Todos los días, cuando dormimos y comemos, se regeneran las células en el organismo. Ayudamos a otros seres vivos a regenerarse cuando cuidamos a nuestros seres queridos, nuestras mascotas y plantas. Si podemos dirigir esos cuidados al medio ambiente y dejamos de causar la destrucción de la vida, la tierra y los seres vivos que la habitan sanarán. Para Hawken: "la regeneración implica poner la vida en el centro de todas nuestras acciones y decisiones".[32] Y creemos que, al hacerlo, activamos la segunda definición de regenerar: renacer, o por lo menos, cuidarnos en el plano espiritual y moral.

## VEINTE POR CIENTO EXTRA

### AVERIGUA LAS FÓRMULAS DE TUS PRODUCTOS DE CUIDADO PERSONAL

Todavía no existe un recurso perfecto para hacerlo, pero el más asequible y fácil de usar es la base de datos de cosméticos del Environmental Working Group. El EWG es una organización ambiental sin fines de lucro comprometida a proteger la salud y brindar información a las personas sobre artículos para que puedan tomar decisiones saludables. Producen muchas guías para consumidores con sistemas de clasificación fáciles de entender. Puedes ingresar cualquier producto para conocer su calificación o puedes buscar por tipo de producto si quieres información antes de ir a la tienda.

### 120 MINUTOS AL AIRE LIBRE TODAS LAS SEMANAS

No importa si dedicas dos horas al aire libre de corrido o las divides en varias exploraciones al aire libre. El Centro Europeo para el Medio Ambiente y la Salud Humana de la Universidad de Exeter realizó un estudio extenso que demostró que es más probable que quienes cumplen con ese umbral "reporten buena salud y bienestar psicológico que quienes no".[33]

### ARMA UN CLÓSET "CÁPSULA"

Quizás hayas escuchado de esta tendencia de seleccionar una rotación modesta de prendas de buena calidad (en general, menos de treinta) para facilitar la toma de decisiones en las mañanas, ahorrar dinero y comprometerte con un estilo muy personal. Si ya lo haces, ¡estupendo! De lo contrario, contempla hacerlo por los motivos anteriores y porque es bueno para el medio ambiente. Es la versión de la moda de planificar tus comidas: reflexión anticipada que te facilita la vida y te ayuda a ahorrar recursos que, de lo contrario, podrían terminar en un vertedero.

## APOYA LA AGRICULTURA REGENERATIVA

En regenerationinternational.org hay un mapa que te ayuda a encontrar granjas en tu localidad. Si acudes a un mercado de productores, platica con ellos sobre sus prácticas. Encuentra otras estrategias para apoyar la agricultura regenerativa en thejoyofwellbeing.com/regeneration

CAPÍTULO OCHO

# Una misión colectiva

Si has visto *El padrino* u otras películas o series similares, habrás notado que la cultura popular retrata a los migrantes italianos de la misma forma: hombres de pecho amplio con vientres abismales, abuelas robustas que cargan cazuelas rebosantes de pasta e individuos que se fuman un cigarro tras otro, beben muchísimo y para quienes una fiesta no está completa sin tablas de carne fría y quesos. Sin mencionar las armas y las gesticulaciones exageradas. Estamos seguros de que la versión en pantalla de la vida italoestadunidense de mediados del siglo XX tiene algunos errores, pero resulta que el cine sí le atina a algunas cosas. Si omites las tramas violentas y los estereotipos obsoletos, también te darás cuenta de otras imágenes y representaciones: familias numerosas que viven juntas o cerca, comunidades unidas que valoran la confianza, la religión y la lealtad. Personas que disfrutan comer alimentos sustanciosos, se ríen, gritan, se abrazan, amenazan y que tienen una definición de "familia" que supera los lazos de sangre.

En general, las representaciones de italoestadunidenses en la pantalla grande no suelen exudar salud en el sentido tradicional. Nadie es un devoto del ejercicio ni de los jugos verdes, lo último para lo que tienen tiempo es para ir al médico y la salud mental es el anatema de la cultura machista. Pero ya que estamos hablando de Hollywood, desde luego que hay un giro inesperado: todos esos hombres rudos de vientres enormes podrían estar más sanos que tú.

En Roseto, Pensilvania, científicos e investigadores descubrieron que la clave para la longevidad entre los italoestadunidenses se ocultaba a plena vista: las relaciones sociales. A principios de los sesenta, un médico local se percató de que todos sus pacientes en Roseto gozaban de excelente salud, era casi alarmante. Pese a que la mayoría de los hombres trabajaba jornadas extensas en la industria de la pizarra, fumaba tabaco y bebía cantidades abundantes de vino, en la comunidad no había infartos. Cuando le mencionó este fenómeno peculiar a un amigo, que era investigador médico, éste condujo varios estudios para analizar el estilo de vida y la salud de la comunidad de Roseto. Uno de ellos reveló que la tasa de infartos entre las personas mayores de sesenta y cinco años era la mitad que en el resto del país, y en el caso de hombres menores de cincuenta y cinco, *no* los había.[1]

Cuando creemos que ya desciframos el rompecabezas de la salud y el bienestar, llega don Corleone... ¿el modelo de la longevidad?

Todavía no vayas por los puros y las albóndigas, hay más revelaciones.

Al principio, los investigadores que trabajaban en los estudios de Roseto estaban perplejos. A fin de cuentas, ¿cómo explicar la incidencia mínima de cardiopatías? Antes de descubrir el secreto de los habitantes de Roseto para gozar de buena salud, tenían que descartar algunos elementos evidentes de la lista, así que controlaron los factores ambientales en el estudio, como el suministro del agua, la geografía y el acceso a los servicios de salud. Cuatro comunidades compartían todos estos factores, así que las emplearon como controles. Pero cuando analizaron la información de la salud de las comunidades en el curso de siete años, Roseto era la única población con tasas bajas de cardiopatías. Lo que descubrieron cuando fueron a Roseto para obtener respuestas cambió por completo nuestra percepción de lo que ahora sabemos es el indicador clave de la salud: nuestras relaciones personales. La hipótesis de los investigadores, que después confirmaron, es que lo que diferenciaba Roseto era "la homogeneidad social, los vínculos familiares cercanos y las estrechas relaciones comunitarias".[2]

Esta comunidad de 1600 personas fue fundada por migrantes italianos a finales del siglo XIX. Y hasta finales de los años sesenta, sus habitantes seguían viviendo como si estuvieran en Italia, sobre todo en lo concerniente a sus relaciones sociales, religión y hogares multigeneracionales. En 2015, los directores de un documental de la PBS sobre los italoestadounideses visitaron Roseto y hablaron con los ancianos que habían participado en el estudio original. De hecho, acudieron para documentar el Big Time, un evento anual que reúne a personas con vínculos con Roseto, una especie de reunión familiar multitudinaria. Hay desfiles, fiestas, comidas con mucha —adivinaste— pasta. Más allá del disfrute de la comida y el vino, en el documental queda claro que el verdadero secreto para una buena vida es el cariño y la conexión.

Hoy Roseto es como el resto de Estados Unidos —ya no es una isla cultural—, también en lo que respecta a las cardiopatías. Desde principios de los sesenta, se empezó a desmoronar la cohesión social y también aumentaron las tasas de mortalidad como consecuencia de cardiopatías entre las generaciones jóvenes. El estudio histórico de Roseto que dedicó cincuenta años a estudiar las tasas de mortandad y las tradiciones sociales cambiantes confirmó todos los primeros descubrimientos de otros estudios: las generaciones mayores de rosetanos que se beneficiaron de una comunidad muy unida a mediados de siglo estaban mejor protegidos contra las cardiopatías que sus hijos.

Cuando vemos el documental sobre Big Time, lo que nos llama la atención es que todos parecen muy relajados. El sentimiento de cercanía comunitaria que puso a Roseto en el mapa es evidente en la reunión, incluso como un eco del pasado. Puede que éste sea un evento que se realiza una vez al año, pero ofrece una breve ventana a cómo podría haber sido la vida en Roseto en la década de 1960.

Seguro reconoces la sensación: rodeado de familia extendida y amigos, fluye el vino y las carcajadas. Imagina cenar en familia todas las noches, convivios en la iglesia y la comunidad. Imagina el alivio de sentir que tu familia o tus vecinos te van a cuidar, sin importar qué te pase. Imagina la alegría de las experiencias, los valores y una vida compartidas. Uno de los ancianos del documental lo expresó mejor: "El espagueti no es lo mejor del mundo siempre. Pero te voy a decir una cosa: cuando me vaya, quiero hacerlo con una albóndiga en la boca".[3] A principios del siglo xx, en Roseto compartían esa seguridad y exuberancia por la vida en un profundo nivel cultural. Y debido a ello gozaban de muy buena salud y longevidad. A este fenómeno de salud cardiovascular en las comunidades muy unidas se le conoce como el efecto Roseto y en el curso de los años, se han confirmado una y otra vez los descubrimientos principales de los estudios sobre la importancia de las relaciones sociales.

Después de leer la historia de Roseto, quizá te hayas quedado perplejo. A fin de cuentas, parece contradecir todo lo que hemos dicho en capítulos previos sobre nutrición y ejercicio, pero en realidad es un poquito más complicado que eso. Si ignoraras todo lo aprendido sobre la alimentación saludable y la importancia de mover el cuerpo a lo largo de siete capítulos y empezaras a comer carbonara, no reducirías el índice de cardiopatías. Desearíamos que así fuera, pero no lo es. ¿Por qué? Porque es probable que no vivas en una comunidad tan unida como Roseto en los años cincuenta y sesenta. Y *eso* precisamente marcó la diferencia para fines de su salud. Cuando contemplas la vida y la salud de forma holística, tienes que considerarlo todo, no sólo lo que comes.

Generaciones posteriores de rosetanos lo confirman, se fueron acercando al promedio nacional con el curso de las décadas. El Roseto de los años cincuenta fue más una cápsula en el tiempo o una comunidad trasplantada desde Italia que un reflejo de las comunidades contemporáneas de Estados Unidos, las cuales rápidamente se volvían más aisladas. A fin de cuentas, los cincuenta vieron el nacimiento del concepto de la familia nuclear. La gente dejó de vivir en hogares multigeneracionales y las familias se empezaron a dispersar, a construir sus propios oasis en los suburbios. A trabajar en distintas partes, regresaban a casa, despertaban y lo repetían todo sin el mismo nivel de vínculo comunitario. La vida en Estados Unidos después de la Segunda Guerra Mundial se centró más en la eficiencia, la productividad y el enriquecimiento que nunca antes en su historia. La familia más allá de tus 2.5 hijos dejó de ser el centro de atención, y las comunidades se volvieron menos cercanas. Por desgracia, con el pasar de las décadas, el estilo de vida más aislado y menos orientado en la comunidad se ha profundizado. El surgimiento del internet y las redes sociales prometió mayor conexión, pero brindó menos. Por todo lo anterior, la nutrición y el ejercicio sí importan y mucho, sobre todo si no gozas de la seguridad y la resiliencia frente al estrés que brindan comunidades como Roseto. Lo que les permitió comer como lo hacían y mantenerse saludables fueron los beneficios que ofrecen la comunidad y la familia para el sistema de respuesta al estrés. Setenta años después sabemos sin duda alguna que la experiencia de los sólidos vínculos sociales y el efecto que tienen en nuestro sistema nervioso es fundamental para la salud y la felicidad. Sin ellos, el corazón se siente menos relajado y satisfecho, y como resultado, el organismo queda más vulnerable ante la muerte y las enfermedades.

Roseto fue la punta del iceberg, lo que nos inspiró a estudiar mejor qué implicaciones tienen nuestras relaciones personales para nuestra salud y felicidad. Nuevos estudios e investigación en los campos de la inmunología, la neurobiología y la psicología nos han demostrado que necesitamos darle la misma importancia (si no es que más) a las relaciones sociales que a otras prácticas de salud y bienestar. Por supuesto, nunca vamos a replicar Roseto, pero sí podemos aprender de sus habitantes y empezar a integrar en nuestra vida sus magníficas enseñanzas sobre qué supone una buena vida.

## LA IMPORTANCIA DE LAS RELACIONES SOCIALES PARA EL BIENESTAR

Cuando recordamos el año 2020, podemos decir con toda seguridad que, a veces, sentimos que todos estábamos viviendo un experimento social inestable, accidental y trágico que nos enseñó mucho de nosotros mismos, nuestro gobierno y quizá lo más asombroso de todo, de lo mucho que necesitamos de los demás. Para no contagiarnos de covid-19, muchos nos vimos obligados (y elegimos) aislarnos y practicar la distancia social. En buena medida fue necesario para mantenernos a salvo, pero es irrefutable que tuvo efectos negativos muy serios. Durante mucho más de un año, nos encerramos, nos distanciamos, no pudimos viajar para ver a la familia y soportamos la soledad. El efecto que esto tuvo en la salud y la felicidad de millones de personas fue catastrófico. Cuando escribimos este capítulo, más de un millón de personas había muerto de covid-19 y miles más murieron o resultaron afectadas como consecuencia del cambio radical que supuso el virus para el mundo entero. Aunque no todo el mundo quedó traumatizado en mayúsculas, todos cargamos con las cicatrices de años de trauma en minúsculas, y todavía desconocemos las implicaciones del daño en su totalidad.

En 2021, la Asociación Americana de Psicología reportó que, al inicio de la pandemia, trece por ciento de los estadunidenses recurrieron al alcohol y las drogas para gestionar sus sentimientos en torno a la pandemia. Algunos empezaron a consumirlos y otros agravaron su consumo. William Stoops, profesor de ciencias de la conducta de la Universidad de Kentucky, declaró: "Sabemos que hay una tormenta perfecta de factores que incrementa el consumo de drogas. Cuando la gente está más estresada y aislada, toma decisiones nocivas, como tomar más y consumir drogas".[4] En todo el país, el abuso de sustancias y las sobredosis se dispararon durante la pandemia.[5] Si bien los motivos por los que la gente recurre a las drogas y al alcohol son numerosos y multifactoriales, el papel de la soledad en la salud mental es muy importante. El aislamiento social causa y exacerba el estrés, y con menos sistemas de apoyo disponibles para ayudar a la gente a hacerle frente a la pandemia, no debe sorprendernos por qué la automedicación se salió de control.

Incluso para personas sin antecedentes de abuso de sustancias y buenos recursos, el alcohol se volvió un escape popular de la realidad. Lo decimos por experiencia. Más o menos en la primavera de 2020, se instaló un carrito *pop-up* de margaritas en un escaparate vacío que, además, resultó quedarnos de camino del trabajo. ¿Nos detuvimos todos los días durante un mes entero a tomarnos una o dos (o a veces tres) margaritas? Sí. Sí, lo hicimos. ¿Lo habríamos hecho de haber tenido la posibilidad de estar con nuestra familia extendida o amigos compartiendo nuestras penas, preocupaciones y miedos? Tal vez no. La soledad es poderosa. De hecho, en un estudio que realizó la doctora Julianne Holt-Lunstad, profesora en psicología y neurociencia en la Universidad Brigham Young, comparó fumar con la soledad, y en un metaanálisis descubrió que el riesgo de mortalidad a raíz de la soledad es el mismo que fumar quince cigarros al día.[6] Rayos.

Creemos que es posible aprovechar lo que aprendimos a la fuerza en la pandemia sobre la importancia de los vínculos sociales para mejorar nuestras vidas. (No hay mal que por bien no venga.) Y debido a este descubrimiento, quisimos investigar más sobre el efecto de la salud social en la salud personal. Desde luego, esto nos metió en apuros que comenzaron con el estudio de Roseto, pero enseguida nos condujo a las investigaciones más contemporáneas sobre cómo los sólidos vínculos sociales afectan todo, desde la respuesta inmune hasta el microbioma. Esto fue lo que averiguamos.

### *Las relaciones positivas moderan la respuesta al estrés*

En capítulos previos, hablamos de cómo el acelerado mundo moderno tiene a mucha gente en un estado crónico de pelea o huida y de los terribles efectos negativos: cardiopatías, diabetes y falta de sueño. Resulta que un hermoso antídoto evolutivo contra esos niveles elevados de cortisol que provocan el estrés es el contacto humano. Lo aprendimos durante una entrevista con Marta Zaraska, periodista científica y autora del libro *Growing Young: How Friendship, Optimism, and Kindness Can Help You Live to a 100.* Entre las muchas joyas que nos compartió está el hecho de que los vínculos sociales alteran el nervio vago, el nervio más largo y complejo del cuerpo humano, y que tiene un papel central para regular nuestra respuesta frente al estrés. De acuerdo con los científicos, estar cerca de personas con las que nos sentimos seguras, que nos demuestran amor y cariño, tiene un efecto amortiguador en nuestra respuesta de lucha o huida.[7] Se debe en parte a que, cuando tenemos experiencias sociales de conexión en la vida real, implicamos al nervio vago, que regula el sistema nervioso parasimpático.[8] En modalidad de pelea o huida (el sistema nervioso parasimpático), el cuerpo está acelerado y bombea cortisol que nos permite estar listos para hacer lo necesario para sobrevivir. Cuando estamos en la modalidad opuesta, o de descanso y digestión, participa el sistema parasimpático, y hormonas como la oxitocina y la serotonina nos ayudan a sentirnos en calma para digerir adecuadamente, reproducirnos y pensar en el futuro. Es decir, es lo opuesto a la modalidad de supervivencia, es la modalidad de vivir la vida. Dentro de nuestros cuerpos se libra una batalla constante entre los sistemas simpático y parasimpático. Está bien, siempre y cuando los dos sistemas estén en equilibrio. Por desgracia para muchos, el sistema simpático se comporta como el acosador. Por fortuna, hay esperanza: hay muchas maneras de involucrar al sistema nervioso parasimpático para equilibrar ese estira y afloja. Activar y tonificar el nervio vago puede ser la herramienta más completa que tenemos a nuestra disposición para reducir el estrés, pues se ha demostrado que contribuye a mejorar el estado de ánimo, la digestión y el sistema inmune.[9] Y para quienes su respuesta de lucha o huida sea hiperactiva, los lazos sociales y su efecto amortiguador podrían mitigar las peores consecuencias del estrés crónico.[10]

### *Las relaciones positivas fortalecen el sistema inmune*

El sistema de respuesta ante el estrés está íntimamente ligado con nuestro sistema inmune. Piénsalo, estás en un bosque y te encuentras con un puma. Tu cuerpo se prepara para pelear o correr y (sabiamente) se prepara para salir herido. Se produce una serie de reacciones hormonales en cascada, una de ellas envía señales al sistema inmune para intensificar los procesos inflamatorios que te ayudarán a sanar las heridas. Es interesante, nuestra respuesta frente al estrés también disminuye la producción de células inmunitarias que nos protegen contra virus y bacterias. Si te enfrentas a un puma ¿qué es más sabio, enviar a las tropas para sanar esas heridas o al batallón que combatirá la influenza? Por desgracia, tener una respuesta temporal y aguda frente al estrés nos beneficia sólo cuando nos enfrentamos a una situación equivalente a un puma. Cuando vivimos como si cada sombra y rama que se rompe fuera un puma, el estrés es crónico, situación que no le gusta a nuestro cuerpo porque es agotador. De acuerdo con los investigadores, cuando activamos la respuesta al estrés de forma crónica, favorecemos la inflamación crónica (esas células inmunitarias rescatistas no paran), lo que se relaciona con tasas más altas de cardiopatías, cáncer y trastornos autoinmunes.[11] Estamos frente a la evidencia de un sistema inmune averiado. Cuando el cuerpo se encuentra en un estado crónico de estrés, se vuelve su propio enemigo, interrumpe los procesos inmunes y el funcionamiento normales de los que dependemos.

Es bien sabido que la soledad y la falta de vínculos sociales pueden generar mucho estrés, detonando una especie de disfunción inmunitaria que resulta de una respuesta hiperactiva ante el estrés. En ese sentido, no sorprende que el aislamiento social nos pueda hacer más propensos a las enfermedades. En un estudio, investigadores descubrieron que era cuarenta y cinco por ciento más probable que las personas en aislamiento social enfermaran de resfriado.[12] No hace falta ser premio Nobel para concluir que lo opuesto también es cierto: la conexión significativa con los demás puede mejorar nuestros sistemas inmunes. En un artículo en *Psychology Today*, la doctora Emma Seppälä escribió: "Los vínculos sociales fortalecen nuestro sistema inmune (la investigación de Steve Cole demuestra que los genes influidos por los vínculos sociales también especifican el código genético de la función inmunitaria y la inflamación), nos ayudan a recuperarnos más rápido de una enfermedad e incluso podrían mejorar nuestra longevidad".[13] Con razón el amor es una medicina tan potente.

### *Las relaciones positivas estimulan la longevidad*

La ciencia de la longevidad también tiene varios argumentos importantes sobre los vínculos sociales. En nuestra entrevista, Zaraska citó un estudio que demuestra que el ejercicio disminuye el riesgo de mortandad entre veinte y cuarenta por ciento, y tener una buena alimentación, más o menos lo mismo: treinta por ciento.[14] Sorprende que estar en una relación romántica positiva, tener amigos y estar conectado con tu comunidad tienen la capacidad de disminuir cuarenta y cinco por ciento el riesgo de mortandad (similar al cincuenta por ciento en el metaanálisis de Holt-Lunstad).[15] Si bien la alimentación y el ejercicio son fundamentales para la salud y la longevidad, estas cifras sugieren que, si excluimos los vínculos sociales del menú de prácticas de vida saludable, nos estamos perdiendo de algo. El mundo del *wellness* se enfoca tanto en la nutrición y el ejercicio que es fácil perder de vista nuestro bienestar mental, emocional y espiritual. Los seres humanos somos seres sociales. Evolucionamos juntos y juntos seguimos haciéndole frente a las amenazas, compartiendo descubrimientos y encontrando nuestra razón de ser. Tiene sentido que nuestra salud física siga dependiendo de la solidez de las conexiones que tenemos con nuestra tribu, sin importar quiénes sean. La ciencia apenas empieza a entender la importancia de estas relaciones para nuestra expresión genética, respuesta ante el estrés, sistema inmune, microbioma e incluso el sueño.

Mientras esperamos que surja la información sobre los mecanismos de esta conexión entre la salud social y física, ya tenemos una base para actuar muy sólida. La siguiente pregunta es, ¿cómo fortalecer nuestros vínculos sociales?

Primero, empecemos con algunas definiciones. Los investigadores y los científicos que estudian las relaciones humanas y su intersección con nuestra salud definen los vínculos sociales de distintas maneras. En el metaanálisis ya mencionado sobre los vínculos sociales y el riesgo de mortalidad, Holt-Lunstad describe los aspectos más estudiados: qué tan profundos son nuestros lazos con la comunidad, qué tanto apoyo nos brindan nuestras interacciones sociales y qué tanto creemos que nuestras relaciones nos están apoyando en verdad.[16] Si bien estas medidas se emplean en estudios científicos, no son tan útiles para quienes queremos saber con exactitud qué tipo de vínculos sociales son beneficiosos para la salud y la felicidad. Así que diremos esto: a nivel personal, la mayoría sabemos cómo se siente ser parte de una relación, ya sea amistosa, familiar o romántica, en la que nos sentimos vistos, apoyados y conectados de manera que mejora nuestra vida. Un vínculo social sólido es el amigo a quien sabes que puedes llamar cuando las cosas se ponen muy mal, aunque viva a cinco mil kilómetros de distancia. Es una pareja romántica que identifica cuando subes la voz un octavo durante una conversación difícil con tu hermano y sabe cómo hacerte sentirte mejor después. Una comunidad unida es una red de individuos que se comporta como una red, que te da la mano cuando parece que todo se está hundiendo. Las relaciones positivas te confrontan, te ayudan a aprender más de ti mismo, respetan tus valores, apoyan tus metas y te ayudan a lograrlas. Te hacen sentir seguro y fuerte en el plano físico, emocional y espiritual. En pocas palabras, las relaciones sanas te hacen sentir bien. No siempre (las relaciones no son pan comido), pero la mayoría de las veces.

En resumidas cuentas, las relaciones son parte esencial de lo que te ayudará a ser feliz y estar saludable en el curso de tu vida.

Todos necesitan a su gente.

## LAS BARRERAS PARA LOS VÍNCULOS SOCIALES SALUDABLES

Si bien aprendimos mucho del estudio de Roseto, éste no reconfiguró drásticamente la sociedad ni nos ayudó a establecer más lazos en nuestras vidas. De hecho, la vida moderna se está volviendo más dividida y solitaria. Cada vez hay menos hogares multigeneracionales y más asilos y residencias. Hay menos conexión en la vida real y más conexión virtual. Nuestra sociedad cada vez es más secular, esto quiere decir que en la iglesia, templo o mezquita local se reúne menos gente. Cuando se trata de los vínculos sociales, nos enfrentamos con desafíos estructurales y culturales, pero quizás ninguno tan importante como el de nuestras vidas cada vez más digitales. La promesa inicial del internet y todo lo digital era que nos iba a acercar. Imagínate, puedes hablar con alguien del otro lado del mundo cuando quieras. Puedes enviar un mensaje a tu ser amado a cualquier hora del día, todas las veces que quieras. Es innegable que el internet tiene algo mágico y útil. Sin duda apreciamos poder hablar por FaceTime con nuestros seres queridos cuando estamos lejos. Pero también está el lado negativo: las consecuencias involuntarias de una vida social que se desarrolla cada vez más en los medios digitales, son alarmantes, por decir lo menos.

En los últimos diez años, los investigadores en los campos de la neurociencia y la psicología han descubierto que la proliferación de redes sociales y el repunte en su uso han tenido efectos abismales en la salud mental de los jóvenes, sobre todo de las adolescentes. (Para ser honestos, esto nos quita el sueño. De hecho, desde que Colleen se enteró que estaba embarazada de una niña se empezó a preocupar por su adolescencia.) Los chicos adolescentes también pasan mucho tiempo en línea, pero dedican más tiempo a jugar videojuegos entre ellos, en cambio, las chicas están en plataformas mucho más visuales como Instagram, TikTok y Snapchat, que alientan una forma tóxica de comparación social. En un artículo maravilloso (y aterrador) en *The Atlantic*, el científico social Jonathan Haidt señala que, para las chicas, las interacciones en Instagram no terminan cuando cierran la aplicación. Es habitual que se queden pensando en las imágenes perfectas de la vida de alguien más, lo que les provoca vergüenza y culpa.[17] Entre los usuarios más frecuentes de las redes sociales, desde 2010 se dispararon las tasas de depresión, lesiones autoinfligidas y suicidios, lo que coincide con la expansión de las plataformas.[18]

El complejo y caótico mundo de los adolescentes siempre ha sido un reto, pero cuando consideras la falta de contexto —una expresión, un gesto con la mano, el tono de voz— que sucede cuando interactuamos en línea, queda claro lo rápido que la situación se puede descontrolar. El hermoso libro de Kate Fagan, *What Made Maddy Run*, describe el problema con los mensajes de texto como medio de comunicación: "Es una versión animada, fácil de digerir: una exageración o simplificación, pero no un reflejo. Y estaría bien si no fuera nuestro medio de comunicación principal. Creemos que nos estamos comunicando con los seres humanos que amamos y adoramos, y lo estamos haciendo. Sin embargo, no estamos absorbiendo su humanidad".[19] Cuando nos comunicamos sobre todo por mensajes de texto o redes sociales, la conexión *significativa* se vuelve más inaprensible y parece casi imposible sentir que realmente nos ven. En los primeros capítulos de su libro, Fagan cita un estudio que demostró que escribir mensajes de texto a tus seres queridos (en este caso, entre adolescentes y padres) no estimula para nada el incremento en los niveles de oxitocina (la hormona del amor) ni la reducción de los niveles de cortisona (la hormona del estrés). Es decir, la conexión digital no ofrece beneficios. Resulta interesante que, cuando los investigadores midieron los niveles de oxitocina y cortisol entre adolescentes que hablaban con sus padres en persona o por teléfono, identificaron una reducción en el cortisol y un aumento en la oxitocina.[20] Para decirlo rápido, no todas las conexiones son iguales y los mensajes de texto no sustituyen la voz o el tacto amoroso de un padre.

Antes de tildarnos de opositores a la tecnología, fervientes y moralinos, recuerda: dirigimos una empresa de comunicación en línea. Las plataformas digitales son una fuerza poderosísima, para bien y para mal, como todo. La clave para encontrar la salud y la felicidad en el internet es la misma que con todo lo demás: la intención. Observa cómo estás usando tus plataformas digitales y cómo quieres usarlas. ¿Menos? Seguro es la respuesta correcta para la mayoría, pero quizá no. Por naturaleza, algunos son mejores para autorregular su uso que otros (los adolescentes en particular son malos para controlar sus impulsos), así que se trata de conocerte bien. Sin importar tu decisión, no sustituyas la conexión en la vida real con la conexión digital. Lo ideal es lograr un equilibrio saludable entre ambas. En general, los usuarios más frecuentes parecen estar menos satisfechos con sus conexiones sociales. Lo más importante, ninguno de los expertos a quienes hemos consultado ha recomendado la interacción digital por encima de las interacciones en la vida real. Lo mejor que han dicho al respecto es que las interacciones digitales son mejores que nada. En resumen: las redes sociales y la conexión digital son un poco como el azúcar: un poquito es maravilloso y te puede dar placer, pero en exceso puede ser contraproducente para tu salud y felicidad.

## ROMPE LAS BARRERAS

Los suburbios, las redes sociales, el individualismo inflexible: cada vez es más evidente que buena parte del mundo no está estructurado para que conectemos fácilmente con los demás de manera significativa. Por desgracia, esto quiere decir que buena parte del esfuerzo recae en nosotros. Desde luego, hay muchas familias y comunidades que lo hacen bien, son unidas y se apoyan, y tienen vínculos sociales saludables. Pero muchos, por lo menos a veces, podemos sentir que somos islas en la vastedad del mar.

Entonces, ¿cuál es el primer paso para fortalecer la salud social pese a las barreras? ¿Cómo tener conexiones *significativas* en la vida?

Lo primero es tener la intención de salir de la isla. Después, tomar un remo y meternos al bote. Debemos diagnosticar la salud de nuestras relaciones.

Hay que estar presentes, cultivar y fortalecer nuestras amistades, construir redes de apoyo en donde lamentablemente no las hay. El Dalái Lama lo dijo mejor: sé el cambio que quieres ver en el mundo. La buena noticia es que no es tan difícil como parece y depende de quién eres, un poquito de conexión social da para mucho. Los vínculos sociales brindan seguridad y apoyo, y hay muchas estrategias para encontrarlos. Éstas son las categorías clave de los vínculos sociales, por qué son importantes y qué debes contemplar de cada una.

## AMISTAD

Lo has sabido desde el kínder: todos necesitamos a un amigo. A algunos se nos da muy bien hacer amigos, a otros, no tanto. En algún punto de nuestra vida, a todos se nos dificulta conectar con los demás. Tal vez porque nos mudamos a otro país. Tal vez porque nos jubilamos y nuestros amigos siguen trabajando. Tal vez padecemos de ansiedad social desde que nacimos. O somos hombres de mediana edad. En el curso de los últimos treinta años, la cantidad de amigos cercanos que todos tenemos ha sufrido un descenso vertiginoso, pero en el caso de los hombres esto es más marcado. De acuerdo con el Centro de Encuestas sobre la Vida Americana [Survey Center on American Life]: "Hace treinta años, una mayoría de hombres (cincuenta y cinco por ciento) reportó tener por lo menos seis amigos cercanos. En la actualidad, esa cifra se reduce a la mitad. Hoy, poco más de uno de cada cuatro hombres (veintisiete por ciento) tiene seis amigos o más".[21] Jason se identifica mucho con esta encuesta. Si bien ya tiene identificada la comida y el ejercicio que necesita para su bienestar, las amistades siguen siendo un reto, ha perdido el contacto con muchos de sus amigos de la universidad y la preparatoria. Todos somos una obra en proceso y Jason sabe que debe dedicarle más tiempo a esta parte.

La amistad puede ser difícil pero también es esencial.

Entonces, ¿cuántos amigos necesito?

Es una pregunta que nos hemos planteado y que le hemos hecho a nuestros expertos. Hay un artículo buenísimo en *The New York Times* que sugiere que el número mágico es entre tres y cinco, lo que coincide con la evidencia científica y el instinto de muchos. Por ejemplo, el *Times* cita un estudio que demostró que las mujeres que tienen por lo menos tres amigos "suelen estar más satisfechas con su vida en general".[22] Quizás hayas escuchado del número de Dunbar, es una teoría sobre cuántas conexiones el cerebro humano puede gestionar y mantener al mismo tiempo (150: ¡nada mal!). El autor de la teoría, el antropólogo y psicólogo Robin Dunbar, desglosa la cifra en grupos de amigos en el espectro de cercanos o casuales, su hipótesis es que nuestro círculo interno suele comprender cinco amigos.[23] Si bien entre tres y cinco es una consideración importante, no sorprende que los expertos nos recuerden que se trata de la calidad, no de la cantidad.

Para llegar al meollo de la calidad, Arthur Brooks recomienda que nos preguntemos: ¿Tenemos amigos de verdad o por conveniencia?

Los amigos por conveniencia son relaciones que Brooks denomina *instrumentales*, es decir, los dos obtienen algo de la amistad. Estas amistades dependen del contexto. Tal vez son papás del grupo de juego que te ayudan a sentirte menos solo en los primeros años de crianza o te dan consejos maravillosos para dormir a los niños. Tal vez es el colega del trabajo en el cubículo contiguo al tuyo que te ayuda a que pase más rápido el día. Tal vez es el vecino con quien es útil ser amigable por varios motivos, desde pedirle un poco de leche a contar con alguien que le dé un vistazo a tu casa cuando no estás. Quizá se trata de la amiga de tu amiga que está muy bien conectada y siempre te comparte oportunidades de trabajo. Si te cuesta trabajo discernir quién es un amigo de verdad y quién lo es por conveniencia, es útil preguntarte: ¿Sería amiga de tal persona de no ser por [inserta el elemento transaccional sospechoso]? Si la respuesta es, probablemente no, se trata de una amistad por conveniencia. Por otra parte, un amigo de verdad es con quien disfrutas convivir por sus propios méritos; no esperas mucho de la situación ni tampoco te sientes obligado, pero la comunicación y los límites son claros. Se ríen juntos, se admiran y respetan y quizá comparten una filosofía similar de vida. Se trata de amigos a quienes quieres conservar y te vas a esmerar para verlos. Te hacen sentir vista y te valoran por quien eres, y viceversa.

Sin importar la etapa de la vida en la que te encuentres, es bueno reevaluar tus amistades periódicamente. Considera las amistades que tienes ahora y pregúntate: ¿Cuántas de ellas son fuente de apoyo, confort, alegría y resiliencia? ¿Cuántas viven en un perímetro de ochenta kilómetros? ¿Cuántas son de verdad y no por conveniencia? Ésa es tu cifra. Si tienes por lo menos dos (tu pareja también cuenta), vas bien. Si sólo tienes uno, está bien, pero puede ser hora de diversificar. Si tienes diez, podría ser buena idea hacer una inspección de calidad. Incluso si tienes cinco amigos cercanos, si no consideras que dos de ellos te apoyan lo suficiente ni son empáticos o solidarios, quizá sea hora de reevaluar la salud de esas relaciones. Recuerda que hay etapas de la vida en las que es natural tener menos amigos —hola, paternidad— y otras en las que tal vez tienes tantos que te cansas un poco. No te preocupes demasiado por la naturaleza cambiante de la amistad, a nadie le dan un premio por conservar a amigos del kínder. La naturaleza de las relaciones es cambiante, las amistades van y vienen. Es natural, lo importante es tener claro que tienes los amigos que necesitas *ahora*.

## COMPAÑERISMO

Si estás casado o en pareja y eres feliz y te sientes apoyado, un cúmulo de evidencia científica asevera que tienes el boleto de la lotería del bienestar. A diferencia de los solteros, los matrimonios felices son más saludables y están más satisfechos con sus vidas.[24] Pero para todos los lectores solteros, es importante recordar que la raíz de estos beneficios no se encuentra en un documento firmado por un funcionario público, sino en la seguridad que te transmite otra persona. Expertos en relaciones como Marta Zaraska aseguran que ni siquiera es necesaria la cohabitación, lo importante es el compromiso: "El eje hipotálamo-hipofisario-suprarrenal (eje HHS) se puede relajar mucho porque cuentas con una persona, para bien o para mal. Sin importar lo que te pase, esa persona estará a tu lado".[25] En cambio, en un matrimonio fallido en el que la pareja no está comprometida, no habrá ningún beneficio para su salud ni felicidad, porque la red de seguridad está desgastada. Lo siguiente puede ser controvertido, pero lo vamos a decir: necesitas un compañero. Incluso si ese compañero es una mascota querida (sí, existe evidencia que señala que las mascotas te ayudan a mantenerte sano).[26] Necesitas una relación bilateral en la vida real, significativa y amorosa que se vaya profundizando con el tiempo. Es muy importante para tu salud y felicidad como para no priorizarlo. Estar solo con tus pensamientos y TikTok no es productivo para tu salud mental ni tu longevidad. De nuevo, para los solteros: no se desesperen, si tienen un mejor amigo o hermano que consideren su incondicional, entonces esa persona puede asumir el papel de compañero en términos de ser una fuerza estabilizadora en tu vida.

## FAMILIA Y COMUNIDAD

Para muchos, las parejas van y vienen, y en quienes podemos confiar de verdad es en la familia, en el sentido amplio de la palabra. Hay quienes puede conectar con su familia de sangre de forma profunda y satisfactoria. Por otra parte, algunas relaciones familiares pueden ser tóxicas, complejas y estar plagadas de conflictos. Por ello, muchos crean y cultivan una familia elegida que se siente más saludable y te brinda apoyo. Sin importar el origen de tu familia, cuando esas relaciones son seguras y sólidas, pueden sumarle años a tu vida, como vimos con claridad en las historias de los centenarios de las zonas azules. Las relaciones familiares y comunitarias positivas, como amistades o pareja sentimental, son componentes clave de la salud. En diferentes momentos de tu vida, puedes experimentar con distintos tipos de relaciones que te ayudan a sentirte mejor.

Las amistades, las parejas y las relaciones familiares contribuyen con un sentimiento de seguridad que atenúa tu respuesta ante el estrés, pero otro aspecto importante del bienestar es la conexión con una comunidad más amplia. Ya sea en la iglesia, un club de lectura, un grupo de amigos, un vecindario o una organización de activismo, es natural que las personas que forman parte de estas redes se sientan menos aisladas y solas. (Nos mudamos recién a Miami, y nos despedimos de nuestra adorada oficina de mindbodygreen y de todos los colegas con quienes teníamos un vínculo muy estrecho, por lo que lo estamos padeciendo.) El estudio de Roseto en particular nos demostró la importancia de la cohesión social entre un grupo amplio de personas conectadas. No subestimemos contar con nuestros vecinos, familia extendida y miembros de la iglesia. Una de las cosas más duras de la pandemia fue que el concepto de distancia social desafió estos vínculos. Cuando las comunidades tuvieron que recurrir a Zoom para mantenerse conectadas, se puso a prueba nuestra capacidad para estar en contacto de una forma significativa, que brinda consuelo al corazón y al cuerpo. Enseguida fue evidente el precio que tuvimos que pagar por esta ausencia, por eso florecieron organizaciones de apoyo, y durante una época, parecía que por fin todos habíamos entendido la importancia de la comunidad.

## CONSEJOS DE INTEGRACIÓN PARA FOMENTAR Y MANTENER LOS VÍNCULOS SOCIALES

Sin importar el tipo de relaciones que nos brindan seguridad, alegría y propósito, no siempre es fácil priorizarlas. Ahora que sabemos que las relaciones suponen rendimientos maravillosos en términos de la salud y la felicidad, ¿cómo podemos dirigir nuestra energía para fortalecerlas? La verdad es que como todo lo relativo al bienestar, es preciso invertir tiempo y energía. Las siguientes recomendaciones no implican inversión de dinero, aprovechan al máximo el tiempo y te ayudan a sacarle provecho a las relaciones que ya tienes.

### *Consejo de integración #1: duplica la diversión*

¿Por qué no combinas una actividad física con los lazos sociales? Sal a correr o caminar con un amigo en vez de ir al gimnasio. Si quieres copiarle a un centenario de las zonas azules, encuentra una hermosa colina y súbanla juntos.

*Consejo de integración #2: agéndalo*

Marta Zaraska tiene una solución formidable para el problema de "encontrar el tiempo". Prioriza los vínculos sociales igual que tu sesión de entrenamiento personal y agéndalos. Una cita con tu pareja. Una caminata con tu hermana. Una clase por la mañana para ver aves. Lo que sea, pero agéndalo.

*Consejo de integración #3: aterrízalo en la vida real*

El contacto físico, el tacto, el lenguaje corporal, hay muchas contribuciones sociales importantísimas de las que nos estamos perdiendo por llevar nuestra vida social en línea, viendo a una cámara. No te sugerimos salirte de las redes sociales (aunque tampoco es mala idea), ¿qué tal comprometerte a tener más interacciones sociales en la vida real? Elige una llamada telefónica en vez de un mensaje de texto (sobre todo si sabes que un ser querido no la está pasando bien). Elige un picnic al aire libre en vez de la hora feliz por Zoom. Elige ir a la oficina para aprovechar el trabajo colaborativo, aunque en sentido estricto, podrías trabajar en tu casa todos los días. Cuando puedes elegir entre la vida real y la virtual, elige la real, incluso si requiere un poquito de esfuerzo.

*Consejo de integración #4: sé solidaria*

Siempre hay alguien en tu red social a quien le vendría bien una mano. Sé consciente de quién podría ser en dado momento. Tal vez se trata de una amiga que se está divorciando y a quien una llamada le vendría bien esta semana. O un vecino mayor a quien le ayudaría mucho si quitaras la nieve de su entrada. La generosidad y la empatía contribuyen mucho a fortalecer las relaciones más importantes. A veces es tan sencillo como ponerse en el lugar de alguien y demostrarle que, aunque no compartes su incomodidad, frustración o dolor, puede contar contigo.

*Consejo de integración #5: contacta y conecta*

Éste proviene de la inimitable psicoterapeuta y gurú de las relaciones Esther Perel. Sabemos que reconectar con amigos con quienes hemos perdido el contacto puede ser un poco intimidante e incómodo. ¿Les escribimos? ¿Les llamamos? ¿Los buscamos en Facebook? ¿Y qué decimos? Es tan fácil darle tantas vueltas que terminamos sin hacerlo. Cuando entrevistamos a Perel en nuestro pódcast, nos recordó que es más fácil de lo que creemos. Es tan sencillo como agarrar el teléfono o enviar un audio, y en sus palabras, decir: "Estaba aquí sentada y me acordé de ti. Pensé en ti, ha pasado tanto tiempo, ¿qué nos pasó? No sé en qué estás, pero me encantaría que nos pongamos al día". Perel señala que enseguida sabrás si a esa persona le interesa reconectar, y que quizá te sorprenda lo resilientes que son algunas relaciones.

## ÚLTIMAS IDEAS

De cierta forma, parece obvio que las relaciones sólidas brinden mayor salud y felicidad. Los seres humanos nos necesitamos, es evidente. Pero es una de esas paradojas en las que aunque conoces la importancia de algo, aun así lo das por sentado. Tal vez porque es misterioso cómo funciona una reunión feliz con un viejo amigo; no podemos ver cómo la oxitocina recorre por las venas y nos mejora el ánimo. Lo sentimos, sí, pero no entendemos que tiene implicaciones que superan el momento de ese primer contacto. Cada interacción alegre, cada que sientes una conexión con alguien a quien amas, está pasando algo bueno para tu salud. Casi es demasiado bueno para ser verdad, se siente bien, lo haces de forma natural y además puede incrementar tu bienestar y longevidad. ¿Tiene truco? Si la ciencia nos ha enseñado algo en años recientes sobre los vínculos sociales es que no, no hay truco, sólo recompensas. Es una de las recetas que a todos los doctores les debería gustar dar: convivir más con tus amigos, dedicar más tiempo a besar a tu ser querido, acurrucarte con tus hijos y acariciarle la panza a tu perro por lo menos cinco veces al día.

Hazlo de manera repetida y vive una vida plena y longeva.

## VEINTE POR CIENTO EXTRA

### LA DIETA DE LAS REDES SOCIALES

Tómate dos semanas y comprométete con un plan digital minimalista (saludos a Cal Newport, autor de *Minimalismo digital: en defensa de la atención en un mundo ruidoso*.) Sabemos que necesitamos nuestros teléfonos para interactuar con el mundo, pero desinstala aplicaciones adictivas como TikTok, Twitter y Facebook. Igual que las que te hacen perder mucho tiempo, incluso si se trata de tu correo personal o profesional, guárdalos para la computadora, cuando no tengas más remedio que conectarte. Sabemos que para algunos puede parecer extremo, dadas nuestras vidas hiperconectadas. De hecho, al principio te sentirás un poco más solo, pero eso nos parece positivo porque así podrás identificar qué te falta. Si en esas dos semanas no tienes suficiente contacto con la gente que forma parte de tu vida, es una señal de alarma. La idea es darle más peso a las interacciones en la vida real, no al revés.

### DIVERSIFICA

En vez de concentrarte en fortalecer las relaciones que ya tienes, ¿qué te parece cultivar nuevas (¡aaah!)? Hacer amigos como adulto puede ser intimidante, sobre todo si no lo haces en redes sociales existentes como la escuela y el trabajo. El mejor lugar para empezar es con lo que te interesa y emociona. Si te gusta el senderismo, inscríbete a un grupo. Si te gusta leer, averigua en tu biblioteca sobre clubes de lectura. Invitar a un amigo a salir implica cierta vulnerabilidad, así que ten paciencia. No todas las amistades están predestinadas. Sigue intentando y mantente abierta.

## INSCRÍBETE A UN CLUB DE NATACIÓN EN AGUA FRÍA

Recordarás que en el capítulo seis mencionamos que hay clubes de natación en agua fría en todo el mundo. ¿Por qué no combinar la experiencia de helarte acompañado y la dosis saludable de estrés hormético para duplicar tu inversión?

CAPÍTULO NUEVE

# Lo trascendental

Eran las ocho de la mañana del 7 de diciembre de 2013 y Jason estaba en la mesa quirúrgica, tiritando en su bata transparente. ¿Por qué? Azoospermia. Suena mucho más interesante de lo que es, se trata de la ausencia de espermatozoides en el semen. (A lo mejor es demasiada información, pero después de nueve capítulos, los consideramos amigos. Y nos parece que es hora de hablar de que los hombres representan cuarenta por ciento de los problemas de fertilidad.) Llevábamos casi un año en nuestra misión de la fertilidad —que más bien parecía una lucha infernal—, cuando los doctores evaluaron el conteo de espermatozoides de Jason. Para entonces, Colleen ya llevaba tres ciclos de inyecciones de Clomid. Y ahora le tocaba a Jason que la medicina moderna lo manoseara con la esperanza de tener los hijos que ansiábamos. En aquel entonces, la familia con la que habíamos soñado desde nuestros primeros meses saliendo se sentía más lejos que nunca.

El cirujano que realizaría el procedimiento de extracción de espermatozoides a Jason había volado a Manhattan desde St. Louis, llegó en la mañana tomando un refresco y le dio un trato espantoso. Antes de anestesiar a Jason, le dijo algo así: "Pues ojalá que funcione porque adoptar no es una buena alternativa. Esos niños tienen muchísimos problemas". Mientras Jason contaba del diez al uno, recuerda haber pensado: *Bueno, no es buena señal.* Se oponía con vehemencia a las ideas de este doctor y estaba horrorizado por el trato que daba a sus pacientes. Lo más triste de todo es que ya nos parecía que era normal. Hasta ese punto, intentar embarazarnos había sido una batalla: dolor, incomodidad y decepciones improbables y sin explicaciones. Ningún médico nos podía explicar por qué Jason no podía sacar a los chicos del vestidor, pese a que estaba sano y no tenía problemas evidentes que pudieran explicar su padecimiento. Ni siquiera estaban seguros de que tenía espermatozoides hasta que lo abrieron. Era una situación decisiva, aterradora y confusa, ¿había o no esperma? No sólo no lo habíamos planeado así, sino que nos encontramos justo en las entrañas de la medicina occidental. Una infinidad de doctores. Opiniones opuestas. Pifias médicas. Y lo peor, deshumanización. Se trataba de una de las experiencias más importantes de nuestra vida y el proceso no tenía *nada* que ver con nosotros. ¿Cómo esperábamos que hubiera sido? La visión original del plan implicaba tener sexo placentero, seguido de un embarazo satisfactorio y quizás, un parto casero en el agua, rodeados de muchas velas. ¿La realidad? No se parecía mucho. Cuando por fin Colleen quedó embarazada de Ellie dos años y medio después de la cirugía de Jason, fue un embarazo de alto riesgo dados sus antecedentes de embolia pulmonar. Si bien, por fortuna, fue un embarazo sencillo, Colleen tuvo que dar a luz en un hospital rodeada de muchos especialistas atentos por si algo salía mal.

Para resumir, tres años, tres abortos, nueve trasplantes de embrión y doce viales de esperma después (resulta que la cirugía fue una mina de oro), tuvimos una niña sana y hermosa, y dos años y medio después, otra. Al final tuvimos suerte, sin embargo, a lo largo de los años, cuando le hemos contado esta historia a varios amigos, nos hemos encontrado con reacciones de pasmo. En parte, porque en 2016, no sentíamos que podíamos hablar abiertamente del tema, sobre todo porque trabajamos en la industria del *wellness*, en donde el empoderamiento personal (*puedes sanarte*) puede pasar a la culpa enseguida (quizá no *te has esforzado lo suficiente para sanarte*). Por fortuna, ahora es más aceptable compartir nuestro trauma personal y nos da gusto, porque queremos hacerlo. Cuando vemos que los demás sobreviven y prosperan después de una época extremadamente desagradable, recordamos la resiliencia del espíritu humano. Nuestras hijas nos recuerdan nuestra fortaleza y lo mucho que hemos resistido como pareja. En retrospectiva, reconocemos que sufrimos para tener hijos. Y estábamos listos para adoptar si no podíamos tener hijos biológicos. Queríamos una familia, punto. Pero lo que nos permitió superar esas noches oscuras para el alma no fue el puro deseo ni el esfuerzo de lograr un objetivo, fue algo más trascendental, más difícil de definir. Y para abarcar por completo el "alma" de mindbodygreen, sabíamos que era nuestro camino. Sabíamos que nuestro destino era tener una familia. Incluso en nuestros peores momentos, seguimos adelante, sabíamos que vivíamos de acuerdo con nuestros valores y nuestro propósito. Incluso si no fue fácil, esa fe subyacente fue nuestro salvavidas, o por lo menos nos ayudó a poner un pie frente al otro. No es la única vez en la que la creencia en algo más universal, en nuestra razón de ser, nos brinda estabilidad durante momentos difíciles, y nos mantiene abiertos a oportunidades que enriquecerían nuestras vidas. Nos ha pasado muchas veces, desde arriesgarnos a fundar una empresa hasta mudarnos al otro lado del país.

Este último capítulo se centra en la parte más vasta y misteriosa de la salud y la felicidad: el sentido y la creencia en lo que denominamos lo trascendental.

Si bien existen investigaciones recientes sobre el papel del sentido de la vida y la espiritualidad en nuestra salud y felicidad, aún se desconoce mucho al respecto. Desde hace milenios, los seres humanos se han apoyado en las tradiciones religiosas y las estructuras sociales para resolver las preguntas más importantes y profundas en la vida: ¿A qué vinimos? ¿Por qué nos levantamos todos los días de la cama? ¿Qué sentido tiene sufrir? ¿Cuál es mi propósito en la Tierra? ¿Cómo sorteo los momentos más difíciles de mi vida? ¿Cómo le encontramos sentido al sufrimiento y a la prosperidad arbitrarios? ¿Qué implica vivir una buena vida? La mayoría de los libros sobre salud (e incluso felicidad) prefieren no tocar estos temas y dejárselos a la religión y la filosofía. Es comprensible, a fin de cuentas, este territorio de la metafísica y la espiritualidad es, por definición, inexplicable, difícil de identificar y casi imposible de incluir en un ensayo clínico. Sin embargo, creemos que, si ignoramos las preguntas más trascendentales, si sólo nos centramos en lo corpóreo, podríamos encontrarnos en crisis, sin bote salvavidas o cayendo en cuenta, al final de nuestras vidas, en que nos la hemos pasado nadando hacia la dirección incorrecta.

Podemos comer bien, hacer ejercicio y todo lo demás, pero si no tenemos una razón de ser y no creemos en algo más trascendental que en nosotros mismos, nos perderemos de una pieza clave del bienestar. No somos teólogos, tampoco expertos en felicidad. Pero más allá de nuestras experiencias profundas, hemos tenido la oportunidad de consultar a investigadores y doctores que han presenciado de primera mano que el sentido de la vida o la espiritualidad es una defensa poderosa frente a la depresión, ayuda a pacientes de cáncer a tener una remisión espontánea y contribuye a que la gente no sólo viva, sino que viva bien. Noticias de última hora: los efectos de la metafísica y la espiritualidad sí son medibles en el cuerpo físico, el estrés, la salud mental y, tal vez, incluso en la enfermedad. Así que, de nueva cuenta, como siempre, nos encontramos ante la materialización de que todo está conectado. No podemos estar sanos si no somos felices y si no nos detenemos a examinar nuestras creencias, valores, razón de ser, no seremos felices por mucho tiempo porque, como ya sabemos, la vida nos presenta retos que tenemos que enfrentar. Si tenemos más claridad en torno a lo trascendental, si actuamos en correspondencia con nuestra razón de ser, será más fácil sobrellevar los problemas, centrarnos en las preguntas importantes sobre qué camino elegir y esforzarnos para cultivar alegría en lo cotidiano.

En este capítulo, abordaremos el concepto del propósito en la vida y lo trascendental por separado, porque si bien están íntimamente conectados, en términos conceptuales y prácticos son un poco distintos. Manos a la obra.

## ¿A QUÉ NOS REFERIMOS CON PROPÓSITO EN LA VIDA?

De acuerdo con la definición social del propósito, el sentido o la razón de ser, se trata de lo que te impulsa a dar lo mejor de ti en tu trabajo; lo que te motiva a dedicar décadas escalando las jerarquías en el trabajo o creando una empresa; lo que te mantiene enfocado en la recompensa a medida que lo das todo por hacerte de fama, placer, dinero, poder o admiración. La cultura y las circunstancias definen mucho la razón de ser. Por ejemplo, en el curso de los últimos años, la pandemia ha ocasionado que muchos reevaluemos nuestra razón de ser y prioridades. De la Gran Renuncia a la Renuncia Silenciosa o todos los individuos que se han mudado en beneficio de su calidad de vida, la gente está revaluando sus objetivos.

Todos tenemos algo que nos motiva a actuar y a tomar decisiones. Para alguien, su propósito puede ser ganar el dinero suficiente para estar cómodo, así que busca trabajo en Wall Street. Para alguien más, puede ser obtener el respeto y la admiración de sus iguales, así que se esmera por llegar a la cima de la academia. Para otros, puede ser la búsqueda de distintas experiencias como nómada digital, viajar por el mundo, comer comida deliciosa, conocer a gente interesante y tener mucho sexo en Bali. Ninguno de estos caminos tiene nada de malo, el problema radica en centrar el propósito en la vida en una actividad o identidad, en especial si estas actividades encajan en ciertas categorías. En una entrevista con Arthur Brooks, autor de *From Strength to Strength: Finding Success, Happiness, and Deep Purpose in the*

*Second Half of Life*, describe lo que desde hace años filósofos y teólogos han denominado "los ídolos que nos asedian".[1] Los describe como actividades "que prometen mucho y no cumplen", y nos alejan de la felicidad auténtica; dinero, poder, placer y fama. El motivo por el cual tantas tradiciones religiosas y filosóficas en el curso de milenios han considerado estas actividades como problemáticas es porque son efímeras y poco fiables, y las recompensas son mínimas. En algún punto de nuestras vidas, sin duda al final de ellas, estos logros no otorgan sentido ni satisfacción. Si alguna vez has apostado en Las Vegas, sabes a qué nos referimos: el subidón se siente bien, pero es más probable que salgas del casino sin un centavo. Lo que muchos expertos observan es que, con demasiada frecuencia, la gente ancla el sentido de su vida en alguno de estos "ídolos" a expensas de hacer lo que realmente la haría feliz, como tener salud física y mental, comer bien, mantener conexiones sociales sólidas, practicar la gratitud y servir a algo más trascendental.

Estos ídolos terrenales chocan aparatosamente en el internet. Por ejemplo, si logras posicionarte como *influencer* en las redes sociales y que las empresas te paguen para promocionar sus productos entre tus cientos de miles o millones de seguidores, para los estándares de muchos, te ganaste la lotería: dinero (se rumora que los *influencers* más poderosos ganan hasta un millón de dólares por publicación),[2] poder (por algo se llaman *influencers*), placer (tantos *likes,* tanta dopamina) y fama (en una de esas te invitan a la Met Gala o los Oscar). De acuerdo con un reportaje de CBS News de 2019, se estimaba que la economía de los *influencers* de las redes sociales sería una industria valuada en 6.5 mil millones de dólares para fines de la década.[3] ¿Sorprende entonces que la mayoría de los niños en el Reino Unido y Estados Unidos quiera ser *influencers* cuando sea grande?[4] Y no son sólo los niños. *People* reportó que un estudio que realizó una empresa de investigación de marketing a personas entre los trece y los treinta y ocho años, reveló que ochenta y seis por ciento de los participantes querían ser *influencers* de las redes sociales.[5] Nos parece alarmante por muchos motivos, pero los dos más importantes: *1)* Si todos aspiran a tener presencia en una plataforma social, ¿de dónde saldrán las personas que de verdad hacen que el mundo funcione? *2)* Tenemos que ser conscientes de a qué le dedicamos atención y reflexión, y estamos seguros de que el tiempo que pasan los niños en las redes sociales no les brinda felicidad. Ante la crisis de salud mental que está experimentado la juventud en el presente, cuestionamos seriamente si el propósito de vida al que aspira la sociedad está contribuyendo a que los niños aprendan qué constituye una vida feliz y saludable.

Entre la generación Z hay ejemplos de lo que este grupo piensa sobre los objetivos versus el bienestar. Hemos visto a la gimnasta olímpica Simone Biles priorizar su propio bienestar mental por encima del éxito en las Olimpiadas. Al cantante Shawn Mendes hacer público que canceló parte de su gira para centrarse en su salud mental. Por otra parte, todavía hay gente hiperenfocada en escalar las jerarquías laborales, tener éxito y afianzar riqueza y fama. La experta en felicidad y profesora de Yale, la doctora Laurie Santos, expresó estar preocupada por sus alumnos: "Mis alumnos de primer año me preguntan qué clases extra deben tomar para asegurar que a los veinticuatro van a conseguir un trabajo en Google. Entran planificando lo que sigue, en parte porque así llegaron hasta aquí... Cultivan esta idea implícita de que hay un camino correcto y que, si desvelan el secreto, pueden tomar ese camino".[6] Añade que, con frecuencia, sus alumnos insisten en la importancia del dinero para cultivar la felicidad, pese a que hay estudios que demuestran de manera rotunda que, a menos que vivas en la pobreza, ganar más dinero no te hará sustancialmente más feliz. Cuando Santos consigue demoler las creencias arraigadas de sus alumnos en torno a qué constituye la felicidad y la ambición, cuenta que, desesperados, le hacen la pregunta más importante de todas: "Entonces, ¿cuál es el sentido de la vida?".

No se trata de un problema exclusivo de la generación Z o los *millennials*. Desde siempre la gente se ha hecho esta pregunta en torno al sentido, la satisfacción y la felicidad. Los *boomers* no son la excepción. Arthur Brooks nos compartió una historia asombrosa sobre su experiencia en un avión (que también relata en su libro), escuchó una conversación entre una pareja mayor sentada tras él. El hombre se oía claramente angustiado, se quejaba de lo irrelevante que se sentía. Sentía que a nadie le importaba, nadie le prestaba atención ni lo tomaba en serio. Su esposa intentaba consolarlo, pero Brooks percibía la insatisfacción del hombre, el desconsuelo. Cuando el avión aterrizó y se encendieron las luces, a Brooks le asombró descubrir que se trataba de un hombre rico, famoso y respetado, alguien a quien cualquiera reconocería, que ha llegado a la cima de su carrera y ahora está en sus ochenta. Para Brooks fue un punto de inflexión, en aquel entonces él tenía cincuenta y pocos y estaba en la cima de su carrera; por lo que reflexionó: "Me pregunto cuánto me va a durar el numerito... este hombre logró diez veces lo que yo he logrado y es muy infeliz".[7]

Tras ese encuentro, Brooks escribió un libro completo sobre cómo hemos funcionado a partir de "un modelo de banca descabellado" según el cual, si acumulamos éxito y logros, moriremos felices. En vez de tener muchos Oscars, Pulitzers y premios Nobel ahorrados en el banco, Brooks cree que necesitamos "un fondo de retiro para la felicidad", un plan constante y sostenible para encontrar y cultivar la felicidad, la clase que se deriva de entender lo que dota la vida de sentido duradero, no sólo los estados temporales de satisfacción, orgullo, placer o admiración. No tiene nada de malo tener metas ni ambición, siempre y cuando seamos conscientes de que cumplirlas no brinda felicidad duradera. Muchos cometemos el error de pensar que cuando hagamos equis cosa seremos felices: Cuando por fin compre una casa estaré satisfecho. Cuando me den la plaza permanente, me podré relajar. Cuando por fin tenga un millón de dólares, la vida será buena.

A esta tendencia de los seres humanos de perseguir un placer o meta tras otro se le conoce como la caminadora hedonista. El problema es el principio en el que se fundamenta: que siempre regresas a tu punto de partida de la felicidad. Podrías ser el *influencer* mejor pagado del mundo, y sería satisfactorio por un tiempo, pero luego de un rato, volverías a ser igual de feliz o infeliz que antes. Sólo que ahora, tras esa dosis de dopamina te urgirá volverte a subir a la caminadora para buscar otro subidón. Esto sucede con el dinero, la fama, el éxito, la admiración: todos los ídolos. Nos dan un subidón de felicidad, pero nunca dura. Y siempre queremos más. Nada mata más la alegría que la insatisfacción crónica.

¿Cuál es la solución? Filósofos, teólogos, científicos sociales y expertos en felicidad han dedicado mucho tiempo a tratar de resolver esta pregunta. El problema radica en parte en la biología, estamos diseñados para "explorar y explotar" nuestro entorno para obtener recompensas cada vez mayores como alimento, agua y refugio. Conseguirlas se siente bien, así que queremos más, mucho más. Pero una vez satisfechas esas necesidades básicas, se vuelve un poco más complejo. La otra parte del problema es social, nos inundan imágenes engañosas que nos enseñan en qué consiste la buena vida, un yate gigante o la elogiosa reseña de un libro en *The New York Times* (a ver, no la rechazaríamos). Entonces queremos más y más y más según lo que vemos en nuestro entorno. A fin de cuentas, los humanos somos máquinas de necesidades.

El truco es gestionar esas necesidades y comprender que no son el rumbo hacia la felicidad duradera, y gastar los recursos personales de forma más sabia. ¿Puedes escalar las jerarquías laborales como si tuvieras un cohete en el trasero? ¡Claro! Pero eso quiere decir que vas a tener que sacrificar tiempo con tus amigos y seres queridos, en la naturaleza, tiempo para conocerte mejor como individuo y entender el mundo, así como tiempo que podrías dedicar al servicio de los demás o a fomentar los lazos con otros seres humanos. Si eliges a los ídolos de los placeres terrenales, en vez de hacer depósitos sustanciales en tu fondo de retiro para la felicidad, en sentido estricto, te estás gastando todo tu dinero ahora. Desde nuestra perspectiva, gastar un poco de dinero ahora no está nada mal, porque la vida también radica en disfrutar de ese helado o de un trabajo bien hecho, pero no sólo en eso. Preferimos diversificar nuestra cartera de valores de la felicidad.

Nadie te puede decir cuál es tu razón de ser, ni debería. Es un viaje de descubrimiento personal. En nuestro caso, definimos esa razón como un llamado superior (o llamados) que nos motiva en los momentos difíciles, y la convicción de que lo que haces es positivo y tiene sentido, te alimenta el cuerpo y el alma. Nuestro amigo Dan Buettner nos compartió que la longevidad de los habitantes de las zonas azules se puede explicar en parte porque poseen un profundo propósito en la vida. Lo describió así: "la gente sabe por qué despierta en las mañanas". Esta razón de ser los hace sentir relevantes, necesitados y conectados con su entorno, *en el curso de sus vidas*, y tiene un efecto potente en su salud. En nuestra entrevista con Dan, mencionó que si hubiera forma de encapsular el propósito de la vida en una pastilla, sería una droga muy cotizada, y que incluso el Instituto Nacional del Envejecimiento lo ha cuantificado. En uno de sus estudios, descubrieron que quienes tienen un propósito en la vida bien definido viven ocho años más que quienes no.[8]

## CÓMO INTEGRAR EL SENTIDO DE LA VIDA

La gran pregunta es: ¿cómo encontrar mi razón de ser?

Si bien todos deberíamos buscar el sentido de nuestra vida, éste no se puede comprar en Target ni trabajarlo en unas cuantas sesiones con tu terapeuta. Es necesario dedicar tiempo para buscarlo, reflexionar y comprometerse. Quizá ya se asome en el fondo, sólo que no le has puesto atención. O puede cambiar y transformarse durante las distintas fases de tu vida. O también puede ser algo que te acometa como un rayo. Un tema principal que rige este libro vuelve a ser pertinente: es personal. Lo mejor que alguien puede hacer es guiarte para que encuentres tus propias respuestas. Aquí están algunas ideas para encontrarlo, cultivarlo y vivir en correspondencia con tu propósito en la vida:

### *Reflexiona*

La práctica de encontrarle sentido a tu vida y algo más trascendental exige intención profunda. No sucede de la nada. Lo materializas cuando te propones buscarlo y actuar. ¿En dónde empezamos? Con preguntas.

- ¿Cuál es tu propósito ahora mismo?
- ¿Por qué te levantas de la cama en las mañanas?
- ¿Para lograr algo, encontrar la felicidad y ayudar a los demás?
- ¿Cuál es tu llamado superior?
- ¿Te sientes útil y relevante?
- ¿Tu trabajo fusiona lo que amas con lo que se te da muy bien?
- ¿Qué parte de tu vida dedicas a cuidar a los demás?
- ¿Cómo quieres y puedes contribuir a traer cosas positivas al mundo de manera única?

Arthur Brooks nos dio un consejo buenísimo: escribe tu "misión" e intenta articular qué sentido tiene para ti en términos de éxito personal y servicio dedicado a los demás.

### *Cultiva*

El Centro Científico para el Bien Común de la Universidad de California, Berkeley, tiene sugerencias maravillosas con respaldo científico en su página web para encontrar y cultivar el sentido de la vida. Promueve estudios empíricos que sugieren que la lectura diversa ayuda a la gente a conectar con su propósito en la vida pues expone al lector a personajes diversos (reales y ficticios), nuevas ideas y mayor comprensión del mundo.[9] El centro también sugiere "aprovechar el dolor para sanar a los demás" para así conectar contigo mismo y los demás de forma profunda, significativa y motivadora. Por ejemplo, si batallaste con las adicciones en el pasado, quizás estés en posición de ayudar a los demás, ya sea como padrino/madrina o mentor. Convertir el dolor en algo positivo para alguien más brinda mucho poder y sanación.

### *Prioriza*

Después de reflexionar sobre cuál puede ser tu propósito en el presente o cuál quieres que sea en el futuro, es importante centrarlo en tu vida. Si descubres que quieres dedicar más tiempo para satisfacerlo, pero la falta de tiempo te lo impide, podría ser hora de reorientarlo. No todos tienen la flexibilidad ni la capacidad de combinar cómo se ganan la vida con su propósito en la vida. Si tienes esa capacidad, piensa seriamente en cómo podría mejorar tu vida si más tiempo de tu jornada laboral estuviera en concordancia con tus valores y propósito. Si no es posible, quizá puedas dedicar más tiempo a pensar en cómo centrar tu propósito de forma más eficiente fuera de tu horario laboral. El objetivo debe ser mantenerte en contacto cercano con tu propósito de vida, aquello que te brinda alegría, sentido y motivación.

## CONECTAR CON LO TRASCENDENTAL

Espiritualidad. Religión. Fe. Creencias. Son palabras cargadas de implicaciones. Sin importar si lo que suponen para ti es bueno, malo o sólo un vacío, debes reconocer que provocan polémica. Por eso, en lo personal preferimos meterlas en el saco grande y amigable, multicolor de lo trascendental. No podemos cuidar únicamente nuestra salud física y mental, la salud metafísica también requiere atención porque —como lo adivinaste— todo está conectado. Para nosotros, implica creer, experimentar y apoyarnos en algo más grande que uno mismo, que el mundo que percibimos con los ojos, que nuestras preocupaciones y problemas más inmediatos, algo que nos ayuda a seguir adelante, a tener la perspectiva necesaria para ser resilientes y fuertes en los momentos difíciles. Cada quien descubre y define lo trascendental, al igual que el sentido de la vida. Para algunos puede ser comprender que todos estamos íntimamente conectados a nivel celular, vibracional y espiritual. Para otros, la creencia de que el llamado superior de cualquiera es amar al prójimo. Para muchos lo trascendental es Dios. En nuestro caso, radica en creer que existe una fuerza suprema que nos guía en nuestro camino, ya sea al fundar una empresa, al cultivar nuestras relaciones o esforzarnos por hacer el bien, incluso si no podemos entenderlo por completo en todo momento. Nuestro aspecto trascendental nos ayuda a tener fe en que estamos teniendo un efecto positivo en el mundo que va más allá de nuestro campo visual.

Lo ideal es tener claro tu propósito en la vida y que esa fuerza suprema guíe ese propósito. Si te incomoda la espiritualidad, entendemos, pero escúchanos. Sin duda, podrías centrarte únicamente en tu propósito en la vida. ¿Pero qué pasa cuando te sacuden sucesos traumatizantes más allá de tu control y te orillan a cuestionarlo todo? ¿Qué determina cómo tratas a las personas? ¿Cuál es la base de tu código moral personal? ¿Qué sucede cuando tus seres queridos sufren o mueren? ¿Qué pasa cuando eres tú quien sufre o estás muriendo? Nunca queremos considerar las últimas dos preguntas en especial, no obstante, como hemos aprendido en los últimos años de la pandemia, todos podemos llegar a pasar por esas situaciones. Tener una sólida conexión con algo supremo, según la interpretación personal, nos ayuda a responder esas preguntas tan importantes. En los peores momentos de nuestra vida, nada es más importante. Y todos lo sabemos. Pero ¿qué pasa en lo cotidiano?

Muchos acuden a lo trascendental sólo en caso de emergencia: como las mascarillas de oxígeno en un avión. ¿Acaso la espiritualidad es importante en el día a día? Durante mucho tiempo, ni nosotros estábamos seguros de esto. Colleen creció en un hogar "por completo secular, pero que celebraba las fiestas religiosas cristianas", y durante toda su vida ha sido recelosa de la religión organizada. Por otra parte, Jason se crio como cristiano e incluso de adolescente fue instructor de catecismo. Sin embargo, de adulto su práctica religiosa evolucionó, se centró en la meditación y en el pódcast ocasional de Joel Osteen. Para él, la espiritualidad es personal, y le emocionó cuando empezó a ver que la ciencia respaldaba una práctica basada en la fe. Después de mucho investigar, muchas lecturas y conversaciones profundas, los dos estamos más en paz con nuestra espiritualidad.

Nuestra respuesta a si lo trascendental es importante en el día a día es indiscutible. Una de las expertas que nos dejó atónitos y redefinió la importancia de lo trascendental para nuestro bienestar fue la doctora Lisa Miller, autora de *El cerebro despierto. La nueva ciencia de la espiritualidad y nuestra búsqueda de una vida iluminada*. Su conjunto de investigaciones y contribuciones al campo de la psicología clínica giran en torno a la idea de que la ciencia respalda la espiritualidad, y que a todos les beneficiaría recurrir a ella para tomar mejores decisiones, estar más sanos y, en palabras de Miller, vivir "una vida inspirada".

Miller es investigadora posdoctoral en la Facultad de Medicina de la Universidad de Columbia, y comenzó a estudiar qué factores de la infancia protegen contra la depresión. A partir de información de otro investigador que realizó un ambicioso estudio longitudinal de quince años, analizó la intersección de la información individual con la intención de averiguar si estas relaciones indicaban si las experiencias espirituales influían o no en la resiliencia contra la depresión. La había motivado su propia experiencia, pero nunca esperó descubrir el efecto tan grande de la espiritualidad. A partir de respuestas valiosas a preguntas en torno a la espiritualidad ("En lo personal, ¿qué tan importante es la religión o la espiritualidad? ¿Con qué frecuencia acudes a servicios religiosos?") en el conjunto de datos, Miller pudo emplear una ecuación compleja para conectar los puntos entre la experiencia con la espiritualidad de cada participante y la experiencia con la espiritualidad de sus madres.[10] Descubrió que "cuando madre e hijo poseen un sentido de espiritualidad elevado, el niño tenía una protección de ochenta por ciento contra la depresión, a diferencia de madres e hijos que no compartían la espiritualidad, o madres e hijos que no poseen un sentido de espiritualidad elevado. En otras palabras, es cinco veces menos probable que un niño se deprima cuando comparte su vida espiritual con su madre".[11] Para contextualizar, su investigación mostró que la espiritualidad no sólo constituía un factor protector enorme, sino que era el *mayor* factor protector en el curso de toda una vida.

Imaginamos lo que te estás preguntando: ¿Exactamente cómo se define la espiritualidad? ¿Se trata de rezar todos los días? ¿De ir a la iglesia? En nuestra conversación con Miller y en su libro, lo define como "la capacidad para tener consciencia de lo trascendental y, en particular, una relación trascendental".[12] Ninguno de estos factores tienen que ver con la religión organizada ni con la creencia en un dios particular. La relación trascendental tiene que ver con sentirnos amados y protegidos por algo superior a nosotros, ya sea un ser supremo o la naturaleza. La consciencia de lo trascendental es la creencia o experiencia de que existe una fuerza superior y estamos íntimamente conectados con ella, de manera que "importamos, pertenecemos y nunca estamos solos".[13] Miller emplea la metáfora de un punto y una ola para describir qué significa tener consciencia de lo trascendental: comprendes que eres un individuo autónomo (un punto), pero también que eres parte inextricable de algo más grande que se mueve en conjunto y está conectado (una ola). Cualquier cosa que hagas que acentúe y destaque esa conciencia ejercita los "músculos espirituales", a decir de Miller. Hay muchas maneras de recurrir al sentido y la conexión más profundas, ya sea mediante la oración, caminar en el bosque u ofrecerte como voluntario para limpiar la carretera, lo que te ayude a sentir claridad y conexión más allá de tu experiencia material individual, lo que te acerque a las verdades y experiencias universales compartidas.

Los beneficios de profundizar en la capacidad para conectar con lo trascendental van mucho más allá de fomentar la resiliencia frente a la depresión. También suman al bienestar, la alegría y la satisfacción duradera. Tiene sentido, ¿estás de acuerdo? Si estás convencido de que estamos solos en este mundo, de que somos cuerpos puramente físicos que nacen solos y mueren solos, esta noción te hará sentir aislado, sobre todo en los momentos difíciles. Y si no puedes conectar con algo más profundo, más significativo en el núcleo de tu existencia, algo que te mantiene a flote en la ola de la experiencia colectiva, es mucho más fácil caer en la trampa del dinero, la fama y el poder. En su entrevista en *The New York Times Magazine*, Laurie Santos asegura: "Hay mucha evidencia de que las personas religiosas, por ejemplo, están más contentas, tienen más satisfacción vital y emociones positivas en el momento". Sin embargo, enseguida precisa que esto parece tener menos que ver con la fe y más con lo que haces dentro de ese "aparato cultural" y cómo ser parte de él te motiva a actuar en primer lugar. Recalca que "lo que nos sugiere es que si puedes animarte a hacerlo —meditar, ser voluntario, buscar los vínculos sociales—, serás más feliz".[14] Sabemos que muchos sistemas de creencias son imperfectos e inspiran a la gente a adoptar conductas dañinas —que de ninguna manera condonamos—, pero también coincidimos con Santos, es crucial crear tu propio contenedor o "aparato" para participar en el sentido y la comunidad.

Como miembros comprometidos del Club Todo Está Conectado, nos asombraría que cultivar una práctica espiritual otorgara todos estos beneficios psicológicos (cerebro más fuerte, menos depresión y ansiedad, más resiliencia y creatividad) y *no* ayudara también al cuerpo físico de alguna manera.[15] Sólo estamos rascando la superficie de los efectos de la espiritualidad en la salud, pero la información limitada que tenemos dibuja una conexión muy clara: los individuos con cierto sentido de la espiritualidad han enriquecido su salud mental, función inmunitaria y longevidad.[16]

¿Cómo?

Todo dependerá de tu contexto, tus creencias y valores. Tendrás preguntas, muchísimas preguntas. ¿Qué pasa si te criaste con una religión y ahora la rechazas? ¿Qué pasa si la religión te ha hecho daño? ¿Qué pasa si te criaron como ateo y no sabes ni por dónde empezar? ¿Qué pasa si todo esto te produce mucho escepticismo?

Antes de empezar a enumerar las razones por las que esta práctica de salud y felicidad no es para ti —y no pasa nada si no lo es—, ten en cuenta que nuestra naturaleza contempla lo trascendental. De hecho, tenemos toda una sección del cerebro diseñada para la vida espiritual. En su investigación, Lisa Miller estudió resonancias magnéticas y descubrió que el cerebro tiene "una estación de almacenaje para la consciencia espiritual".[17] Junto con sus colegas investigadores de Yale, Miller escaneó los cerebros de los participantes en una máquina de IRMf mientras compartían una experiencia espiritual. Identificaron dos redes cerebrales que se iluminan durante esas experiencias, la red ventral y la red frontotemporal. La primera es una red neuronal que nos permite concentrarnos en percepciones más allá de nuestra experiencia presente, nos permite recibir información que nos dice, en palabras de Miller, que "el mundo está vivo y se comunica con nosotros"; la última es una red "en la que sentimos el abrazo cálido y amoroso de los demás y de la vida misma".[18] Por último, el lóbulo parietal del cerebro se encarga del sentido y la pertenencia. Este estudio reveló que sin importar si los participantes tuvieron una experiencia espiritual en la naturaleza o la iglesia, se iluminaron las mismas redes neuronales. Esto nos sugiere que tenemos la capacidad innata de conectar con lo trascendental. ¡Hay secciones del cerebro diseñadas para ello! Al igual que ejercitamos distintos grupos musculares o modalidades cognitivas, podemos fortalecer las redes neuronales espirituales si las utilizamos.[19] De acuerdo con Miller: "el despertar espiritual es una decisión que podemos tomar en cualquier momento, una decisión que versa sobre cómo percibimos el mundo y a nosotros mismos".

## CÓMO INTEGRAR LO TRASCENDENTAL

Es importante entender que no tenemos que empezar a ir a la iglesia para disfrutar los beneficios de lo trascendental y del despertar espiritual. Sencillamente hay que adoptar algunas prácticas para cultivar esta consciencia. Un constructo útil que ofrece Miller proviene de un estudio que realizó en 2016 cuyo fin era investigar las dimensiones universales de la espiritualidad. Reunieron información de prácticas espirituales de 5500 participantes, entre ellos individuos de las religiones principales —cristianismo, islam, hinduismo, budismo— de quienes se consideraban no religiosos o seculares. Los participantes procedían de China, India y Estados Unidos, y demostraron aspectos subyacentes compartidos de sus vidas espirituales.[20] Miller y su equipo decidió denominar estos aspectos "cinco fenotipos espirituales comunes": altruismo, amar al prójimo como a uno mismo, sentido de unidad, práctica de trascendencia sagrada y apego a un código moral. Estos fenotipos se repitieron en todas las religiones y geografías, las personas expresaban así su relación con lo trascendental. Como ésta no es una publicación académica, vamos a expresar estos cinco aspectos con términos un poco distintos para que los recuerdes. Son puntos de acceso sencillos a lo divino, todos son gratuitos, y la mayoría exigen muy poco tiempo. Fortalecer los músculos requiere tiempo, así que no pasa nada si empiezas poco a poco y mantienes la constancia.

### *Haz el bien*

Ésta es bastante directa. Cuando ayudas a los demás, amplías tu campo de visión más allá de ti, en esencia, reconoces y profundizas la comprensión somática de que todos estamos conectados. Demostrar que te importan los demás en tu comunidad (hay muchas maneras de hacerlo) se siente bien. Puedes ser voluntaria, intercambiar apoyo, participar en el activismo climático o hacer galletas para el bazar de la iglesia, todas éstas son formas de practicar una "espiritualidad relacional" que, de acuerdo con Miller, nos conecta con el otro y con lo divino.

#### CONSEJOS DE INTEGRACIÓN:

Empieza con algo fácil, pregúntale a un amigo o vecina cómo le puedes ayudar. Apoya a un amigo que esté pasando por una transición difícil. Encuentra un grupo cuya labor te llegue al alma y ofrece tu tiempo. Ofrécete para podar el pasto de tu vecino anciano, paga la cuenta de quien está formado delante de ti en el súper, trabaja como voluntario en un refugio para animales que te quede cerca o entregando comida a los indigentes. Hacer el bien no tiene que ser ostentoso (no tienes que donar un millón de dólares a la beneficencia), es suficiente con que estés dispuesto a apoyar a los demás. Sin embargo, si sí donas dinero a alguna organización, genial, participar de forma activa te permitirá cosechar más beneficios.

### *Recuerda la regla de oro*

Muchas religiones comparten este punto: trata a los demás como te gustaría que te trataran. Se parece a hacer el bien y es importante porque cuando te pones en los zapatos de tu prójimo, conectas con él. Para seguir la regla de oro primero es importante ponerte en el lugar de los demás. Exige que te tomes el tiempo de adoptar otra perspectiva y no pienses en ti. Cuando reconoces la humanidad sagrada de otra persona y tomas la decisión de tratarla con respeto, una vez más accedes a la espiritualidad relacional.

**CONSEJOS DE INTEGRACIÓN:**

Desde niños lo sabemos, así que no es novedad, pero sí puede ser una práctica más intencional. Empieza con una interacción difícil o momento de fricción y haz una pausa. Piensa en la persona que tienes delante, físicamente o en internet, y considera todo lo que desconoces de su situación, intenciones y necesidades. Después, considera cómo quieres que te traten ante esa falta de conocimiento. ¿Quieres que los demás asuman que tus intenciones son malas? Si tardas en responder un correo, ¿querrías que el destinatario asuma que no te importa, que se trata de una falta de respeto o que no haces bien tu trabajo? ¿O más bien querrías que te dieran el beneficio de la duda y esperen a descubrir el motivo del retraso? Piensa cuántas veces al día malinterpretamos estas pequeñas molestias banales. A veces se nos olvidan, pero otras nos afectan emocionalmente durante horas. Vista desde esta perspectiva, no es una práctica exclusivamente desinteresada. Cuando concedemos la gracia a los demás, también mejoramos nuestro estado emocional.

### *Busca conectar*

La conexión adopta muchas formas, pero no nos referimos en exclusiva a la amistad o al amor. Todo eso más lo trascendental o el sentido de unidad con los demás, la naturaleza, Dios y el universo.

**CONSEJOS DE INTEGRACIÓN:**

- *Apertura.* Hay muchas maneras de sentir mayor conexión y sintonía con el universo, pero la mayoría comienza con una mentalidad de apertura. Antes de experimentar la conexión, hay que estar abiertos. Hazlo de forma que se sienta natural, ya sea meditando, respirando o iniciando el día con mantras.

- *Sonríe*. Sonríe a las primeras cinco personas con las que te encuentres todas las mañanas de camino a comprar tu café o al súper. Podrá parecer trivial, pero es muy potente. En nuestro pódcast, el médico y maestro en salud pública, Stephen Trzeciak, compartió una anécdota según la cual una sonrisa tenía la capacidad de salvarle la vida a alguien, en sentido literal: cuando un experto líder en suicidio, el doctor Thomas Joiner, realizaba un estudio, descubrió esta frase en una carta de suicidio: "Voy a ir caminando al puente y si una persona me sonríe, no voy a aventarme".[21]
- *Aprende del pasado*. Empieza por reflexionar qué significan la conexión y la unidad para ti. ¿Alguna vez has experimentado la vasta interconexión de la vida? ¿Cuáles fueron las circunstancias?
- *Ritual*. Muchos encuentran la conexión en la tradición y los rituales, tanto rituales nuevos que hayas creado como antiguos que hayas heredado religiosa, cultural o generacionalmente. Los rituales —las ceremonias que consisten en acciones que se realizan en el mismo orden— nos ayudan a interiorizar la verdad fundamental de que somos parte de un largo linaje de personas que han padecido, gozado y vivido como lo hacemos ahora.

### *Súbete a la ola*

Para nosotros esto supone buscar experiencias que nos inviten a reconocer que no somos un punto que oscila en el mar en soledad, sino parte de una ola. Las olas suben y bajan, son más o menos notorias, pero el objetivo es crear consciencia de que nos movemos en sincronía con todos los seres vivos del planeta. En cuanto podamos reconocerlo con mayor facilidad, podremos subirnos a la ola como si nada, sabiendo que no estamos solos, que nuestras acciones son importantes y que las fuerzas superiores nos impulsan.

**CONSEJOS DE INTEGRACIÓN:**

- *Contempla la sincronía.* La definición de sincronía es "Coincidencia de hechos o fenómenos en el tiempo". Si has experimentado este fenómeno, sabes que es poderoso. Es imposible no sentir que se te revela un camino más vasto o algún significado que no puedes comprender del todo pero en el que confías. El consejo es poner atención a los momentos de sincronía: crear consciencia de cómo te hacen sentir y qué implicaría si los consideraras desde otra perspectiva. En vez de descartar estas colisiones de significado y circunstancia como meras coincidencias, pregúntate: *¿Y si estoy viendo la ola?*
- *Empápate de arte.* Música, poesía, baile, pintura. Cuando se trata de conectar con lo trascendental, tenemos a nuestra disposición miles de años de logros de la humanidad. Espléndidos artistas como Leonardo da Vinci, Emily Dickinson o James Baldwin revelan la interconexión de la experiencia humana y la trascendencia de la creatividad. Los seres humanos hemos experimentado con lo divino desde que empezamos a escribir en los muros de las cuevas. Entonces, ¿por qué no experimentar la ola desde el punto de vista de alguien más? Al igual que los rituales, absorber el arte, reflexionar sobre él, nos puede acercar a un linaje de personas que han buscado entender el sentido de la vida. Aprovecha los días de entrada gratuita de los museos o visita la sección de poesía en tu biblioteca local. Te prometemos que encontrarás una nueva perspectiva.
- *Conciencia plena.* Seríamos negligentes si no mencionáramos la conciencia plena o la meditación en un capítulo sobre espiritualidad. Sabemos que, cada vez más, la ciencia respalda

los beneficios de la conciencia plena para la salud, pero otro motivo para meditar podría ser el original: el despertar espiritual. Es el mismo caso de la oración, otra forma de entrar en contacto con la unidad y dejar a un lado el ego. Si nunca has meditado ni orado y te interesa probarlo, puede ser una forma hermosa de incrementar la consciencia y la percepción, liberar la mente e incluso quizá conectar con lo trascendental.

### *Comportamiento ético*

Éste es tan fácil que podría parecer innecesario mencionarlo. Pero a menos que nunca hayas mentido, hecho trampa o herido a alguien, te invitamos a considerarlo. Se trata de tener un código moral y hacer todo lo posible para que te guíe siempre. A estas alturas, quizá ya notaste que el tema que contribuye al desarrollo de nuestra consciencia espiritual es actuar en concordancia con la idea de que todos estamos conectados, por lo tanto, nuestras acciones tienen implicaciones universales. Si te comportas como si sólo tú importaras, entonces refuerzas esa perspectiva y como resultado, contribuyes a tu propio aislamiento.

#### CONSEJOS DE INTEGRACIÓN:

Vamos a omitir los más fuertes, como no herir a nadie ni robar, porque son evidentes. En general, se trata de intentar ser una buena persona todo lo posible. Tal vez se reduce a un esfuerzo conjunto de no pegar tu carrito en el súper a la persona de enfrente, sin importar la prisa que tengas. Tal vez, a llamar a tu mamá todos los fines de semana. Tal vez, mantener la calma con el representante de servicio al cliente. En este aspecto, todos podemos mejorar, no le des muchas vueltas, sólo intenta hacer lo correcto.

## ÚLTIMAS IDEAS

La fe y el propósito en la vida tienen un papel fundamental. Esperamos que contemples seriamente cómo se cruzan con tu vida. La vida es misteriosa. No siempre tenemos todas las respuestas. Jason sigue sin entender por qué tuvo azoospermia, porque nunca le dieron una explicación médica. Y está bien, si lo dejas ser. En un mundo en el que tantas cosas carecen de explicación, es clave cultivar la capacidad para soltar y dejarte llevar por la ola de la vida en momentos difíciles. Es lo que le evita a muchos padecer ansiedad debilitante, recurrir al abuso de sustancias y tener un colapso mental.

Nuestras dificultades con la fertilidad tuvieron un final feliz, pero los finales infelices son una realidad que todos enfrentamos en uno u otro momento.

A veces a la gente buena le pasan cosas malas y no hay explicación que sirva de consuelo. Cuando, a los diecinueve años, Jason perdió a su padre repentinamente y a uno de sus amigos cercanos a los veintisiete, superó las pérdidas gracias a su fe en un ser supremo.

A veces el futuro es incierto e inestable, no tenemos idea de cómo sucederán las cosas. Colleen se preocupa más de lo que quisiera reconocer por el mundo que le estamos heredando a nuestras hijas y lo que esto implica para el futuro de todos los niños. Entre la crisis de salud mental de los jóvenes y la obsesión cultural por el éxito, es difícil aceptar la necesidad de soltar que conlleva el ser padres. Para ella, los miedos del maternaje que se avecina, se atenúan gracias a las decisiones que estamos tomando en el presente, sabe que las estamos criando con resolución e intención y que lo demás se nos escapa de las manos.

A veces no tienes idea de qué hacer. Todos enfrentamos decisiones que podrían tener distintas consecuencias porque sabemos que son muy relevantes. ¿Me mudo al otro lado del país para aceptar el trabajo de mis sueños y dejo a mi familia y amigos? ¿Acepto el ascenso, aunque me preocupa el desgaste? Cuando empezamos a compartirle a los demás que escribiríamos este libro, muchos nos aconsejaron idear un protocolo o una situación finita y seductora —del tipo *diez días* o *cinco pasos*— y desarrollar el libro en torno a esa idea. Entendemos la lógica (esos libros venden muchísimo), pero sabíamos que no podíamos producir algo así con integridad. No podíamos fingir que teníamos la solución absoluta cuando sabemos de sobra que se trata de un viaje. No nos desviamos gracias a que teníamos fe en nuestro propósito. Lo único que tuvimos que preguntarnos fue si ese tipo de libro sería honesto y coincidía con nuestros valores.

El propósito y la fe no están reservados para tiempos de incertidumbre, enriquecen el disfrute de los buenos momentos. Es muy fácil vivir la vida en la superficie, hablar de cosas banales, hacer lo mínimo indispensable para los demás y vivir de prisa. Pero si quieres llegar al ochenta por ciento de tu salud y felicidad máxima, tienes que hacer inversiones serias en el fondo de la felicidad, de manera constante y para siempre. La belleza de esta metáfora es que las inversiones no son sólo para el futuro, también duplican las ganancias al conectarte con el presente. Cuando reservas tiempo para reforzar tu conexión con los demás, cuando pasas una tarde solitaria y revitalizante haciendo senderismo, cuando te comes un tazón de fresas en su punto, cuando te permites admirar la belleza de un cardenal que se posa en tu comedero, vives por completo en el presente, lo que implica su propia recompensa. Lo más importante es recordar que estamos destinados para algo trascendental.

## VEINTE POR CIENTO EXTRA

### ADOPTA UNA RELIGIÓN O INCORPÓRATE A UNA COMUNIDAD ESPIRITUAL

Esto no será para todos, pero es innegable que la estructura tradicional de una comunidad espiritual, que conlleva rituales, ceremonias y comunidad, es beneficiosa a la hora de profundizar la vida espiritual. Puede ayudarte a mantenerte enfocado en tu compromiso con lo trascendental y conectar con gente en el mismo rumbo.

## LEE MUCHO

Hay muchos libros sobre fe, espiritualidad y lo trascendental. Si creciste en un hogar sin una tradición religiosa o que la rechazaba directamente, empezar con una selección de creencias y prácticas te ayudará a encontrar tu camino. Para una lista numerosa y conmovedora de nuestros libros favoritos del tema, vista thejoyofwellbeing.com/spirituality

## PLANTEA LA PREGUNTA DE LA MÁQUINA DEL TIEMPO

Hay una pregunta que, de vez en cuando, nos da la perspectiva necesaria. *¿Te estás enfocando en el pasado o el futuro?* ¿En esta etapa de tu vida te encuentras evocando constantemente el pasado o pensando en el futuro? ¿A qué le dedicas tiempo? ¿Estás planeando para el futuro o te la pasas revisando antiguos anuarios y fotos de tu hija adolescente de cuando era bebé? Reflexionar sobre el tiempo y el espacio que habitas puede ser útil para identificar a dónde diriges tu energía, para que empieces a invertirla en lo verdaderamente importante.

# Conclusión

## *Sé como el agua, amigo mío*

> Sé como el agua que se filtra por las grietas. No seas asertivo, adáptate al objeto y encontrarás la forma de darle la vuelta o atravesarlo. Si eres flexible, las cosas externas se te revelarán… sé como el agua, amigo mío.
>
> —Bruce Lee

Si bien la célebre cita de Bruce Lee se puede prestar a múltiples interpretaciones, resulta inevitable leerla a través del lente del bienestar e interpretarla como un llamado para ser abiertos, flexibles y pacientes. Uno de los problemas más grandes con el mundo del *wellness* es lo dogmático que es; para muchos, puede ser ideológico. Esto suscita que seas inflexible y vulnerable en tus propios prejuicios, lo que te puede impedir crecer y aprender. Si bien tener estructura y ser responsable es importante, este enfoque suele chocar con el hecho de que el mundo está en constante evolución, igual que las tendencias del *wellness* y estilo de vida. Cuando somos como el agua, el mundo está lleno de… cosas. Nos encontramos con estas tendencias, prácticas y nuevos descubrimientos científicos y debemos responder, sortearlas o chocar con ellas. Si en lo que se refiere a tu bienestar eres rígido, cuando te topes con las millones de sugerencias confusas, contradictorias y transaccionales, te vas a derrumbar. Si eres como el agua, puedes fluir a su lado o esquivarlas del todo, tú eliges. Entonces si vas a ser rígido, esperamos que lo seas con la flexibilidad suficiente para emprender este viaje. Cuando eres como el agua, es mucho más sencillo serle fiel a la mejor decisión para tu salud y felicidad.

Ten la seguridad de que te acompañamos en este viaje. Tenemos días buenos y malos, pero sabemos que siempre evolucionamos y vamos en la dirección correcta. Reaccionamos al estrés de la vida mucho mejor que lo hacíamos hace diez años, nos sentimos más fuertes, en el cuerpo y el corazón, y de todas formas tenemos la apertura para aprender nuevas enseñanzas, con total intención.

Te ofrecimos nueve capítulos de ideas, prácticas y formas de ser, que combinadas de distintas formas te pueden ayudar a vivir mejor, *a tu manera*. No hay una sola forma. Eres como el agua, haz los ajustes necesarios. Mantente flexible con tu rutina, tus prácticas y tus relaciones. Recuerda que la consistencia es mejor que el perfeccionismo todos los días de la semana y dos veces los domingos. No permitas que el *wellness* te frustre, debería ser un santuario, debería darte alegría y alejarte del teléfono. Haz lo que se sienta bien y te haga feliz, vivir una buena vida es la alquimia por excelencia: el verdadero bienestar. Debes experimentar, combinar, aprender, probar, fracasar y volver a intentarlo. Como toda la alquimia, siempre hay una parte de la ecuación que es un poquito mágica y misteriosa, no nos cansamos de decirlo. Cuando se trata de biomarcadores, gramos de fibra que consumimos o la cantidad de escaleras que subimos corriendo, las cifras son importantes, pero si no tienes buena relación con tu familia y amigos ni propósito en la vida, entonces esas cifras son irrelevantes. De hecho, la tasa de mortalidad en este caso es más alta comparada con alguien cuyas cifras son peores por escrito, pero que es agradable, alegre y tiene un propósito en la vida. La conexión, el propósito, la espontaneidad y la sincronicidad de la vida son la magia y el misterio que hacen que esta vida sea placentera. ¿Cuál es la alegría de estar bien? Es una pregunta que nadie puede responder en términos definitivos porque sólo la podemos responder de manera individual. Las prácticas y la guía que hemos compartido son una especie de receta que ha pasado de generación en generación, está un poco borrosa en el papel, incluye toda clase de ingredientes que no tienes o no sabes bien cómo usar. Pero no te dejes disuadir, es la parte divertida. Anímate y crea tu propia alegría.

# Agradecimientos

Gracias al apoyo extraordinario de nuestra familia, sobre todo a nuestros queridos padres, Nana, al abuelo George y la abuela Alyse por su apoyo incondicional.

Gracias a nuestro fabuloso equipo en mindbodygreen, les agradecemos muchísimo a cada uno de ustedes. Un saludo especial a nuestro cofundador y director de tecnología, Tim Glenister, por ser parte de este viaje de emprendimiento.

Estamos por siempre agradecidos con la comunidad de lectores, escuchas, colaboradores, instructores, invitados a nuestro pódcast y socios de mindbodygreen.

Gracias al Grupo Benvolio, Lew Frankfort y Ernest Odinec y a todos nuestros inversores por creer en nuestra visión y apoyarla.

Gracias a todos nuestros amigos, del pasado y el presente, desde Palos Verdes Estates y Manhasset a Northfield Mount Hermon, Columbia, Stanford, Dumbo, y ahora, Miami. Así como a todos los equipos y trabajos en el camino. Gracias a los magníficos entrenadores que hemos tenido, saben quiénes son. ¡Gracias!

Gracias a Celeste, Mia, John, Sarah y a todo el equipo de Park & Fine por su ayuda para navegar en el barco editorial. Gracias a nuestra socia en este proyecto, Lauren Hamlin. No lo hubiéramos logrado sin ti. Gracias a Nana K. Twumasi y al equipo de Balance por creer en *La alegría de estar bien* y por materializarlo.

Gracias a todos los sanadores y profesionales de la salud con quienes trabajamos para asegurar que viviremos una vida plena y por mucho, muchísimo tiempo.

# Notas

## Capítulo uno. Así es el bienestar

1 Dan Buettner, *El secreto de las zonas azules*. Trad. Ariadna Molinari Tato. Penguin-Random House, 2016.

2 James Nestor, *Respira: la nueva ciencia de un arte olvidado*. Trad. Arnau Figueras Deulofeu. Editorial Planeta, 2021.

3 *Ibid.*

4 Centros para el Control y la Prevención de Enfermedades de Estados Unidos, "CDC—Sleep Home Page—Sleep and Sleep Disorders", Centers for Disease Control and Prevention, 2019, https://www.cdc.gov/sleep/index.html

5 "Sleep Deprivation Described as a Serious Public Health Problem", American Association for the Advancement of Science, 2014, https://www.aaas.org/news/sleep-deprivation-described-serious-public-health-problem

6 Alana Rhone, "USDA ERS— Documentation", USDA, 2018, https://www.ers.usda.gov/data-products/food-access-research-atlas/documentation

7 Andrew DePietro, "U.S. Poverty Rate by State in 2021", *Forbes*, 4 de noviembre de 2021, https://www.forbes.com/sites/andrewdepietro/2021/11/04/us-poverty-rate-by-state-in-2021

8 "How Consumers Purchase Food Is Changing", American Farm Bureau Federation, 19 de marzo de 2020, https://www.fb.org/market-intel/how-consumers-purchase-food-is-changing

9 Rebecca Heaton, "Cooking at Home Is Cool", *Live Naturally Magazine*, 28 de diciembre de 2016, https://livenaturallymagazine.com/blog/cooking-home-cool/#:~:text=But%20according%20to%20a%20recent

10 Peter Dockrill, "Some Foods Really Are Linked with a Higher Rate of Death, Study Finds", ScienceAlert, 13 de febrero de 2019, https://www.sciencealert.com/ultraprocessed-foods-are-linked-with-a-higher-rate-of-death-study-finds

11 "Highly Processed Foods Form Bulk of U.S. Youths' Diets", Institutos Nacionales de la Salud, 23 de agosto de 2021, https://www.nih.gov/news-events/nih-research-matters/highly-processed-foods-form-bulk-us-youths-diets

[12] "Congress Finally Passed a New Farm Bill and It Continues to Pay Homage to the Cult of Corn and Soy", Modern Farmer, 7 de enero de 2019, https://modernfarmer.com/2019/01/congress-finally-passed-a-new-farm-bill-and-it-continues-to-pay-homage-to-the-cult-of-corn-and-soy

[13] Emily N. Ussery *et al.*, "Joint Prevalence of Sitting Time and Leisure-Time Physical Activity among US Adults, 2015-2016". *JAMA* 320, núm. 19 (20 de noviembre de 2018): 2036, https://doi.org/10.1001/jama.2018.17797

[14] Mary MacVean, "'Get Up!' or Lose Hours of Your Life Every Day, Scientist Says", *Los Angeles Times*, 31 de julio de 2014, https://www.latimes.com/science/sciencenow/la-sci-sn-get-up-20140731-story.html

[15] "Stress in America 2020: A National Mental Health Crisis", Asociación Americana de Psicología, octubre de 2020, https://www.apa.org/news/press/releases/stress/2020/report-october#

[16] Selin Kesebir y Pelin Kesebir, "How Modern Life Became Disconnected from Nature", Greater Good, 20 de septiembre de 2017, https://greatergood.berkeley.edu/article/item/how_modern_life_became_disconnected_from_nature

[17] Kay S. Hymowitz, "Alone: The Decline of Family Has Unleashed an Epidemic of Loneliness", *City Journal*, primavera de 2019, https://www.city-journal.org/decline-of-family-loneliness-epidemic

[18] "How Finding Your Purpose Can Improve Your Health and Life", Blue Zones, 22 de agosto de 2011, https://www.bluezones.com/2011/08/the-right-outlook-how-finding-your-purpose-can-improve-your-life

[19] Dhruv Khullar, "Finding Purpose for a Good Life. But Also a Healthy One", *The New York Times*, 1 de enero de 2018, https://www.nytimes.com/2018/01/01/upshot/finding-purpose-for-a-good-life-but-also-a-healthy-one.html

[20] Christine E. Cherpak, "Mindful Eating: A Review of How the Stress-Digestion-Mindfulness Triad May Modulate and Improve Gastrointestinal and Digestive Function", *Integrative Medicine: A Clinician's Journal* 18, nún. 4 (11 de agosto de 2019): 48-53, https://www.ncbi.nlm.nih.gov/pmc/articles/PMC7219460

## Capítulo dos. Respira

[1] "4 Breathing Techniques for Better Health", Northwestern Medicine, https://www.nm.org/healthbeat/healthy-tips/4-breathing-techniques-for-better-health

[2] Kyle Kiesel *et al.*, "Development of a Screening Protocol to Identify Individuals with Dysfunctional Breathing", *International Journal of Sports Physical Therapy* 12, núm. 5 (octubre de 2017): 774-86, https://doi.org/10.26603/ijspt20170774

[3] *Ibid.*

[4] Teresa Hale y Leo Galland, *Breathing Free: The Revolutionary 5-Day Program to Heal Asthma, Emphysema, Bronchitis, and Other Respiratory Ailments*. Three Rivers Press, 2000.

[5] *Ibid.*

[6] Entrevista de Jason Wachob a Patrick McKeown, pódcast *mindbodygreen*, 23 de junio de 2021, https://podcasts.apple.com/us/podcast/how-to-actually-tell-if-youre-breathing-right-patrick/id1246494475?i=1000526590632

[7] *Ibid.*

[8] James Nestor, *Respira: la nueva ciencia de un arte olvidado*. Trad. Arnau Figueras Deulofeu. Editorial Planeta, 2021.

[9] *Ibid.*

[10] *Ibid.*

[11] Entrevista de Jason Wachob con James Nestor, pódcast *mindbodygreen*, 26 de agosto de 2021, https://podcasts.apple.com/us/podcast/how-to-actually-tell-if-youre-breathing-right-patrick/id1246494475?i=1000526590632

[12] Nestor, *Respira*.

[13] Entrevista de Wachob con Nestor.

[14] Nestor, *Respira*.

[15] Melissa Dahl, "'Mouth-Breathing' Gross, Harmful to Your Health", NBC News, 11 de enero de 2011, https://www.nbcnews.com/healthmain/mouth-breathing-gross-harmful-your-health-1c6437430

[16] Jan Martel *et al.*, "Could Nasal Nitric Oxide Help to Mitigate the Severity of COVID-19?" *Microbes and Infection* 22, núm. 4-5 (mayo de 2020), https://doi.org/10.1016/j.micinf.2020.05.002

[17] Entrevista de Wachob con McKeown.

[18] "Rhinitis", www.hopkinsmedicine.org, https://www.hopkinsmedicine.org/health/conditions-and-diseases/rhinitis

[19] Brian Mackenzie en conversación con los autores, 12 de enero de 2022.

[20] "Why Nose Hairs Grow So Long", Cleveland Clinic, 3 de mayo de 2022, https://health.clevelandclinic.org/nose-hair

[21] "Facts & Statistics", Anxiety and Depression Association of America, 21 de abril de 2021, https://adaa.org/understanding-anxiety/facts-statistics

[22] *Ibid.*

[23] Kira Newman, "Is the Way You Breathe Making You Anxious?" *Greater Good*, 10 de noviembre de 2020, https://greatergood.berkeley.edu/article/item/is_the_way_you_breathe_making_you_anxious

[24] *Ibid.*

[25] Michael Flanell, "The Athlete's Secret Ingredient: The Power of Nasal Breathing", *EC Pulmonology and Respiratory Medicine* 8, núm. 6 (junio de 2019): 471-75.

[26] *Ibid.*

[27] Entrevista de Wachob con McKeown.

[28] *Ibid*.
[29] Tanya Bentley en conversación con los autores, 12 de enero de 2022.
[30] *Ibid*.
[31] Correos electrónicos con Tanya Bentley.
[32] Entrevista de Wachob con McKeown.
[33] *Ibid*.; Aida Bairam *et al*., "An Overview on the Respiratory Stimulant Effects of Caffeine and Progesterone on Response to Hypoxia and Apnea Frequency in Developing Rats", *Advances in Experimental Medicine and Biology* 860 (2015): 211-220, https://doi.org/10.1007/978-3-319-18440-1_23
[34] Afton Vechery, "Commentary: Why Is Women's Health Still So Under-Researched?" *Fortune*, 9 de marzo de 2021, https://fortune.com/2021/03/09/womens-health-research-fda-trials
[35] Entrevista de Wachob con Nestor.

## Capítulo tres. El sueño: un signo vital

[1] Barry Krakow y Antonio Zadra, "Clinical Management of Chronic Nightmares: Imagery Rehearsal Therapy", *Behavioral Sleep Medicine* 4, núm. 1 (febrero de 2006): 45-70, https://doi.org/10.1207/s15402010bsm0401_4
[2] Shelby Harris en conversación con los autores, 11 de febrero de 2022.
[3] Yong Liu *et al*., "Prevalence of Healthy Sleep Duration among Adults—United States, 2014", *Morbidity and Mortality Weekly Report* 65, núm. 6 (19 de febrero de 2016): 137-141, https://doi.org/10.15585/mmwr.mm6506a1
[4] Paula Alhola y P.ivi Polo-Kantola, "Sleep Deprivation: Impact on Cognitive Performance", *Neuropsychiatric Disease and Treatment* 3, núm. 5 (octubre de 2007): 553-567, https://www.ncbi.nlm.nih.gov/pmc/articles/PMC2656292
[5] Ashley Jordan Ferira, "The mindbodygreen Guide to a Good Night's Sleep", https://res.mindbodygreen.com/doc/sleep/mindbodygreen_sleep_guide.pdf
[6] *Ibid*.
[7] Oliver Cameron Reddy e Ysbrand D. van der Werf, "The Sleeping Brain: Harnessing the Power of the Glymphatic System through Lifestyle Choices", *Brain Sciences* 10, núm. 11 (17 de noviembre de 2020): 868, https://doi.org/10.3390/brainsci10110868
[8] Fundación Nacional del Sueño. "What Is REM Sleep?", National Sleep Foundation, 1 de noviembre de 2020, https://www.thensf.org/what-is-rem-sleep
[9] Ferira, "The mindbodygreen Guide to a Good Night's Sleep".
[10] Joel Shurkin, "Camping Resets Your Internal Clock, Say Researchers", *Christian Science Monitor*, 1 de agosto de 2013, https://www.csmonitor.com/Science/2013/0801/Camping-resets-your-internal-clock-say-researchers

11 Andrew Huberman, publicación de Twitter, 23 de junio de 2022, 3:30 p.m., https://twitter.com/hubermanlab/status/1540054616963878912

12 Gianluca Tosini, Ian Ferguson y Kazuo Tsubota, "Effects of Blue Light on the Circadian System and Eye Physiology", *Molecular Vision* 22 (2016): 61-72, https://www.ncbi.nlm.nih.gov/labs/pmc/articles/PMC4734149

13 Jason Wachob en entrevista con Michael Breus, pódcast *mindbodygreen*, 8 de enero de 2021.

14 Danielle Pacheco, "Exercise and Sleep", Sleep Foundation, 22 de enero de 2021, https://www.sleepfoundation.org/physical-activity/exercise-and-sleep

15 Wei-Li Wang *et al.*, "The Effect of Yoga on Sleep Quality and Insomnia in Women with Sleep Problems: A Systematic Review and Meta-Analysis", *BMC Psychiatry* 20, núm. 1 (1 de mayo de 2020), https://doi.org/10.1186/s12888-020-02566-4

16 Christopher E. Kline *et al.*, "The Effect of Exercise Training on Obstructive Sleep Apnea and Sleep Quality: A Randomized Controlled Trial", *Sleep* 34, núm. 12 (diciembre 2011): 1631-1640, https://doi.org/10.5665/sleep.1422

17 Wachob en entrevista con Breus.

18 Sarah M, Inkelis, "Sleep and Alcohol Use in Women", *Alcohol Research: Current Reviews* 40, núm. 2 (2020), https://doi.org/10.35946/arcr.v40.2.13

19 *Ibid.*

20 Nicole K.Y. Tang, D. Anne Schmidt y Allison G. Harvey, "Sleeping with the Enemy: Clock Monitoring in the Maintenance of Insomnia", *Journal of Behavior Therapy and Experimental Psychiatry* 38, núm. 1 (marzo de 2007): 40-55, https://doi.org/10.1016/j.jbtep.2005.07.004

21 Wachob en entrevista con Breus.

## Capítulo cuatro. Come comida de verdad

1 Mark Schatzker, *The End of Craving: Recovering the Lost Wisdom of Eating Well.* Avid Reader Press, 2021, 16-23.

2 *Ibid*, 25-27.

3 Kristin Baird Rattini, "The American South's Deadly Diet", *Discover Magazine*, 18 de julio de 2018, https://www.discovermagazine.com/health/the-american-souths-deadly-diet

4 Schatzker, *The End of* Craving, 20-23.

5 *Ibid.*, 25.

6 *Ibid.*, 33.

7 *Ibid.*

8 Julia Belluz, "The Problem with Diet Books Written by Doctors", *Vox*, 24 de marzo de 2016, https://www.vox.com/2016/3/24/11296168/down-with-diet-books

9 Scott Galloway, *Adrift* (Penguin, 2022), 124.

10 Dariush Mozaffarian, Irwin Rosenberg, and Ricardo Uauy, "History of Modern Nutrition Science—Implications for Current Research, Dietary Guidelines, and Food Policy", *BMJ* 361 (1 de junio de 2018): k2392, https://doi.org/10.1136/bmj.k2392

11 "21 Reasons to Eat Real Food", Healthline, 19 de mayo de 2021, https://www.healthline.com/nutrition/21-reasons-to-eat-real-food#TOC_TITLE_HDR_13

12 *Ibid.*

13 Robert H. Lustig, *Metabolical: The Lure and the Lies of Processed Food, Nutrition, and Modern Medicine*. Harperwave, 2021, 2.

14 Charlotte Debras *et al.*, "Artificial Sweeteners and Cancer Risk: Results from the NutriNet-Sant. Population-Based Cohort Study", *PLOS Medicine* 19, núm. 3 (24 de marzo de 2022): e1003950, https://doi.org/10.1371/journal.pmed.1003950

15 Schatzker, *The End of Craving*, 125.

16 *Ibid.*, 129.

17 Jason Wachob en entrevista con Mark Schatzker, pódcast *mindbodygreen*, 7 de enero de 2022, https://www.stitcher.com/show/the-mindbodygreen-podcast/episode/365-brain-fooling-foods-how-to-control-your-cravings-award-winning-food-writer-mark-schatzker-89526351

18 Paul A. S. Breslin, "An Evolutionary Perspective on Food and Human Taste", *Current Biology* 23, núm. 9 (mayo de 2013): R409-18, https://doi.org/10.1016/j.cub.2013.04.010; Wachob en entrevista con Schatzker.

19 Wachob en entrevista con Schatzker.

20 Schatzker, *The End of Craving*, 87-91.

21 *Ibid.*

22 Wachob en entrevista con Schatzker.

23 *Ibid.*

24 "Fiber", Nutrition Source, Harvard School of Public Health, 6 de junio de 2018, https://www.hsph.harvard.edu/nutritionsource/carbohydrates/fiber

25 Jason Wachob en entrevista con Robert Lustig, pódcast *mindbodygreen*, 12 de mayo de 2021, https://podcasts.apple.com/us/podcast/what-were-getting-wrong-about-metabolic-health-weight/id1246494475?i=1000521431249

26 "Only 12% of Americans Are Metabolically Healthy", Healthline, 6 de diciembre de 2018, https://www.healthline.com/health-news/what-does-it-mean-to-be-metabolically-healthy#Explaining-the-low-rates-of-metabolic-health

27 *Ibid.*

28 Diane Quagliani and Patricia Felt-Gunderson, "Closing America's Fiber Intake Gap", *American Journal of Lifestyle Medicine* 11, núm. 1 (7 de julio de 2016): 80-85, https://doi.org/10.1177/1559827615588079

29 Jason Wachob en entrevista con Will Bulsiewicz, pódcast *mindbodygreen*, 9 de junio de 2022, https://open.spotify.com/episode/0relTeRUixvHUakPdFIXpL

30 Christine N. Spencer *et al.*, "Dietary Fiber and Probiotics Influence the Gut Microbiome and Melanoma Immunotherapy Response", *Science* 374, núm. 6575 (24 de diciembre de 2021): 1632-40, https://doi.org/10.1126/science.aaz7015.; Wachob en entrevista con Will Bulsiewicz, pódcast *mindbodygreen*, audio del pódcast, 9 de junio de 2022, https://open.spotify.com/episode/orelTeRUixvHUakPdFIXpL

31 Lustig, *Metabolical*, 261.

32 Stephanie Eckelkamp, "Your Definitive Guide to Intermittent Fasting", mind bodygreen, 12 de enero de 2018, https://www.mindbodygreen.com/articles/your definitive-guide-to-intermittent-fasting

33 Réda Adafer *et al.*, "Food Timing, Circadian Rhythm and Chrononutrition: A Systematic Review of Time-Restricted Eating's Effects on Human Health", *Nutrients* 12, núm. 12 (8 de diciembre de 2020): 3770, https://doi.org/10.3390/nu12123770

34 Humaira Jamshed *et al.*, "Early Time-Restricted Feeding Improves 24-Hour Glucose Levels and Affects Markers of the Circadian Clock, Aging, and Autophagy in Humans", *Nutrients* 11, núm. 6 (30 de mayo de 2019): 1234, https://doi.org/10.3390/nu11061234; Elizabeth F. Sutton et al., "Early Time-Restricted Feeding Improves Insulin Sensitivity, Blood Pressure, and Oxidative Stress Even without Weight Loss in Men with Prediabetes", *Cell Metabolism* 27, núm. 6 (junio de 2018): 1212-1221.e3, https://doi.org/10.1016/j.cmet.2018.04.010

35 Lindsay Boyers, "Achieve Your Healthy Weight by Syncing Meals with Your Internal Clock", mindbodygreen, 20 de julio de 2020, https://www.mindbodygreen.com/articles/what-is-circadian-rhythm-fasting

36 Priya Crosby *et al.*, "Insulin/IGF-1 Drives PERIOD Synthesis to Entrain Circadian Rhythms with Feeding Time", *Cell* 177, núm. 4 (2 de mayo de 2019): 896-909. e20, https://doi.org/10.1016/j.cell.2019.02.017

37 Eckelkamp, "Your Definitive Guide to Intermittent Fasting".

38 "Why We Aren't Anti-Aging, We Are Pro-Healthy Aging", mindbodygreen, 8 de diciembre de 2019, https://www.mindbodygreen.com/articles/why-we-arent-anti-aging-we-are-pro-healthy-aging

39 Jason Wachob en entrevista con Kristen Willeumier, pódcast *mindbodygreen*, 21 de mayo de 2021, https://podcasts.apple.com/us/podcast/sneaky-things-affecting-your-brain-health-kristen-willeumier/id1246494475?i=1000522630950

40 *Ibid.*

41 Jodi D. Stookey *et al.*, "Underhydration Is Associated with Obesity, Chronic Diseases, and Death within 3 to 6 Years in the U.S. Population Aged 51-70 Years", *Nutrients* 12, núm. 4 (26 de marzo de 2020): 905, https://doi.org/10.3390/nu12040905

42 Abby Moore, "The 8 Most Unhealthy Vegetable Oils to Eat & Why This MD Avoids Them", mindbodygreen, 29 de enero de 2021, https://www.mindbody

green.com/articles/unhealthy-vegetable-oils#:~:text=%22For%20all%20 foods%2C%20we%20have

43 Abby Moore, "The 8 Most Unhealthy Vegetable Oils to Eat & Why This MD Avoids Them", mindbodygreen, 29 de enero de 2021, https://www.mindbodygreen.com/articles/unhealthy-vegetable-oils.com/articles/unhealthy-vegetable-oils

44 Eliza Sullivan, "11 Things to Know If You Want to Try Eating a Mediterranean Diet", mindbodygreen, 8 de enero de 2020, https://www.mindbodygreen.com/articles/tk-tips-for-people-trying-mediterranean-diet

45 Michael Pollan, *In Defense of Food: An Eater's Manifesto*. Turtleback Books, 2009.

46 "New Heart Risk Factor Could Be the Key to Preventing Heart Disease", Project Baseline, https://www.projectbaseline.com/heart-disease-risk-factor

47 George Thanassoulis, "Screening for High Lipoprotein(A)", *Circulation* 139, núm. 12 (19 de marzo de 2019): 1493-96, https://doi.org/10.1161/circulationaha.119.038989

48 "Homocysteine: Levels, Tests, High Homocysteine Levels", Cleveland Clinic, https://my.clevelandclinic.org/health/articles/21527-homocysteine

49 Jennifer G. Robinson et al., "Eradicating the Burden of Atherosclerotic Cardiovascular Disease by Lowering Apolipoprotein B Lipoproteins Earlier in Life", *Journal of the American Heart Association* 7, núm. 20 (16 de octubre de 2018), https://doi.org/10.1161/jaha.118.009778

## Capítulo cinco. Sólo ~~hazlo~~ muévete

1 "7 Great Reasons Why Exercise Matters", Mayo Clinic, 8 de octubre de 2021, https://www.mayoclinic.org/healthy-lifestyle/fitness/in-depth/exercise/art-20048389

2 Jennifer Heisz, *Move the Body, Heal the Mind: Overcome Anxiety, Depression, and Dementia and Improve Focus, Creativity, and Sleep*. Mariner Books, 2022, 102.

3 Heart Essentials, "80% of Americans Don't Get Enough Exercise—and Here's How Much You Actually Need", Cleveland Clinic, 20 de noviembre de 2018, https://health.clevelandclinic.org/80-of-americans-dont-get-enough-exercise-and-heres-how-much-you-actually-need

4 "New Ministries for Millennials", Harvard Divinity School, 13 de abril de 2016, https://news-archive.hds.harvard.edu/news/2016/04/13/new-ministries-millennials

5 Heisz, *Move the Body, Heal the Mind*, 3.

6 Michelle Segar et al., "Rethinking Physical Activity Communication: Using Focus Groups to Understand Women's Goals, Values, and Beliefs to Improve Pub-

lic Health", *BMC Public Health* 17, núm. 1 (18 de mayo de 2017), https://doi.org/10.1186/s12889-017-4361-1

7 Borja del Pozo Cruz *et al.*, "Association of Daily Step Count and Intensity with Incident Dementia in 78 430 Adults Living in the UK", *JAMA Neurology*, 6 de septiembre de 2022, https://doi.org/10.1001/jamaneurol.2022.2672

8 Grant W. Ralston *et al.*, "Weekly Training Frequency Effects on Strength Gain: A Meta-Analysis", *Sports Medicine*—Open 4, núm. 1 (3 de agosto de 2018), https://doi.org/10.1186/s40798-018-0149-9

9 Brian J. Fogg, *Tiny Habits: The Small Changes That Change Everything*. Mariner Books, 2020, 26.

10 Annabel Streets, *52 maneras de caminar:descubre los beneficios físicos, emocionales y espirituales del arte del paseo*. Trad. Marta de Bru de Sala i Martí. Diana, 2022.

11 *Ibid.*

12 *Ibid.*

13 Heisz, *Move the Body, Heal the Mind*, 149.

14 Jason Wachob en entrevista con Jennifer Heisz, pódcast *mindbodygreen*, 1 de abril de 2022, https://www.stitcher.com/show/the-mindbodygreen-podcast/episode/389-the-best-worst-types-of-exercise-for-anxiety-neuroscientist-jennifer-heisz-ph-d-201955459

15 Jason Wachob en entrevista con Annabel Streets, pódcast *mindbodygreen*, 23 de marzo de 2022, https://www.stitcher.com/show/the-mindbodygreen-podcast/episode/386-are-you-actually-walking-correctly-award-winning-writer-author-annabel-streets-201637584

16 Streets, *52 maneras de caminar*.

17 *Ibid.*

18 *Ibid.*

19 *Ibid.*

20 *Ibid.*

21 *Ibid.*

22 *Ibid.*

23 *Ibid.*

24 "London Transport Workers Study", University of Minnesota, http://www.epi.umn.edu/cvdepi/study-synopsis/london-transport-workers-study

25 Bente Klarlund Pedersen, "Which Type of Exercise Keeps You Young?" *Current Opinion in Clinical Nutrition and Metabolic Care 22*, núm. 2 (marzo de 2019): 167-73, https://doi.org/10.1097/mco.0000000000000546

26 Jason Wachob en entrevista con Dan Buettner, pódcast *mindbodygreen*, 12 de marzo de 2019, https://podcasts.apple.com/us/podcast/the-daily-habits-of-people-who-live-longer-with/id1246494475?i=1000458501937

[27] Valter Santilli *et al.*, "Clinical Definition of Sarcopenia", *Clinical Cases in Mineral and Bone Metabolism* 11, núm. 3 (2014): 177-80, https://www.ncbi.nlm.nih.gov/pmc/articles/PMC4269139

[28] "Muscle Mass Percentage Averages and How to Calculate It", *Healthline*, https://www.healthline.com/health/muscle-mass-percentage#high-muscle-mass-benefits

[29] Mark Sisson, "Sarcopenia: What to Do for Age Related Muscle Loss", *Mark's Daily Apple*, 15 de julio de 2020, https://www.marksdailyapple.com/sarcopenia-age-related-muscle-loss/

[30] *Ibid.*

[31] *Ibid.*

[32] Jane E. Brody, "Preventing Muscle Loss as We Age", *The York Times*, 3 de septiembre de 2018, https://www.nytimes.com/2018/09/03/well/live/preventing-muscle-loss-among-the-elderly.html

[33] Peter Attia, publicación de Twitter, 5 de junio de 2022, 10:51 a.m., https://twitter.com/peterattiamd/status/1533461602787381248. CDC, "Facts about Falls", www.cdc.gov, 30 de septiembre de 2020, https://www.cdc.gov/ falls/facts.html

[34] "Strength Training Builds More than Muscles", Harvard Health, 13 de octubre de 2021, https://www.health.harvard.edu/staying-healthy/strength-training-builds-more-than-muscles

[35] Sisson, "Sarcopenia".

[36] Peter Attia, "The Importance of Muscle Mass, Strength, and Cardiorespiratory Fitness for Longevity", pódcast *Drive*, capítulo 176, 20 de septiembre de 2021, https://peterattiamd.com/ama27

[37] Gretchen Reynolds, "Stronger Muscles in 3 Seconds a Day", *The New York Times*, 2 de marzo de 2022, https://www.nytimes.com/2022/03/02/well/move/stronger-muscles-health.html

[38] Wachob en entrevista con Heisz.

[39] *Ibid.*

[40] Gretchen Reynolds, "Can Moving the Body Heal the Mind?" *The New York Times*, 30 de marzo de 2022, https://www.nytimes.com/2022/03/30/well/move/exercise-mental-health.html; Felipe B. Schuch *et al.*, "Exercise as a Treatment for Depression: A Meta-Analysis Adjusting for Publication Bias", *Journal of Psychiatric Research* 77 (junio de 2016): 42-51, https://doi.org/10.1016/j.jpsychires.2016.02.023

[41] "Facts about Falls", Centers for Disease Control and Prevention, 30 de septiembre de 2020, https://www.cdc.gov/falls/facts.html

[42] Attia, "The Importance of Muscle Mass".

## Capítulo seis. El estrés

1 "Hormesis: The Good Type of Stress", Ice Barrel, 18 de enero de 2022, https://icebarrel.com/hormesis-the-good-type-of-stress/

2 Elissa S. Epel, "The Geroscience Agenda: Toxic Stress, Hormetic Stress, and the Rate of Aging", *Ageing Research Reviews* 63 (noviembre de 2020): 101167, https://doi.org/10.1016/j.arr.2020.101167

3 "Hormesis".

4 Max G. Levy, "Could Being Cold Actually Be Good for You?" *Wired*, 3 de enero de 2022, https://www.wired.com/story/could-being-cold-actually-be-good-for-you

5 "The Founder of Twitter Has Revealed His Bizarre Eating Habits", *Independent*, 11 de abril de 2019, https://www.independent.co.uk/life-style/jack-dorsey-daily-routine-mediation-ben-greenfield-podcast-a8864651.html

6 Katherine May, *Invernando. El poder del descanso y del refugio en tiempos difíciles*. Trad. Ana Momplet Chico. Roca Editorial, 2021.

7 P. Sramek *et al.*, "Human Physiological Responses to Immersion into Water of Different Temperatures", *European Journal of Applied Physiology* 81, núm. 5 (11 de febrero de 2000): 436-42, https://doi.org/10.1007/s004210050065

8 "Drug Abuse, Dopamine, and the Brain's Reward System", Fundación Hazelden Betty Ford, 1 de septiembre de 2015, https://www.hazeldenbettyford.org/education/bcr/addiction-research/drug-abuse-brain-ru-915

9 Andrew Huberman en conversación con Susanna Soeberg, "Cold and Heat Protocols", video de Instagram, 21 de noviembre de 2021, https://www.instagram.com/tv/CWjRRlnBG9S

10 Matt Fuchs, "Perspective | Are Ice-Cold Showers Good for You? I Tried It for Two Months", *The Washington Post*, 10 de marzo de 2022, https://www.washingtonpost.com/wellness/2022/03/10/benefits-of-cold-water-immersion/

11 Levy, "Could Being Cold Actually Be Good for You?"

12 *Ibid.*

13 Timothy Huzar, "Scientists Reveal Link between Brown Fat and Health Benefits", *Medical News Today*, 9 de enero de 2021, https://www.medicalnewstoday.com/articles/scientists-reveal-link-between-brown-fat-and-health-benefits

14 *Ibid.*

15 Steven Leckart, "Hot Trend: Tapping the Power of Cold to Lose Weight", *Wired*, 12 de febrero de 2013, https://www.wired.com/2013/02/ff-cold-weight-loss

16 M. Chondronikola *et al.*, "Brown Adipose Tissue Improves Whole-Body Glucose Homeostasis and Insulin Sensitivity in Humans", *Diabetes* 63, núm. 12 (23 de julio de 2014): 4089-99, https://doi.org/10.2337/db14-0746

17 "How Stress Can Boost Immune System", *Science Daily*, 21 de junio 2012, https://www.sciencedaily.com/releases/2012/06/120621223525.htm

[18] "These Are the Health Benefits of Showering in Cold Water", Foro Económico Mundial, 1 de octubre de 2021, https://www.weforum.org/agenda/2021/10/cold-showers-health-benefits-immune-system-depression

[19] "Cold Exposure", Found My Fitness, https://www.foundmyfitness.com/topics/cold-exposure-therapy

[20] Huberman en conversación con Søberg, "Cold and Heat Protocols".

[21] "Cold Water Therapy: Benefits of Cold Showers, Baths, Immersion Therapy", *Healthline*, 8 de julio de 2020, https://www.healthline.com/health/cold-water-therapy

[22] Huberman en conversación con Søberg, "Cold and Heat Protocols".

[23] "Cold Exposure".

[24] Huberman en conversación con Søberg, "Cold and Heat Protocols".

[25] Andrew Huberman, "The Best Time to Do Deliberate Cold (or Heat) Exposure", video de Instagram, 7 de abril de 2022, https://www.instagram.com/reel/CcEJoTMgpsy

[26] Susanna Søberg *et al.*, "Altered Brown Fat Thermoregulation and Enhanced Cold-Induced Thermogenesis in Young, Healthy, Winter-Swimming Men", *Cell Reports Medicine* 2, núm. 10 (19 de octubre de 2021), https://doi.org/10.1016/j.xcrm.2021.100408

[27] Susanna Søberg *et al.*, "Is the Soeberg et al. Method the Sweet Spot?", publicación de Instagram, 15 de marzo de 2022, https://www.instagram.com/p/CbI2HQIMi9r

[28] "The Healing Madness of Sea Swimming by Dr. Mark Harper", YouTube, 4 de mayo de 2017, https://www.youtube.com/watch?v=opXLFosucDU

[29] Jason Wachob en entrevista con Ben Greenfield, pódcast *mindbodygreen*, 9 de febrero de 2022, https://www.stitcher.com/show/the-mindbodygreen-podcast/episode/374-how-to-use-cold-therapy-to-optimize-your-blood-sugar-brain-health-sleep-exercise-physiologist-ben-greenfield-90346623

[30] Søberg, "Is the Soeberg et al. Method the Sweet Spot?".

## Capítulo siete. La regeneración

[1] Caitlin Andrews, "Forever Chemicals Ruined His Farm. It Took Years for Maine to See a Bigger Problem", *Bangor Daily News*, 18 de abril 2022, https://bangordailynews.com/2022/04/18/politics/pfas-ruined-arundel-farm-joam40zkow

[2] "PFAS Chemicals Overview", Agency for Toxic Substances and Disease Registry, 24 de junio de 2020, https://www.atsdr.cdc.gov/pfas/health-effects/overview.html

[3] "Mitchell Center Researchers Examine Options for Managing PFAS", *UMaine News*, 2 de junio de 2021, https://umaine.edu/news/blog/2021/06/02/mitchell-center-researchers-examine-options-for-managing-pfas

4 "State Wildlife Officials to Expand PFAS Testing of Deer", *News Center Maine*, 2021, https://www.newscentermaine.com/article/tech/science/environment/pfas/state-wildlife-officials-to-expand-pfas-testing-of-deer/97-5bbb3bf3-62e2-4f37-9734-f550ac478d11

5 Andrews, "Forever Chemicals Ruined His Farm".

6 "Mitchell Center Researchers Examine Options for Managing PFAS".

7 Michele Marill, "'Forever Chemicals' Are in Your Popcorn—and Your Blood", *Wired*, 10 de octubre de 2009, https://www.wired.com/story/pfas-forever-chemicals-are-in-your-popcornand-your-blood

8 *Ibid.*

9 Richard Grant, "Do Trees Talk to Each Other?" *Smithsonian*, 21 de febrero de 2018, https://www.smithsonianmag.com/science-nature/the-whispering-trees-180968084

10 Hannah Ritchie, "How Essential Are Pollinators for Global Food Security?" Foro Económico Mundial, 9 de agosto de 2021, https://www.weforum.org/agenda/2021/08/how-essential-are-pollinators-for-global-food-security

11 Francisco S.nchez-Bayo y Kris A. G. Wyckhuys, "Worldwide Decline of the Entomofauna: A Review of Its Drivers", *Biological Conservation* 232, núm. 232 (abril de 2019): 8-27, https://doi.org/10.1016/j.biocon.2019.01.020; Philip Donkersley, "Bees: How Important Are They and What Would Happen If They Went Extinct?" *The Conversation*, 19 de agosto de 2019, https://theconversation.com/bees-how-important-are-they-and-what-would-happen-if-they-went-extinct-121272

12 Christian Lindmeier, "Stop Using Antibiotics in Healthy Animals to Preserve Their Effectiveness", Organización Mundial de la Salud, 7 de noviembre de 2017, https://www.who.int/news-room/detail/07-11-2017-stop-using-antibiotics-in-healthy-animals-to-prevent-the-spread-of-antibiotic-resistance

13 Margaret Osborne, "Microplastics Detected in Human Blood in New Study", *Smithsonian*, 28 de marzo de 2022, https://www.smithsonianmag.com/smart-news/microplastics-detected-in-human-blood-180979826

14 Roland Geyer, Jenna R. Jambeck y Kara Lavender Law, "Production, Use, and Fate of All Plastics Ever Made", *Science Advances 3*, núm. 7 (19 de julio de 2017), https://doi.org/10.1126/sciadv.1700782; Rebecca Altman, "How Bad Are Plastics, Really?" *The Atlantic*, 3 de enero de 2022, https://www.theatlantic.com/science/archive/2022/01/plastic-history-climate-change/621033

15 Neeti Rustagi, Ritesh Singh y S .K. Pradhan, "Public Health Impact of Plastics: An Overview", *Indian Journal of Occupational and Environmental Medicine* 15, núm. 3 (2011): 100, https://doi.org/10.4103/0019-5278.93198

16 Jason Wachob en entrevista con Shanna Swan, pódcast *mindbodygreen*, 11 de agosto de 2021, https://podcasts.apple.com/us/podcast/sperm-count-is-declining-everyone-should-care-shanna/id1246494475?i=1000531688279

[17] *Ibid.*

[18] Shanna H. Swan y Stacey Colino, *Count Down: How Our Modern World Is Threatening Sperm Counts, Altering Male and Female Reproductive Development, and Imperiling the Future of the Human Race*. Scribner, 2021, 112.

[19] Julia Moskin *et al.*, "Your Questions about Food and Climate Change, Answered", *The New York Times*, 30 de abril de 2019, https://www.nytimes.com/interactive/2022/dining/climate-change-food-eating-habits.html

[20] *Ibid.*

[21] Jason Wachob en entrevista con Paul Hawken, pódcast *mindbodygreen*, 23 de agosto de 2021, https://podcasts.apple.com/lt/podcast/are-electric-cars-plant-based-meat-really-the-answer/id1246494475?i=1000534674780

[22] Emma Newburger y Amelia Lucas, "Beyond Meat Uses Climate Change to Market Fake Meat Substitutes. Scientists Are Cautious", CNBC (2 de septiembre de 2019), https://www.cnbc.com/2019/09/02/beyond-meat-uses-climate-change-to-market-fake-meat-substitutes-scientists-are-cautious.htm
Olivia Roos, "Is Fake Meat Better for You, or the Environment?" NBC News, 13 de octubre de 2019), https://www.nbcnews.com/news/us-news/fake-meat-better-you-or-environment-n1065231

[23] Wachob en entrevista con Hawken, pódcast *mindbodygreen*, 23 de agosto de 2021, https://podcasts.apple.com/lt/podcast/are-electric-cars-plant-based-meat-really-the-answer/id1246494475?i=1000534674780

[24] Katherine Kornei, "This Antioxidant May Provide a Key Link between Regenerative Agriculture and Human Health", *Civil Eats*, 10 de mayo de 2022, https://civileats.com/2022/05/10/ergothioneine-regenerative-agriculture-longetive-soil-health-bionutrients-crops-producing-farming-human-health

[25] Virginia Gewin, "As Carbon Markets Reward New Efforts, Will Regenerative Farming Pioneers Be Left in the Dirt?" *Civil Eats*, 27 de julio de 2021, https://civileats.com/2021/07/27/as-carbon-markets-reward-new-efforts-will-regenerative-farming-pioneers-be-left-in-the-dirt

[26] "Fight Climate Change by Preventing Food Waste", Foro Mundial para la Naturaleza, https://www.worldwildlife.org/stories/fight-climate-change-by-preventing-food-waste

[27] Wachob en entrevista con Hawken.

[28] Rachael Dottle y Jackie Gu, "The Global Glut of Clothing Is an Environmental Crisis", *Bloomberg*, 23 de febrero de 2022, https://www.bloomberg.com/graphics/2022-fashion-industry-environmental-impact

[29] *Ibid.*

[30] Swan y Colino, *Count Down*, 185.

[31] Scott Galloway, *Adrift*. Penguin, 2022, 118.

[32] Wachob en entrevista con Hawken.

33 Jim Robbins, "Ecopsychology: How Immersion in Nature Benefits Your Health", *Yale Environment* 360, 9 de enero de 2020, https://e360.yale.edu/features/eco psychology-how-immersion-in-nature-benefits-your-health

## Capítulo ocho. Una misión colectiva

1 Brenda Egolf, Judith Lasker y Louise Potvin, "The Roseto Effect: A 50-Year Comparison of Mortality Rates", agosto 1992, https://www.ncbi.nlm.nih.gov/pmc/articles/PMC1695733/pdf/amjph00545-0027.pdf

2 *Ibid.*

3 "The Italian Americans", PBS, 15 de febrero de 2015, https://www.pbs.org/video/italian-americans-introduction

4 Ashley Abramson, "Substance Use during the Pandemic", *Monitor on Psychology* 52, núm. 2 (1 de marzo de 2021), https://www.apa.org/monitor/2021/03/substan ce-use-pandemic

5 *Ibid.*

6 Julianne Holt-Lunstad, Timothy B. Smith y J. Bradley Layton, "Social Relationships and Mortality Risk: A Meta-Analytic Review", *PLoS Medicine* 7, núm. 7 (27 de julio de 2010), https://doi.org/10.1371/journal.pmed.1000316

7 "Understanding the Stress Response", Harvard Health Publishing, 6 de julio de 2020, https://www.health.harvard.edu/staying-healthy/understanding-the-str ess-response

8 Christopher Bergl, "Face-to-Face Connectedness, Oxytocin, and Your Vagus Nerve", *Psychology Today*, 19 de mayo de 2017, https://www.psychologytoday.com/us/blog/the-athletes-way/201705/face-face-connectedness-oxytocin-and-your-vagus-nerve

9 Sigrid Breit et al., "Vagus Nerve as Modulator of the Brain-Gut Axis in Psychiatric and Inflammatory Disorders", *Frontiers in Psychiatry* 9, núm. 44 (13 de marzo de 2018), https://doi.org/10.3389/fpsyt.2018.00044

10 "Understanding the Stress Response"; Fatih Ozbay *et al.*, "Social Support and Resilience to Stress: From Neurobiology to Clinical Practice", *Psychiatry (Edgmont)* 4, núm. 5 (2007): 35-40, https://www.ncbi.nlm.nih.gov/pmc/articles/PM C2921311

11 David Furman et al., "Chronic Inflammation in the Etiology of Disease across the Life Span", *Nature Medicine* 25, núm. 12 (diciembre de 2019): 1822-32, https://doi.org/10.1038/s41591-019-0675-0

12 Jason Wachob, "3 Underrated Ways Social Interactions Can Affect Your Longevity", mindbodygreen, 9 de diciembre de 2020, https://www.mindbodygreen.com/articles/how-social-interactions-can-impact-your-longevity

13 Emma Seppälä, "Social Connection Boosts Health, Even When You're Isolated", *Psychology Today*, 23 de marzo de 2020, https://www.psychologytoday.com/us/blog/feeling-it/202003/social-connection-boosts-health-even-when-youre-isolated

14 Ralph S. Paffenbarger *et al.*, "The Association of Changes in Physical-Activity Level and Other Lifestyle Characteristics with Mortality among Men", *New England Journal of Medicine* 328, núm. 8 (25 de febrero de 1993): 538-45, https://doi.org/10.1056/nejm199302253280804; Marc Nocon *et al.*, "Association of Physical Activity with All-Cause and Cardiovascular Mortality: A Systematic Review and Meta-Analysis", *European Journal of Cardiovascular Prevention and Rehabilitation* 15, núm. 3 (2008): 239-46, https://doi.org/10.1097/HJR.0b013e3282f55e09; X. Wang *et al.*, "Fruit and Vegetable Consumption and Mortality from All Causes, Cardiovascular Disease, and Cancer: Systematic Review and Dose-Response Meta-Analysis of Prospective Cohort Studies", *BMJ* 349 (29 de julio de 2014), https://doi.org/10.1136/bmj.g4490

15 Julianne Holt-Lunstad, Theodore F. Robles y David A. Sbarra, "Advancing Social Connection as a Public Health Priority in the United States", *American Psychologist* 72, núm. 6 (septiembre de 2017): 517-530, https://doi.org/10.1037/amp0000103; Julianne Holt-Lunstad, Timothy B. Smith y J. Bradley Layton, "Social Relationships and Mortality Risk: A Meta-Analytic Review", *PLoS Medicine* 7, núm. 7 (27 de julio de 2010), https://doi.org/10.1371/journal.pmed.1000316

16 Holt-Lunstad, Smith y Layton, "Social Relationships and Mortality Risk".

17 Jonathan Haidt, "The Dangerous Experiment on Teen Girls", *The Atlantic*, 21 de noviembre de 2021, https://www.theatlantic.com/ideas/archive/2021/11/facebooks-dangerous-experiment-teen-girls/620767

18 *Ibid.*

19 Kate Fagan, *What Made Maddy Run: The Secret Struggles and Tragic Death of an All-American Teen*. Little Brown & Company, 2018, 241.

20 Fagan, *What Made Maddy Run*, 147; Leslie J. Seltzer *et al.*, "Instant Messages vs. Speech: Hormones and Why We Still Need to Hear Each Other", *Evolution and Human Behavior* 33, núm. 1 (1 de enero de 2012): 42-45, https://www.ncbi.nlm.nih.gov/pmc/articles/PMC3277914

21 Daniel A. Cox, "Men's Social Circles Are Shrinking", Survey Center on American Life, 29 de junio de 2021, https://www.americansurveycenter.org/why-mens-social-circles-are-shrinking

22 Catherine Pearson, "How Many Friends Do You Really Need?", *The New York Times*, 7 de mayo de 2022, https://www.nytimes.com/2022/05/07/well/live/adult-friendships-number.html

23 *Ibid.*

[24] Robert H. Shmerling, "The Health Advantages of Marriage", Harvard Health Blog, 30 de noviembre de 2016, https://www.health.harvard.edu/blog/the-health-advantages-of-marriage-2016113010667

[25] Jason Wachob, "3 Underrated Ways Social Interactions Can Affect Your Longevity", mindbodygreen, 9 de diciembre de 2020, https://www.mindbodygreen.com/articles/how-social-interactions-can-impact-your-longevity

[26] "5 Ways Pets Help with Stress and Mental Health", Asociación Americana del Corazón, https://www.heart.org/en/healthy-living/healthy-bond-for-life-pets/pets-and-mental-health

## Capítulo nueve. Lo trascendental

[1] Jason Wachob en entrevista con Arthur Brooks, pódcast *mindbodygreen*, 30 de marzo de 2022, https://podcasts.apple.com/us/podcast/overcoming-success-addiction-why-you-should-have-a/id1246494475?i=1000555688368

[2] "How Much Do Influencers Make? — Everything You Need to Know", Nashville Film Institute, 7 de enero de 2022, https://www.nfi.edu/how-much-do-influencers-make

[3] Sarah Min, "86% of Young Americans Want to Become a Social Media Influencer", CBS News, 8 de noviembre de 2019, https://www.cbsnews.com/news/social-media-influencers-86-of-young-americans-want-to-become-one

[4] "LEGO Group Kicks Off Global Program to Inspire the Next Generation of Space Explorers as NASA Celebrates 50 Years of Moon Landing", PR Newswire, 16 de julio de 2019, https://www.prnewswire.com/news-releases/lego-group-kicks-off-global-program-to-inspire-the-next-generation-of-space-explorers-as-nasa-celebrates-50-years-of-moon-landing-300885423.html

[5] "The Influencer Report: Engaging Gen Z and Millennials", Morning Consult, noviembre de 2019, https://morningconsult.com/wp-content/uploads/2019/11/The-Influencer-Report-Engaging-Gen-Z-and-Millennials.pdf

[6] David Marchese, "Yale's Happiness Professor Says Anxiety Is Destroying Her Students", *The New York Times*, 21 de febrero de 2022, https://www.nytimes.com/interactive/2022/02/21/magazine/laurie-santos-interview.html

[7] Wachob en entrevista con Brooks.

[8] Wachob en entrevista con Buettner.

[9] Jeremy Adam Smith, "How to Find Your Purpose in Life", Greater Good, 10 de enero de 2018, https://greatergood.berkeley.edu/article/item/how_to_find_your_purpose_in_life

[10] Lisa Miller, *El cerebro despierto. La nueva ciencia de la espiritualidad y nuestra búsqueda de una vida iluminada*. Trad. Elsa Gómez Belastegtui. Editorial Sirio, 2022.

[11] *Ibid.*

[12] Jason Wachob en entrevista con Lisa Miller, pódcast *mindbodygreen*, 22 de octubre de 2021, https://podcasts.apple.com/pt/podcast/this-is-your-brain-on-spirituality-lisa-miller-ph-d/id1246494475?i=1000539377627

[13] Miller, *El cerebro despierto*.

[14] Marchese, "Yale's Happiness Professor Says Anxiety Is Destroying Her Students".

[15] Miller, *El cerebro despierto*.

[16] Harold G. Koenig, "Religion, Spirituality, and Health: The Research and Clinical Implications," *ISRN Psychiatry* 2012 (6 de diciembre de 2012): 1-33, https://doi.org/10.5402/2012/278730

[17] Miller, *El cerebro despierto*.

[18] *Ibid.*

[19] *Ibid.*

[20] *Ibid.*

[21] Jason Wachob en entrevista con Stephen Trzeciak, pódcast *mindbodygreen*, 18 de agosto de 2022, https://podcasts.apple.com/us/podcast/the-antidote-to-burnout-icu-surgeon-stephen-trzeciak-m-d/id1246494475?i=1000576467313

# Índice analítico

Esta obra se imprimió y encuadernó
en el mes de diciembre de 2023,
en los talleres de Impregráfica Digital, S.A. de C.V.,
Av. Coyoacán 100-D, Col. Del Valle Norte,
C.P. 03103, Benito Juárez, Ciudad de México.